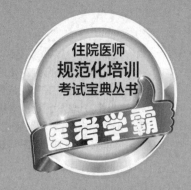

住院医师
规范化培训
考试宝典丛书

医考学霸

住院医师规范化培训

实践技能
应试指南

住院医师规范化培训考试宝典编委会　编

第2版

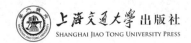

上海交通大学出版社
SHANGHAI JIAO TONG UNIVERSITY PRESS

内容提要

　　本书系住院医师规范化培训实践技能考试辅导教材,试题设计紧扣《住院医师规范化培训结业理论考核大纲》和《住院医师规范化培训结业实践技能考核指导标准》,总结全国住院医师规范化培训考试的经验,以模拟试题为媒介,对相关考点进行解析,并对相对较难的知识点进行扩展解读,以帮助考生了解考试形式和内容,顺利地通过出科考核。

　　本书可供参加住院医师规范化培训实践技能考试的住院医师及相关带教老师参考。

图书在版编目(CIP)数据

住院医师规范化培训实践技能应试指南/梁轶群,
雷筱菁主编.—2版.—上海:上海交通大学出版社,
2022.1
　(住院医师规范化培训考试宝典丛书)
　ISBN 978-7-313-26206-6

　Ⅰ.①住…　Ⅱ.①梁…②雷…　Ⅲ.①医师-岗位培
训-指南　Ⅳ.①R192.3-62

　中国版本图书馆 CIP 数据核字(2021)第 279847 号

住院医师规范化培训实践技能应试指南(第2版)
ZHUYUAN YISHI GUIFANHUA PEIXUN SHIJIAN JINENG YINGSHI ZHINAN

主　　编:梁轶群　雷筱菁
出版发行:上海交通大学出版社　　　　　　　地　　址:上海市番禺路 951 号
邮政编码:200030　　　　　　　　　　　　　电　　话:021-64071208
印　　制:苏州市越洋印刷有限公司　　　　　经　　销:全国新华书店
开　　本:787mm×1092mm　1/16　　　　　印　　张:17
字　　数:430 千字
版　　次:2019 年 1 月第 1 版　2022 年 1 月第 2 版　　印　　次:2022 年 1 月第 4 次印刷
书　　号:ISBN 978-7-313-26206-6
定　　价:44.00 元

住院医师规范化培训实践技能应试指南

编　委　会

主　　审　任小朋
主　　编　梁轶群　雷筱菁
编　　者　岳聪聪　平英瑶　殷宏振
编　　委　（按汉语拼音排序）
　　　　　陈佳敏　陈张敏　付桥桥　关健斌　郭亚雄　何梦娟
　　　　　焦　丽　靳　丹　荆涑岂　雷筱菁　李飞虎　李　敏
　　　　　李　瑞　李卫斌　李智山　梁轶群　蔺　扬　刘乾生
　　　　　刘先洪　刘　鑫　刘云昊　罗世杰　马艳芳　孟令玉
　　　　　苗　咪　莫勇军　倪朋芸　欧国峰　潘凯婷　平英瑶
　　　　　任小朋　孙艳玲　邰迎春　汤　巧　王　甜　薛瑶瑶
　　　　　荀世宁　闫　歌　杨　丹　杨锦欣　杨志宏　姚秀芬
　　　　　殷宏振　余金文　岳聪聪　张　津　张夏青　张小侠
　　　　　张玉勤　赵二伟　赵　静　周程成

前　言

医疗是关系国人身家性命的大事。完整的医学教育包括院校教育、毕业后教育和继续教育，而住院医师规范化培训是毕业后教育的重要组成部分，是医学生成长为合格医生的必由阶段，是合格医师成才的关键培养时期。培训水平的高低直接决定了医生今后的医疗水平，其重要性不言而喻。根据《关于建立住院医师规范化培训制度的指导意见》，要求到 2015 年，各省（区、市）全面启动住院医师规范化培训工作；到 2020 年，基本建立住院医师规范化培训制度，所有新进医疗岗位的本科及以上学历临床医师均接受住院医师规范化培训。参加住院医师规范化培训对全国各地的新进住院医师来说已是大势所趋。

对参加培训的年轻医师来说，培训考核（包括过程考核和结业考核）则是一道必经的门槛，未能通过结业考核的医师则可能面临延期出站甚至重新培训的后果。但是，目前国内关于住院医师规范化培训考核的辅导教材尚不多见，考生往往缺乏理想的复习资料。为此，上海交通大学出版社在上海市卫生和计划生育委员会的支持下，汇集多年住院医师规范化培训的经验，组织 300 多位专家，编写了一套《住院医师规范化培训示范案例》。图书一经推出，获得了巨大反响，深受住院医师欢迎，为解决住院医师实践不足的问题提供了抓手。但也有反馈，希望能够获得指导住院医师规范化培训考试的专门指导书。为此，在充分调研的基础上，上海交通大学出版社委托本丛书编委会，以国家出台的《住院医师规范化培训结业理论考核大纲》和《住院医师规范化培训结业实践技能考核指导标准》要求掌握的考点为标准，总结全国住院医师规范化培训考试的经验，以广西英腾教育股份有限公司《住院医师考试宝典》的庞大题库为平台，强调高效、精准的练习，编写了此套"住院医师规范化培训考试宝典"丛书，以适应住院医师规范化培训考核的需要，帮助住院医师了解考试形式和内容，更好地掌握相关知识点，顺利地通过出科考核。

本套图书有以下特点：

（1）学科体系完整。本套丛书暂定推出 10 册，包括内科、外科、妇产科、儿科、全科医学科、急诊科等 9 个住院医师规范化培训热门专业以及实践技能的训练。今后还将陆续出版精神科、耳鼻咽喉科、眼科、医学检验科、临床病理科等，全面涵盖住院医师规范化培训所要求的各个专业。

（2）题量丰富，题型全面。本套丛书所选题目经历了市场的多年检验，不乏各省乃至全国住院医师规范化培训考试中的仿真题，题量大，涵盖各个科目结业考核的各种题型。

（3）模拟真实考试，精准复习。本套丛书以《住院医师规范化培训结业理论考核大纲》所要求掌握的内容进行章节练习，同时附有模拟考卷，不仅包含专业理论知识考核，还有公共理论、心电图及 X 线结果判读等，题型接近真实考试，覆盖各类知识点，以达到高效、全面、精准的复习效果。

　　本套丛书的编者来自全国各地的高校及医院,具有丰富的教学及临床工作经验,为本系列丛书的编写提供了质量保证。本书在编写过程中得到了上海交通大学出版社和广西英腾教育股份有限公司的大力支持,在此表示感谢。本版次对第1版中存在的一些差错和疏漏之处进行了修正,请广大读者继续对本书的编写提出宝贵建议,以便我们不断修改完善。

"住院医师规范化培训考试宝典"编委会

目　录

基 本 技 能

急 救 技 能

外科常用操作

心 血 管 系 统

呼 吸 系 统

消 化 系 统

泌 尿 系 统

血 液 系 统

内分泌与代谢系统

神 经 系 统

骨关节与运动系统

女性生殖系统

基本技能

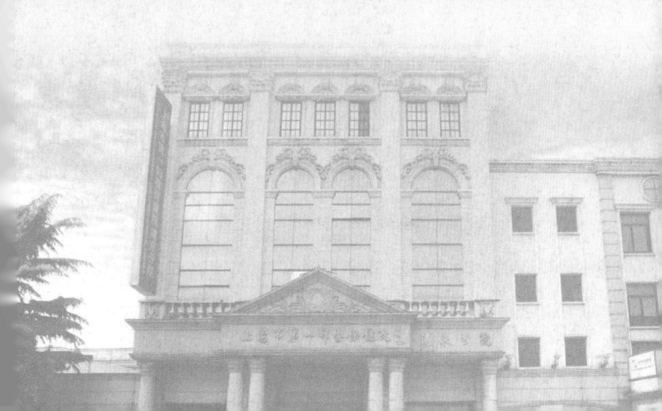

第一章

吸 氧 术

一、目的

纠正各种原因造成的缺氧状态,提高动脉血氧分压和动脉血氧饱和度,增加动脉血氧含量,促进组织的新陈代谢,维持机体生命活动。

二、适应证

1. 适应证

(1) 呼吸系统:肺源性心脏病、哮喘、重症肺炎、肺水肿、气胸等。

(2) 心血管系统:心源性休克、心力衰竭、心肌梗死、严重心律失常等。

(3) 中枢神经系统:颅脑外伤、各种原因引起的昏迷等。

(4) 其他严重的贫血、出血性休克、一氧化碳中毒、麻醉药物及氰化物中毒、大手术后、产程过长等。

2. 临床指征 呼吸浅、慢、不规则,极度呼吸困难,呼吸欲停或停止,意识障碍,呼吸频率 >35 次/分。

三、禁忌证

(1) 未经引流排气的张力性气胸、纵隔气肿、大量胸腔积液。

(2) 中等量以上的咯血。

(3) 重度肺囊肿或巨大肺大疱。

(4) 休克未纠正。

(5) 急性心肌梗死。

四、术前准备

(1) 先检查流量表开关是否关紧。打开总开关,再慢慢打开流量表开关,连接鼻导管,观察氧气流出是否通畅,然后关闭流量表开关。

(2) 将氧气筒推至床旁,使流量表开关朝向便于操作的方向。

(3) 操作者洗手,将所用物品携至床旁,核对患者姓名,向患者解释操作目的,取得患者同意。戴口罩,协助患者取舒适卧位。清洁患者面部及整理床位。

(4) 用手电筒检查患者鼻腔,用湿棉签清洁两侧鼻孔,安装氧气表并检查是否漏气,连接吸氧管,调节氧流量,润滑吸氧管并检查是否通畅。

(5) 向患者解释,以便取得合作。

五、操作步骤

将吸氧管轻轻插入两侧鼻孔内并妥善固定。记录给氧时间、氧流量,并向患者及家属交代注意事项。给氧方式:

(1) 单侧鼻导管法:连接鼻导管于玻璃接头上,打开流量表开关,调节氧气流量;将鼻导管插入冷开水药杯中,检查导管是否通畅,并润滑鼻导管;断开鼻导管与玻璃接头,测量导管插入长度(约为鼻尖到外耳道口长度的 2/3),将鼻导管轻轻插入;用胶布将鼻导管固定于鼻梁和面颊部,连接鼻导管与玻璃接头,观察吸氧情况。

(2) 双侧鼻导管法:用特制双侧鼻导管插入双鼻孔内吸氧的方法。使用时将双侧鼻导管连接橡胶管,调节好氧流量,擦净鼻腔,将导管插入双鼻孔内深约 1 cm,用松紧带固定。

(3) 鼻塞法:将鼻塞连接橡胶管,调节氧流量,擦净鼻腔,将鼻塞塞于 1 只鼻孔内,鼻塞大小以恰能塞住鼻孔为宜,勿深入鼻腔。

(4) 漏斗法:将漏斗与橡胶管连接,调节氧流量,置漏斗于患者口鼻上方约 1～3 cm 处固定。

(5) 面罩法:置氧气面罩于患者口鼻部,松紧带固定,再将氧气接管连接于面罩的氧气进孔上,调节氧流量至 4～12 L/min。

(6) 氧气帐法:用特制的氧气帐或透明塑料薄膜制成帐篷,其大小为病床的一半,下面塞于床褥下,将帐幕封严。使用时患者头胸部在帐内,氧气经过湿化瓶由橡胶导管进入帐内,氧气流量为 10～20 L/min,帐内浓度可达 60%～70%。每次打开帐幕后,应将氧流速加大至 12～14 L/min,持续 3 min,以恢复帐内原来浓度。

(7) 氧气枕法:氧气枕为一长方形橡胶枕,枕的一角有橡胶管,上有调节夹以调节流量,使用时将枕内灌满氧气,橡胶管接上湿化瓶导管;调节氧流量。

六、术后处理

(1) 先关流量表小开关,后关氧气筒总开关,再开流量表小开关放余氧,待氧气表指针回至“0”处关流量表小开关。

(2) 记录停氧时间。

七、注意事项及常见问题

(1) 密切观察氧疗效果,如呼吸困难等症状减轻或缓解,心跳正常或接近正常,则表明氧疗有效。否则应寻找原因,及时进行处理。

(2) 高浓度供氧不宜时间过长,一般认为吸氧浓度>60%,持续 24 h 以上,则可能发生氧中毒。

(3) 对慢性阻塞性肺疾病急性加重患者给予高浓度吸氧可能导致呼吸抑制,使病情恶化,一般应给予控制性吸氧为妥(即低浓度<35%,持续)。

(4) 氧疗注意加温和湿化,呼吸道内保持 37℃温度和 95%～100%湿度是黏液纤毛系统正常清除功能的必要条件,故吸入氧应通过湿化瓶和必要的加温装置,呼吸机湿化器温度需调至 34～36℃,以防止吸入干冷的氧气刺激损伤气道黏膜,致痰干结和影响纤毛的“清道夫”功能。

(5) 防止污染和导管堵塞,对鼻塞、输氧导管、湿化加温装置、呼吸机管道系统等应经常定时更换和清洗消毒,以防止交叉感染。吸氧导管、鼻塞应随时注意检查有无分泌物堵塞,并及时更换。以保证有效和安全的氧疗。

(6) 停止吸氧的条件:①一般情况好转,神志恢复,呼吸、咳嗽、咳痰能力恢复,肺部感染基本控制。②呼吸次数<35 次/分,自主呼吸潮气量≥400 ml。③血气分析:PaO_2>6.67 kPa(50 mmHg)、$PaCO_2$无明显升高、pH 基本正常。吸氧浓度(%)=21+4×氧流量(L/min)。

测　试　题

1. 肺炎患儿,鼻前庭导管吸氧,氧流量应为

A. 0.5～1 L/min

B. 1.5～2 L/min

C. 2.5～3 L/min

D. 3.5～4 L/min

E. 4.5～5 L/min

2. 用呼吸机时，一般湿化器的温度应调至

   A. 31～32℃

   B. 32～33℃

   C. 34～36℃

   D. 36～37℃

3. 慢性呼吸衰竭缺氧明显伴二氧化碳潴留时，采用氧疗的给氧浓度，下列正确的是

   A. ＜25％

   B. ＜35％

   C. ＜45％

   D. ＜55％

   E. ＜65％

4. 吸氧可以

   A. 减轻肺水肿，改善脑缺氧

   B. 解除支气管平滑肌及血管平滑肌痉挛

   C. 消除急性肺水肿

   D. 防治大量出血

   E. 纠正休克和代谢失调

5. 低浓度吸氧是指吸氧浓度低于

   A. 60％

   B. 50％

   C. 45％

   D. 40％

   E. 35％

6. 高浓度吸氧是指吸氧浓度在

   A. 25％以上

   B. 30％～40％

   C. 50％

   D. 50％～60％

   E. 80％

7. 患者刘某，男性，60岁，患慢性支气管炎、阻塞性肺气肿合并慢性阻塞性肺疾病10余年，近两天因天气突然变化，患者出现咳嗽、咳痰、气喘等症状。入院查体：呼吸30次/分，SaO_2为88％，血气分析结果为PaO_2 50 mmHg，$PaCO_2$ 60 mmHg，该患者吸氧流量宜为

   A. 1～2 L/min

   B. 2～4 L/min

   C. 4～6 L/min

   D. 6～8 L/min

   E. 8～10 L/min

8. 女性，66岁，肺气肿、肺源性心脏病、胸闷气短。患者吸氧流量为2 L/min，其吸氧浓度是

   A. 25％

   B. 29％

   C. 33％

   D. 37％

   E. 41％

9. 普通面罩吸氧，氧流量应控制在

   A. 1 L/min 以下

   B. 2～3 L/min

   C. 4～12 L/min

   D. 15～20 L/min

   E. 20 L/min 以上

10. 女，67岁。间断咳嗽、咳痰11年，加重伴呼吸困难3天。血气分析：pH 7.35，PaO_2 56 mmHg，$PaCO_2$ 46 mmHg。给予该患者鼻导管吸氧治疗。如需使用的吸氧浓度为27％，则其氧流量应调整为

   A. 3.0 L/min

   B. 1.5 L/min

   C. 2.0 L/min

   D. 2.5 L/min

   E. 1.0 L/min

参考答案

1. A　有缺氧表现,如烦躁、发绀时需吸氧。一般用鼻前庭导管给氧,经湿化的氧气流量为0.5~1 L/min。缺氧明显者或新生儿、婴幼儿宜用面罩给氧,氧流量为2~4 L/min。若出现呼吸衰竭,应使用人工呼吸器。

2. C

3. B　高碳酸血症情况下,人体呼吸中枢化学感受器对二氧化碳的反应性差,正常呼吸的维持主要依靠低氧血症对颈动脉窦、主动脉体化学感受器的驱动作用。如长期给予高浓度的氧,使血中氧分压迅速上升,外周化学感受器失去低氧的刺激,患者的呼吸会变慢变浅,导致二氧化碳排出减少,二氧化碳分压明显上升而呈二氧化碳麻醉状态。所以缺氧伴明显二氧化碳潴留时的氧疗原则为给予低浓度(<35%)持续吸氧。

4. A　5. E　6. D　7. A　8. B　9. C

10. B　吸入氧浓度与氧流量的关系:吸入氧浓度(%)=21+4×氧流量(L/min)。

第二章

心 电 监 护

一、目的

帮助了解心肌应激性、心脏节律、心房及心室去极化和复极化过程产生的波形变化及心率,能较早识别与心肌病变有关的心电变化,为心脏疾病诊断和治疗提供特殊标准。

二、适应证

病情危重需要进行持续不间断的监测心搏的频率和节律、体温、呼吸、血压、脉搏及经皮血氧饱和度的患者。

(1)心肺复苏:心肺复苏过程中的心电监护有助于分析心脏骤停的原因和指导治疗(如除颤等);监测体表心电图可及时发现心律失常;复苏成功后应监测心律、心率变化,直至稳定为止。

(2)心律失常高危患者:许多疾病在其发展过程中可以发生致命性心律失常。心电监护是发现严重心律失常、预防猝死和指导治疗的重要方法。

(3)危重症心电监护:急性心肌梗死、心肌炎、心肌病、心力衰竭、心源性休克、严重感染、预激综合征和心脏手术后等。对接受了某些有心肌毒性或影响心脏传导系统的药物治疗的患者,亦应进行心电监护。此外还包括各种危重症伴发缺氧、电解质和酸碱平衡失调(尤其是钾、钠、钙、镁)、多系统脏器衰竭的患者。

(4)某些诊断、治疗操作:如气管插管、心导管检查,心包穿刺时,均可发生心律失常,导致猝死,必须进行心电监护。

三、术前准备

(1)评估患者病情和仪器性能。

(2)准备物品:主要有心电监护仪、心电血压插件连接导线、电极片、生理盐水棉球、配套的血压袖带。

(3)核对床号、姓名,向患者及家属进行解释。

四、操作步骤

(1)连接心电监护仪电源。

(2)辅助患者取平卧位或半卧位。

(3)打开主开关。

(4)心电导联线带有5个电极头的另一端与被测人体进行连接。5个电极安放位置如下:右上(RA),胸骨右缘锁骨中线第1肋间;右下(RL),右锁骨中线剑突水平处;中间(C),胸骨左缘第4肋间;左上(LA),胸骨左缘锁骨中线第1肋间;左下(LL),左锁骨中线剑突水平处。

(5)将袖带绑在至肘窝上两横指处,体温探头夹紧于患者腋下,调节报警参数。

五、术后处理

（1）整理用物，将导联线顺势盘绕，妥善固定。

（2）告知患者及家属注意事项。

（3）观察、洗手、记录。

六、注意事项及常见问题

（1）取出心电导联线，将导联线的插头凸面对准主机前面板上的"心电"插孔的凹槽插入即可。

（2）心电导联线带有5个电极头的另一端与被测人体进行连接，正确连接的步骤如下：①用75％的酒精进行测量部位表面清洁，目的是清除人体皮肤上的角质层和汗渍，防止电极片接触不良；②将心电导联线的电极头与5个电极片上的电极扣扣好；③酒精挥发干净后，将5个电极片贴到清洁后的具体位置上使其接触可靠，不致脱落。

测　试　题

1. 心电监测的意义不包括

A. 满足患者心理需要

B. 持续监测心率

C. 及时判断心律失常

D. 持续观察 ST 段与 T 波改变，及时观察心肌缺血、损伤及电解质紊乱情况

E. 监测药物的治疗效果

2. 心电监护仪中 HR 表示

A. 血压

B. 心率

C. 脉搏

D. 呼吸

E. 电压幅度

3. 不能通过心电监护观察的内容是

A. 脉搏强弱交替

B. 心率快慢

C. 心律改变

D. ST 段的改变

E. P 波形态的改变

4. 进行心电监护前须清洁局部皮肤，适宜的溶液是

A. 75％酒精

B. 生理盐水

C. 乙醇-乙醚混合液

D. 蒸馏水

E. 自来水

5. 患者，男，73 岁。因急性下壁心肌梗死住院，治疗中心电监护显示心动过缓。治疗首选的药物是

A. 利多卡因

B. 阿托品

C. 普罗帕酮

D. 肾上腺素

E. 维拉帕米

6. 关于 5 根导联线心电监护仪电极片标准安放位置，错误的是

A. 右下（RL）：右锁骨中线剑突水平处

B. 中间（C）：胸骨左缘第 4 肋间

C. 左上（LA）：胸骨左缘锁骨中线第 1 肋间

D. 左下（LL）：左锁骨中线剑突水平处

E. 中间（C）：胸骨左缘第 5 肋间

7. 应用心电监护的目的不包括

A. 及时发现各种心律失常

B. 连续监测患者的生命体征
C. 在心肺复苏过程中帮助分析心脏骤停的原因和指导治疗
D. 保证有效的通气
E. 预防猝死

8. 心电监护的意义不包括
A. 及时发现和识别心律失常
B. 确定心肌缺血或心肌梗死
C. 监测电解质改变
D. 观察心输出量
E. 观察起搏器功能

9. 某急性心肌梗死患者行心电监护时，ECG显示 QRS 振幅低，原因可能为
A. 肌电干扰
B. 电磁干扰
C. 两个电极之一正好放在心肌梗死部位的体表投影区

D. 线路连接不良
E. 电极正负位置放倒置

10. 在心电监测下发生室颤时，应在
A. 2 min 内除颤
B. 4 min 内除颤
C. 5 min 内除颤
D. 7 min 内除颤

参考答案

1. A **2.** B **3.** A **4.** A

5. B 治疗急性心肌梗死缓慢性心律失常可用阿托品 0.5～1 mg 肌内或静脉注射。急性心肌梗死室性期前收缩和室速可用利多卡因。室速反复发作可用胺碘酮。室上性快速心律失常常用维拉帕米、地尔硫䓬、美托洛尔、洋地黄制剂、胺碘酮等。

6. E **7.** D **8.** D **9.** C **10.** A

第三章

皮 内 注 射

一、目的

(1) 用于各种药物过敏试验,以观察局部反应。

(2) 预防接种。

(3) 局部麻醉的先驱步骤。

二、禁忌证

注射部位皮肤有破溃、炎症、瘢痕、硬结或有药物过敏史。

三、术前准备

1. 用物准备 铺无菌治疗盘,盘内置 1 ml 无菌注射器和 4.5~5 号针头、药液、75%酒精、棉签、弯盘、处理药物过敏的急救药盒(内放注射器 1 副、肾上腺素 1 支、砂轮 1 个)等。

2. 患者准备

(1) 核对患者,评估其近期生命体征情况,各项化验有无明显异常,心电图是否正常。有无药物过敏史、既往疾病史。评估患者病情、意识状态、合作程度。

(2) 询问患者有无酒精过敏。

(3) 检查被注射部位的皮肤情况。

(4) 向患者告知操作的目的和操作方法,取得患者的信任及同意。

3. 操作者准备 保持衣帽整洁、洗手、戴

四、操作步骤

(1) 选前臂掌侧或三角肌下缘部位,消毒皮肤待干。如做皮试,忌用碘酊消毒,以防因脱碘不彻底,影响对反应的观察。

(2) 核对药物,排尽注射器内空气。

(3) 左手绷紧注射部位皮肤,右手持注射器,使针头斜面向上,和皮肤呈 5°角刺入皮内。待针头斜面进入皮内后,放平注射器,左手拇指固定针栓,右手推药液。如做皮试,应准确注入 0.1 ml,使局部形成一白色橘皮样隆起的皮丘,直径 0.5 cm 左右。

(4) 注射完毕,迅速拔出针头,切勿按揉。嘱患者 15~20 min 后看结果。

(5) 如需做对照试验,用另一注射器和针头,在另一前臂的相同部位,注入 0.1 ml 等渗盐水 20 min 后,对照观察反应。

五、术后处理

(1) 清理用物,观察皮试结果并记录。

(2) 协助患者整理衣被,取适当体位。

(3) 药物过敏试验结果如为阳性反应,告知患者或家属,不能再用该种药物,并记录在病历上。

(4) 分类清理用物、操作后洗手并记录。

所用物品须按照消毒隔离制度和医疗垃圾处理管理制度处理。

六、注意事项及常见问题

（1）严格执行查对制度和无菌操作制度。

（2）做药物过敏试验前，详细询问患者的用药史、过敏史及家族史。

（3）做药物过敏试验消毒皮肤时忌用碘酊、聚维酮碘。

（4）进针角度以针尖斜面能全部进入皮内为宜。

（5）为患者做药物过敏试验前，要备好急救药品。

（6）注射后嘱患者勿用手揉擦注射部位，以免影响反应的观察或致针刺处渗血、感染。

（7）各种皮试液必须新鲜配制，剂量要准确。青霉素皮试液应注入的剂量为 20～50 U；链霉素为 250 U；破伤风抗毒素为 15 U；普鲁卡因为 0.25 mg；细胞色素 C 为 0.075 mg。

（8）注入勿过深，量要准确。

测 试 题

1. 皮内注射时应该
   A. 针头与皮肤呈 $5°$
   B. 针头与皮肤呈 $15°～30°$
   C. 针头与皮肤呈 $30°～40°$
   D. 针头与皮肤呈 $60°$
   E. 针头与皮肤呈直角

2. 皮内注射应
   A. 注射部位脱毛、消毒
   B. 用左手拇指轻轻提起皮肤
   C. 针头水平刺入皮下
   D. 注射后皮肤表面出现红色橘皮样隆起

3. 皮内注射可用于
   A. 药物过敏试验
   B. 预防接种
   C. 局部麻醉的起始步骤
   D. 以上都可

4. 皮内注射剂的注射部位是
   A. 表皮
   B. 真皮
   C. 肌肉
   D. 表皮和真皮之间

   E. 真皮和肌肉之间

5. 皮内注射时应注意
   A. 如患者对皮试药物有过敏史，应严密观察
   B. 皮试药液 4 h 内有效
   C. 可疑阳性可加大皮试液浓度重新皮试
   D. 备肾上腺素等抢救药品及物品

6. 皮内注射常用的注射部位为
   A. 上臂三角肌下缘
   B. 上臂外侧
   C. 腹部
   D. 后背

7. 皮内注射消毒的药液是
   A. 75％酒精
   B. 2％碘伏
   C. 2％碘酊
   D. 75％酒精，2％碘酊
   E. 0.1％苯扎溴铵

8. 皮内注射注入的药量为
   A. 0.1 ml

B. 0.5 ml

C. 1 ml

D. 5 ml

E. 不固定

9. 皮内注射的进针长度为

   A. 针梗的 1/2

   B. 针梗的 2/3

   C. 针头斜面

   D. 针梗的 1/3

   E. 全部针梗

10. 皮内注射,下述不正确的是

   A. 药敏试验,部位取前臂掌侧下段

   B. 用 75% 酒精消毒皮肤

   C. 进针后抽回血

   D. 与皮肤成 5° 角进针

   E. 拔针后不按压

参考答案

1. A **2.** A **3.** D **4.** D **5.** D **6.** A **7.** A
8. A **9.** C **10.** C

第四章

肌 内 注 射

一、目的

药物不能口服、不宜或不能静脉注射，且需要使药物迅速达到疗效时使用肌内注射。

二、适应证

适用于不宜或不能做皮下或静脉注射的药物，要求比皮下注射更迅速发生疗效的药物，刺激性较强或药量较大的药物，还有不能静脉注射的油剂或混悬剂等可作肌内注射。

三、禁忌证

注射部位皮肤有破溃、炎症、瘢痕、硬结或有药物过敏史。

四、术前准备

1. 用物准备　铺无菌治疗盘，内放已抽好药液的无菌注射器及 6.5～7 号针头、皮肤消毒剂、棉签、弯盘、注射卡、急救药盒等。

2. 患者准备

（1）核对患者，询问了解患者的身体状况，明确患者有无药物过敏史、既往疾病史。

（2）评估患者病情、意识状态、合作程度。

（3）检查被注射部位的皮肤情况。

（4）向患者告知药物作用、操作方法，取得患者的信任及同意。

3. 操作者准备　保持衣帽整洁、洗手、戴口罩。

五、操作步骤

（1）携用物至床旁，协助患者取正确姿势。

（2）选择注射部位，一般选择臀大肌。臀大肌定位方法有两种：①十字法。从臀裂顶点向左或向右侧画一水平线，然后从髂嵴最高点上做一垂直平分线，以外上方 1/4 部位为注射部位。②连线法。取髂前上棘和尾骨连线的外上 1/3 为注射部位。

（3）常规消毒皮肤，待干。排尽注射器内空气。

（4）左手绷紧皮肤，右手持针，垂直快速刺入，进针 2.5～3 cm。

（5）松开右手，左手固定针头。如回抽无回血，即可缓慢注入药液，然后以干棉签按压针孔处，快速拔针。

（6）观察反应。

六、术后处理

（1）注射毕，左手用干无菌棉签按压针眼处，右手快速拔针，再按压至不出血为止。做注射后查对。

（2）协助患者整理衣被，取适当体位。

（3）分类清理用物、操作后洗手并记录。所用物品须按照消毒隔离制度和医疗垃圾处理管理制度处理。

七、注意事项及常见问题

（1）切勿把针梗全部刺入，以防针梗从根部衔接处折断。万一针头折断，应保持局部与肢体不动，速用血管钳夹住断端拔出。如全部埋入肌肉，需请外科医师手术取出。

（2）长期作肌内注射的患者，注射部位应交替更换，以减少硬结的产生。

（3）两种药液同时注射时，要注意配伍禁忌，应在不同部位注射。

（4）根据药液的量、黏稠度和刺激性的强弱选择合适的注射器和针头。

（5）2岁以下的幼儿不宜选用后臀注射，因有损伤坐骨神经的危险。可选臀中肌、臀小肌处注射。

（6）避免在瘢痕、硬结、炎症、皮肤病及旧针眼处注射，淤血及血肿部位亦不宜进行注射。

测 试 题

1. 肌内注射的正确方法是
   A. 进针快、注药慢、出针快
   B. 进针慢、注药慢、出针慢
   C. 进针快、注药快、出针快
   D. 进针快、注药慢、出针慢

2. 皮下、肌内注射部位消毒应使用
   A. 2%碘酒
   B. 2%碘酒和75%酒精
   C. 75%酒精
   D. 100%酒精

3. 肌内注射前评估患者时需要
   A. 询问了解患者身体状况
   B. 了解用药效果及不良反应
   C. 了解患者注射部位状况
   D. 以上都有

4. 肌内注射时，下列措施不妥的是
   A. 注射前做好解释
   B. 取髂前上棘和尾骨连线的外上1/4处为注射部位
   C. 推注药液宜慢
   D. 注射油剂，宜选择粗长针头

E. 刺激性强的药液后注射

5. 肌内注射的部位通常选择臀部的
   A. 外上1/4处
   B. 内上1/4处
   C. 外下1/4处
   D. 内下1/4处

6. 肌内注射部位不正确的是
   A. 臀部外上1/4处
   B. 肩部三角肌处
   C. 大腿外侧
   D. 臀部肌肉最厚处

7. 小儿肌内注射的部位宜选取
   A. 臀大肌外上方
   B. 臀中肌内上方
   C. 臀小肌外上方
   D. 臀大肌内上方
   E. 臀中肌外上方

8. 肌内注射时为使臀部肌肉松弛，不宜采取的体位是
   A. 侧卧位

B. 仰卧位

C. 坐位

D. 俯卧位

9. 肌内注射时为使臀部肌肉放松,应采用的姿势为

　A. 右侧卧位,下腿伸直,上腿弯曲

　B. 俯卧位,足尖相对,足跟分开

　C. 左侧卧位,足并拢

　D. 坐位,腰背前倾

　E. 站立位,身体侧重在注射侧

10. 肌内注射液灭菌用

　A. 250℃,30～45 min

　B. 160～170℃,2～4 h

　C. 100℃,45 min

　D. 180℃,1.5 h

　E. 115℃,30 min,表压 64 kPa

参考答案

1. A **2.** B **3.** D **4.** B **5.** A **6.** D **7.** A
8. B **9.** B **10.** C

第五章

动 脉 穿 刺

一、目的

(1) 通过快速注入高渗葡萄糖液、右旋糖酐或血液等，迅速增加有效血容量与改善冠状动脉灌注。

(2) 静脉穿刺有困难而需快速采血或需用动脉血作血标本时。

二、适应证

(1) 严重休克需急救的患者，经静脉快速输液后情况未见改善，须经动脉输液提高冠状动脉灌注量及增加有效血容量。

(2) 麻醉或手术期以及危重患者持续监测动脉血压。

(3) 实施特殊检查或治疗，如血气分析，选择性血管造影和治疗，心导管置入，血液透析治疗等。

三、禁忌证

(1) 严重慢性心、肺或肾脏疾病，晚期肿瘤。

(2) 周围皮肤炎症或动脉痉挛以及血栓形成。

(3) 有出血倾向者。

(4) 全身性纤溶状态，如溶栓治疗后，是动脉穿刺的相对禁忌证。

四、术前准备

用物准备　治疗盘，盘内放置无菌注射器和针头、皮肤消毒剂、棉签、砂轮、压脉带、弯盘、软木塞及治疗用药物。

五、操作步骤

(1) 携带用物至床旁，对床号、姓名，向患者做好解释。

(2) 充分暴露穿刺部位，常规做广泛性皮肤消毒，消毒区直径应在 5 cm 以上。扪及动脉搏动最明显处。

(3) 血气分析时用肝素化的注射器，生化检查时用非肝素化的注射器。取一个动脉血气取样包(含肝素化的注射器)，或一支小注射器(3～5 ml)，接小号针头(桡动脉用 23～25 号，股动脉用 20～22 号)。用 0.5～1 ml 肝素预润注射器(若未经预先肝素化)，注射器内芯抽到底，再将内容的肝素全部弃去。

(4) 按选用的优先顺序，依次为桡动脉、股动脉、肱动脉。如果使用桡动脉，应先行 Allen 试验以明确从尺动脉来的侧支血供是否充分(15%～20%的患者手部侧支循环不充分)。患者拳头握紧后，在腕部加压以同时阻断桡动脉和尺动脉血流，令患者拳头重复松紧数次，然后张开手掌。此时手部呈现苍白。持续在桡动脉加压，松开尺动脉。如果尺-肱动脉代偿充分，手部应在 10 s 内恢复红润。如果 Allen 试验阳性(桡动脉分布区经 10 s 仍然苍白),则不宜行桡动脉穿刺。

(5) 手腕或肘部过伸可使桡动脉或肱动脉更表浅,易于穿刺。

(6) 如果使用股动脉,在腹股沟韧带下方二横指处,扪及股动脉搏动。从外侧至内侧,这些重要的结构依次为神经、动脉、静脉、空腔、淋巴管。可先用 1% 利多卡因皮下局麻。用两指分别在穿刺点近端和远端扪及动脉搏动,或者用两指在动脉两侧围绕动脉。

(7) 用聚维酮碘或者酒精棉球消毒。持笔式注射器,针芯斜面朝上,与皮肤成 60°～90° 角穿刺。穿刺时,注射器内维持少许负压。

(8) 缓慢抽吸血样。一份好的动脉血样本应当以尽可能少的负压取得。如果使用专用的血气分析注射器,则注射器可自动充盈。取血 2～3 ml 即可。

(9) 如果未能穿刺到动脉,退至皮下,重新定位。

(10) 快速退出注射器,穿刺部位持续加压至少 5～10 min,避免血肿,即使未能抽到血样,同样应如此。

(11) 如果动脉血样需行血气分析,应当排出注射器内所有空气,用手指快速旋转使内容物混匀,并用注射器帽保持其气密。在标本送检前,置于冰块上保存。

六、术后处理

(1) 整理用物。

(2) 局部必须加压不少于 5 min,直至无出血为止。

(3) 协助患者整理衣被,取适当体位。

七、注意事项及常见问题

(1) 必须严格无菌操作,以防感染。

(2) 如抽出暗黑色血液表示误入静脉,应立即拔出,压迫穿刺点 3～5 min。

(3) 一次穿刺失败,切勿反复穿刺,以防损伤血管。

(4) 穿刺后妥善压迫止血,防止局部血栓形成。做血气分析时,应取桡动脉波动最明显处,操作者持用肝素湿润的注射器采血,切记不能进入空气。

测 试 题

1. 动脉穿刺置管术置管时间原则上不超过
   A. 3 天
   B. 4 天
   C. 5 天
   D. 6 天

2. 动脉穿刺部位首选
   A. 左手桡动脉
   B. 右手桡动脉
   C. 腹股沟处股动脉
   D. 右手肱动脉

3. 动脉血气分析不用于
   A. 监测呼吸衰竭
   B. 监测酸碱平衡失调
   C. 监测肺功能
   D. 机械通气参数的调节
   E. 机械通气的疗效分析及预后判断

4. 股动脉穿刺,最佳穿刺点是
   A. 腹股沟韧带上方 1～2 cm 处
   B. 腹股沟韧带下方 1～2 cm 处
   C. 腹股沟韧带中外 1/3 处
   D. 腹股沟韧带下方 4～5 cm 处

E. 腹股沟韧带中内 1/3 处

5. 周围动脉穿刺多选
   A. 颈外静脉
   B. 桡动脉
   C. 颈内静脉或锁骨下静脉
   D. 腋动脉
   E. 贵要静脉

6. 动脉穿刺后,应垂直按压穿刺部位
   A. 5 min
   B. 5~10 min
   C. 10 min
   D. 10 min 以上

7. 周围动脉穿刺途径应除外
   A. 股动脉
   B. 颈动脉
   C. 桡动脉
   D. 足背动脉
   E. 腋动脉

8. 有创动脉压监测中,首选穿刺动脉是
   A. 股动脉

B. 桡动脉
C. 足背动脉
D. 腋动脉
E. 肱动脉

9. 行动脉穿刺时,穿刺针与皮肤角度为
   A. 5°
   B. 15°~30°
   C. 30°~45°
   D. 45°
   E. 90°

10. 动脉穿刺的预防与处理中,不正确的是
   A. 心理护理
   B. 熟练掌握血管解剖位置
   C. 反复穿刺一个部位
   D. 高凝患者有效抗凝
   E. 技术娴熟

参考答案

1. C **2.** A **3.** C **4.** B **5.** B **6.** B **7.** B
8. B **9.** B **10.** C

第六章

静 脉 穿 刺

一、选择穿刺部位

1. 头皮静脉　头皮静脉分布于颅外软组织内,数目多,表浅易见。静脉管壁被头皮内纤维隔固定,故不易滑动,而且头皮静脉没有瓣膜,正逆方向都能穿刺,操作方便,特别适用于小儿静脉穿刺,也可用于成人。

2. 上肢浅静脉　主要有手背浅静脉和前臂浅静脉。

3. 下肢浅静脉　主要有足背静脉和大隐静脉起始段。

4. 颈外静脉　颈部最大的浅静脉,体表投影相当于同侧下颌角与锁骨中点的连线。由于颈外静脉仅被皮肤、浅筋膜及颈阔肌覆盖,位置表浅,管径较大,常被选作患儿穿刺抽血点。颈部皮肤移动性大,不易固定,故通常颈外静脉不作为穿刺输液的血管,但常用于抢救周围静脉不易穿刺者,建立长期输液途径。

根据年龄及病情可选择不同部位的静脉。婴幼儿多选用头皮静脉和颈外静脉,其次选用手背静脉和足背静脉。成人常选用手背静脉和足背静脉。

二、穿经层次

选用的静脉部位不同,但穿经的层次基本相同,即皮肤、皮下组织和静脉壁。因年龄不同,静脉壁的厚度、弹性及硬度有所不同。

四肢静脉穿刺

一、目的

采血,用于献血、血液检查;输血、补液;注射药物,适用于不宜口服和肌内注射的药物或要求迅速产生药效的药物。

二、适应证

(1) 需进行采血的患者或献血者。
(2) 需进行静脉补液、用药的患者。

三、术前准备

1. 用物准备　基础消毒盘、一次性无菌输液器及输液针头、药液、垫巾、止血带、胶布,采血时备试管。

2. 操作者准备　着装整洁,清洗双手。

3. 患者准备　向患者及家属解释操作目的及流程,取得患者配合。

四、操作步骤

1. 静脉穿刺输液　见第七章。

2. 静脉穿刺采血

(1) 局部肢体放置妥当,暴露采血部位。

(2) 在采血部位近心端用止血带绕扎

肢体。

（3）用消毒棉球对静脉穿刺区域从内向外消毒2遍。

（4）用左手固定好肢体及穿刺部位。

（5）右手持注射器，在预定穿刺点穿刺，穿刺针向静脉近心端呈30°~45°角缓慢刺入。

（6）抽取需用量血液。

（7）左手放松止血带。

（8）迅速拔出穿刺针，用消毒棉球压迫穿刺点此血。

（9）静脉血标本送检。

五、术后处理

（1）术后用消毒棉球按压穿刺点上方，拔除针头，按压片刻至无出血。

（2）整理用物，针头浸泡消毒后放入锐器盒内，送供应室。

（3）采集血液应及时送检。

六、注意事项及常见问题

（1）选择四肢静脉穿刺时，通常在欲穿刺部位的近心端扎以束带，以使静脉充盈，便于穿刺。

（2）穿刺时要固定好静脉，尤其是老年患者，血管弹性较差，易于滑动。不可用力过猛，以免穿透静脉。

（3）如需长期静脉给药时，穿刺部位应先从小静脉开始，逐渐向上选择穿刺部位，以增加血管的使用次数。

（4）如果为一次性抽血检查，则可选择易穿刺的肘正中静脉。穿刺部位应尽可能避开关节，以利于针头固定。

（5）四肢浅静脉瓣膜较多，穿刺部位应避开瓣膜。

（6）由于头皮静脉被固定在皮下组织的纤维隔内，管壁回缩能力差，故穿刺完毕后要压迫局部，以免出血形成皮下血肿。

颈外静脉穿刺

一、目的

（1）用于抢救危重患者，建立长期输液途径，用于周围静脉不易穿刺者。

（2）为周围循环衰竭的危重患者测量中心静脉压，或行静脉高价营养输液。

二、适应证

（1）周围静脉不易穿刺者。

（2）周围循环衰竭者。

（3）需测中心静脉压者。

（4）需在短时间内输入大量液体者。

（5）通过静脉输入高营养液者。

（6）须取血的婴幼儿，外周静脉不清楚或过细无法取血者。

三、禁忌证

有心肺疾患、缺氧症状及出血倾向者，病情危重者。

四、术前准备

1. 用物准备

（1）静脉穿刺包带内芯穿刺针2枚（16号、12号，长度5~6 cm），静脉插管2根（与穿刺针内径粗细相同），平头针2枚，洞巾1块，小纱布1块，纱布数块，弯盘，无菌手套2副，空针2副（5 ml，10 ml），小弯刀1把。

（2）10 ml利多卡因1支、生理盐水10 ml，宽胶布（4 cm×4 cm），注射盘，静脉输液装置及备用液体。

2. 操作者准备　着装整洁、清洗双手。

3. 患者准备　对患者及家属做好解释说明，帮助患者排小便。

五、操作步骤

(1)携用物至床旁,核对床号、姓名。消毒瓶塞,将输液管、通气管同时插入瓶内。

(2)备3~4条约10 cm长胶布条。

(3)挂输液瓶于输液架上,固定通气管,排气,将调节器夹紧,针头用无菌纱布保护。

(4)患者去枕平卧,头偏向对侧,肩下垫薄枕,使头低肩高,充分暴露颈外静脉。选择下颌角和锁骨上缘中点连线上1/3处为穿刺点。

(5)操作者站在穿刺部位对侧。打开无菌穿刺包,戴手套,消毒皮肤,铺孔巾。助手以指按压颈静脉三角处,使颈外静脉充盈。

(6)用1%普鲁卡因在预定穿刺点端旁开2 mm处进行局部麻醉,再用尖刀片于穿刺点上刺破皮肤。

(7)手持穿刺针呈45°角进针,入皮肤后呈25°角,沿颈外静脉方向穿刺。见回血,立即抽出穿刺针内芯,左手拇指用纱布堵住针孔,右手快速取静脉插管送入针孔内10~11 cm,同时放开按针孔的左手。一边抽血一边缓慢注入生理盐水,观察导管是否在血管内,同时防止血液在导管内凝固。当确定导管确在血管内后,右手轻压导管于穿刺针尖端,左手缓慢退出穿刺针。退出穿刺针后,再一次抽回血,注射生理盐水,检查导管是否确在血管内。检查无误后,接平头针头,接输液管。

六、术后处理

(1)用小纱布覆盖在穿刺点上,再用胶布于距离穿刺点0.5 cm处固定硅胶管,静脉插管与输液管接头处以无菌纱布包扎,并用胶布固定在颌下,清理用物。

(2)根据病情调节好输液速度,向病员或家属交代好有关事项。

(3)停止输液时,拔出硅胶管,用乙醇棉球消毒穿刺口,盖一无菌小纱布。

七、注意事项及常见问题

(1)严格无菌技术操作,每天更换输液导管。静脉推药时,应常规消毒导管接头。

(2)每天更换穿刺点敷料,常规消毒穿刺点,观察局部有无红肿。一般导管保留4~7天。

(3)若颈外静脉插管插入过深,则较难通过锁骨下静脉与颈外静脉汇合角处,此时可牵拉颈外静脉使汇合角变直。若仍不能通过则应停止送入导管,并轻轻退出少许,在此固定输液,防止盲目插入使导管在血管内打折。如导管质硬,可能会刺破血管发生意外。

(4)根据病情密切观察输液速度,不可随意打开调节器,使液体输入失控。

(5)当暂停输液时可用0.5%肝素2 ml封管,防止血液凝集在管腔内。若已经发生凝血,应先用注射器抽出血凝块,再注入药液。若血块抽不出时,应边抽边拔管,切忌将凝血块推入血管内。

(6)局部出现肿胀或漏水,可能硅胶管已脱出静脉,应立即拔管。如出现不明原因发热时应考虑拔管,并剪下一段硅管送培养及做药敏试验。

(7)气管切开处严重感染者,不应做此插管。

测 试 题

1. 静脉穿刺常用于
   A. 献血、血液检查

   B. 输血、补液
   C. 注射药物

D. 以上都有

2. 以下用于静脉穿刺的血管中,没有瓣膜的是
   A. 头皮静脉
   B. 手背浅静脉
   C. 前臂浅静脉
   D. 下肢浅静脉

3. 关于四肢静脉穿刺,以下说法不正确的是
   A. 通常在欲穿刺部位的近心端扎以束带,以使静脉充盈,便于穿刺
   B. 四肢浅静脉没有瓣膜,正逆方向都能穿刺
   C. 一次性抽血检查,常选择肘正中静脉
   D. 需长期静脉给药者,穿刺部位应先从小静脉开始,逐渐向上选择穿刺部位

4. 行颈外静脉穿刺时,穿刺针进皮后沿颈外静脉方向穿刺的角度为
   A. 15°
   B. 25°
   C. 35°
   D. 45°
   E. 90°

5. 颈外静脉穿刺的目的不包括
   A. 加快输液速度
   B. 静脉输入高营养
   C. 测量中心静脉压
   D. 周围静脉不易穿刺者
   E. 周围静脉循环衰竭的危重患者

6. 颈外静脉穿刺时,穿刺点应选择

A. 取锁骨中点内侧1～2 cm处,锁骨下缘
B. 下颌角和锁骨上缘中点连线上1/3处
C. 胸锁乳突肌的锁骨头、胸骨头和锁骨三者所形成的三角区顶部
D. 以上都不是

7. 以下患者不宜选用颈外静脉穿刺的是
   A. 周围循环衰竭的患者
   B. 需测中心静脉压的患者
   C. 有心肺疾患的患者
   D. 须取血的婴幼儿

8. 颈外静脉穿刺置管一般保留导管
   A. 3～4 天
   B. 4～7 天
   C. 7～14 天
   D. 1 月

9. 颈外静脉穿刺置管后暂停输液,发生凝血应
   A. 先用注射器抽出血凝块,再注入药液
   B. 血块抽不出时,应边抽边拔管
   C. 切忌凝血块推入血管内
   D. 以上都对

10. 行颈外静脉穿刺时,患者体位一般为
    A. 去枕平卧,头低肩高
    B. 去枕平卧,头高肩低
    C. 侧卧位,头高肩低
    D. 半卧位

参考答案

1. D **2.** A **3.** B **4.** B **5.** A **6.** B **7.** C
8. B **9.** D **10.** A

第七章

静 脉 输 液

一、目的

(1) 补充血容量,改善微循环,维持血压。

(2) 纠正水、电解质失调,维持酸碱平衡。

(3) 补充营养,供给能量。

(4) 输入药物,治疗疾病。

二、适应证

(1) 大出血、休克、严重烧伤的患者。

(2) 剧烈恶心、呕吐、腹泻的患者。

(3) 不能经口进食的患者、吞咽困难及胃肠吸收障碍的患者。

(4) 严重感染、水肿的患者。

(5) 各种治疗性药物的输注。

三、术前准备

1. 用物准备　基础消毒盘、一次性无菌输液器及输液针头、药液、垫巾、止血带、胶布、瓶套、输液架,必要时备夹板及绷带。

2. 操作者准备　着装整洁,清洗双手。

3. 患者准备　向患者及家属解释操作目的及流程,取得患者配合。

四、操作步骤

(1) 检查输液器完整性和有效期等。

(2) 核对医嘱,检查药名、浓度、剂量和有效期等,瓶口有无松动,瓶身有无裂痕。将瓶倒置,检查药液是否有浑浊、沉淀或絮状物出现。套上瓶套,开启药瓶中心部分,常规消毒瓶口,根据医嘱加药并注明。

(3) 取出输液器持输液管及排气管针头插入瓶塞至针头根部,关紧调节器,固定针栓和护针帽。

(4) 携用物至病床旁,核对床号、姓名,向患者解释,以取得合作。协助患者排尿,并取适当体位。将药瓶挂在输液架上排气,使输液管内充满液体,墨菲氏滴管内 $1/2 \sim 1/3$ 液体。将带有护针帽的针头套,固定于输液架上。

(5) 穿刺部位下铺垫巾,扎止血带,选择静脉,松开止血带,用 2% 碘酒消毒皮肤,待干;备胶条,扎紧止血带,以 75% 酒精脱碘。

(6) 再次检查墨菲氏滴管下端有无气泡,取下针头护针帽进行穿刺,见回血将针头再沿静脉进针少许,松开止血带,打开调节器,以胶布固定针头,取下止血带和治疗巾,将输液肢体放置舒适,必要时用夹板固定。

(7) 调节输液速度,一般成人 $40 \sim 60$ 滴/分,儿童 $20 \sim 40$ 滴/分。

(8) 整理床单,放置呼叫器于患者可及处。

(9) 清理用物。洗手后做记录、签名等。

(10) 加强巡视,观察患者情况和输液反应。

(11) 需更换输液时,消毒瓶塞后,拔出第一瓶内排气针头和输液管并插入第 2 瓶内,待滴液通畅后方可离去。

五、术后处理

(1)输液毕,关紧输液导管,除去胶布,用消毒棉球按压穿刺点上方,拔除针头,按压片刻至无出血。

(2)清理用物,一次性输液器剪开毁形,浸泡消毒后针头放入锐器盒内,送供应室。

六、注意事项及常见问题

(1)严格执行无菌操作及查对制度,加入其他药液时在瓶签上注明药名和剂量。对长期输液患者,选用静脉应自远心端开始,注意保护、交替使用静脉。

(2)对昏迷、小儿等不合作患者应选用易固定部位静脉,并以夹板固定肢体。

(3)输入强刺激性等特殊药物,应在确定针头已刺入静脉内时再加药,给药后加快流速,片刻后调回原流速。

(4)严防空气进入静脉,加药、更换液体及结束输液时,均需保持输液导管内充满液体。

(5)大量输液时,根据医嘱安排输液计划,并注意配伍禁忌。

(6)连续输液应 24 h 更换输液器一次。

(7)加强巡视,随时观察输液是否通畅、滴速以及患者对药物的反应,如发现异常立即处理,必要时停止输液。

测 试 题

1. 静脉输液的目的不包括
   A. 补充水分和电解质,纠正水电解质失衡
   B. 补充营养,维持热量
   C. 输入药物治疗疾病
   D. 增加循环血量,改善微循环,维持血压
   E. 用于健康人生理功能调节

2. 静脉输液药物应
   A. 现用现配
   B. 静置 0.5 h
   C. 静置 1 h
   D. 静置 2 h
   E. 静置 3 h

3. 静脉输液的物理原理为
   A. 空吸作用
   B. 虹吸作用
   C. 负压作用
   D. 液体静压作用
   E. 正压作用

4. 小儿静脉输液速度为
   A. 10 滴/分
   B. 20 滴/分
   C. 30 滴/分
   D. 40 滴/分
   E. 50 滴/分

5. 静脉输液连续输液时更换一次输液器的时间应为
   A. 24 h
   B. 48 h
   C. 72 h
   D. 1 周

6. 静脉输液时应注意
   A. 严格遵守无菌操作及查对制度
   B. 注意药物的配伍禁忌
   C. 保护和合理使用静脉
   D. 排尽输液管内的空气

E. 以上都是

7. 下列不是静脉输液原则的是
A. 严格遵循查对制度
B. 执行无菌技术操作
C. 执行标准预防操作
D. 安全注射和给药
E. 以上都不是

8. 静脉输液时导致静脉炎的原因包括
A. 长期输入高浓度溶液
B. 静脉内留置导管时间过长
C. 无菌操作不严格
D. 长期输入刺激性强药物
E. 以上都是

9. 外周静脉留置针宜用于静脉输液的
A. 短期治疗
B. 长期治疗

C. 中期治疗
D. 短期或单次治疗
E. 中长期治疗

10. 一次性静脉输液钢针宜用于
A. 短期给药
B. 长期给药
C. 中期给药
D. 短期或单次给药
E. 中长期给药

参考答案

1. E **2.** A **3.** D **4.** B
5. A 连续输液应 24 h 更换输液器一次。
6. E **7.** E **8.** E **9.** A
10. D 一次性静脉输液钢针适用于短期或单次给药,使用后必须严格规范处理,不得重复使用。

第八章

动脉穿刺置管

一、目的

经动脉途径进行的各项导管检查及治疗。

二、适应证

（1）对收缩压、舒张压和平均动脉压进行连续性评估。

（2）频繁采集动脉血标本。

（3）对心输出量、每搏输出量和（或）收缩压变异进行评估。

（4）经动脉穿刺施行选择性动脉造影，或注射抗肿瘤药物，行区域性化疗。

（5）重度休克及危重患者须经动脉输液或输血，以争取时间，提高血压，改善心、脑、肾等重要器官的供血。

三、禁忌证

（1）肢体缺血。

（2）穿刺部位感染。

（3）雷诺现象。

（4）穿刺部位血管手术史

（5）有出血倾向。

四、术前准备

1. 导管　选择柔软易弯材料最适宜，可使脉管损伤降至最小。

2. 一般设备　①动脉导管或器械包；②胶带或无菌敷贴；③2 cm×2 cm 及 4 cm×4 cm 无菌纱布海绵；④局麻药；⑤镇静药；⑥无菌手套、手术衣、口罩、帽子、布单、预防感染用的护目镜；⑦消毒液；⑧固定前臂用的短夹板及垫高腕部用的垫子；⑨冲洗装置；⑩电子测压系统。

五、操作步骤

（1）告知患者，签署知情同意书。

（2）确保静脉通路通畅。

（3）患者摆放体位，常选用左手，固定手和前臂，腕下放垫子，背曲或抬高 60°。

（4）戴口罩、帽子。

（5）洗手，戴无菌手套。

（6）划定无菌区，消毒皮肤，消毒范围为穿刺点近端 20 cm 及手掌。

（7）辨别解剖位置，腕部桡动脉在桡侧屈肌腱和桡骨下端之间纵沟中，桡骨茎突上下均可触摸到搏动。

（8）术者左手中指和示指触及桡动脉搏动，穿刺点在搏动最明显处的远端约 0.5 cm，穿刺方向为手指摸到动脉搏动的方向。

（9）浸润麻醉。

（10）将穿刺针插在桡动脉上，以 20°～45°角将穿刺针推入。

（11）穿刺针进入动脉的标志是出现搏动的动脉血，如无血流出，将导管压低 30°角，并将导管徐徐后退,直至尾端有血畅流为止。

(12)穿刺针一旦进入动脉,用空着的一只手固定穿刺针。

(13)旋转针座推进导管并拔出针头。

(14)排尽测压管路的空气,边冲洗边接上动脉管路。为了使固定更牢固,可使测压延长管绕过大拇指。

六、术后处理

(1)用无菌敷料覆盖。

(2)冲洗加压装置并置于高处。

(3)装上压力换能器并使其置于心脏水平,加压袋压力保持 26.6 kPa(200 mmHg)

(4)从心电监护仪菜单调出动脉检测模块。

(5)除去腕下垫子,用肝素生理盐水冲洗即可持续监测血压。

七、注意事项及常见问题

(1)动脉穿刺术仅于需动脉压监测,动脉采血检查及动脉冲击性注射疗法时使用。

(2)穿刺点应选择动脉搏动最明显处。

(3)拔针后局部用纱布或棉球压迫止血,压迫后仍出血不止者,则须加压包扎至完全止血,以防形成血肿。

(4)置管时间不超过 7 天,以防发生导管源性感染。

(5)留置的导管应采用肝素液持续冲洗,以保证管道通畅,避免局部血栓形成和远端栓塞。

(6)桡动脉穿刺前应进行 Allen's 试验,阳性者不应做穿刺。

测 试 题

1. 动脉穿刺适用于
   A. 动脉压监测
   B. 动脉采血检查
   C. 动脉冲击性注射疗法
   D. 以上皆是

2. 动脉穿刺时穿刺点应选择
   A. 动脉搏动最明显处
   B. 距动脉搏动最明显处 1 cm
   C. 距动脉搏动最明显处 2 cm
   D. 距动脉搏动最明显处 3 cm

3. 动脉穿刺置管时间不超过
   A. 5 天
   B. 3 天
   C. 7 天
   D. 半个月

4. 动脉穿刺置管的禁忌证不包括
   A. 肢体缺血
   B. 穿刺部位感染
   C. 过敏现象
   D. 有出血倾向

5. 留置的导管持续冲洗应采用
   A. 肝素
   B. 生理盐水
   C. 蒸馏水
   D. 消毒液

6. 桡动脉穿刺前应进行
   A. 皮试试验
   B. Allen's 试验
   C. 结核菌素试验
   D. 术前 4 项检测

7. 装上压力换能器并使其置于心脏水平,加
压袋压力保持

    A. 200 mmHg

    B. 100 mmHg

    C. 150 mmHg

    D. 250 mmHg

8. 将穿刺针插在桡动脉上,将穿刺针推入的
角度为

    A. 15°～20°

    B. 20°～45°

    C. 45°～60°

    D. 5°～15°

9. 穿刺针进入动脉的标志是出现

    A. 静脉血

    B. 组织液

    C. 搏动的动脉血

    D. 以上皆不对

10. 动脉穿刺置管的适应证包括

    A. 连续性评估收缩压

    B. 连续性评估舒张压

    C. 连续性评估平均动脉压

    D. 以上皆是

参考答案

1. D　**2.** A　**3.** C　**4.** C　**5.** A　**6.** B　**7.** A

8. B　**9.** C　**10.** D

中心静脉穿刺置管术

锁骨下静脉穿刺

一、目的

(1) 对长期不能进食或丢失大量液体者，如食管手术后患者、危重患者等，用以补充大量高热量、高营养液体及电解质。

(2) 对各种原因所致的大出血患者，迅速输入大量液体，纠正血容量不足，以提高血压。

(3) 用于癌症患者进行化疗时，注入刺激性较强的抗癌药物。

(4) 测定中心静脉压。

二、适应证

(1) 缺乏外周静脉通道或条件不好。

(2) 需要反复输入刺激性药物（如化疗药物）。

(3) 需要输入高渗或黏稠的液体（如 TPN、脂肪乳剂、氨基酸）。

(4) 需要使用压力泵或加压输液（如输液泵）。

(5) 需要反复输入血液制品（如全血、血小板等）。

(6) 需每日多次采集血样（无论需抽几毫升血液，前两次抽出血须大于 4.5 ml，因此血混有肝素盐水不用换注射器直接推进血管、第 3 次抽出血可直接送检，取血后连接输液或重新封管）。

(7) 需长期输液治疗。

(8) 需连续中心静脉压监测，各种紧急抢救如休克。

(9) 各类大而复杂的手术。

(10) 放置起搏导管。

三、禁忌证

(1) 已知或怀疑与插管相关的感染：菌血症或败血症的迹象。

(2) 患者身体条件不能承受插管操作者。

(3) 已知或怀疑患者对导管所含成分过敏者。

(4) 既往在预定插管部位有放射治疗史。

(5) 既往在预定插管部位有静脉血栓形成史、外伤史或血管外科手术史。

(6) 局部组织因素：影响导管稳定性或通畅者（凝血障碍、免疫抑制者慎用）。

(7) 胸廓畸形或锁骨和肩胛骨畸形。

(8) 锁骨和肩胛带外伤，局部有感染。

(9) 横膈上升、纵隔移位等胸腔疾患。

(10) 明显肺气肿。

(11) 患者躁动或者拒绝操作，或极度衰竭的患者。

(12) 凝血机制障碍。

四、术前准备

1. 用物准备

(1) 无菌贴膜、缝合包或中心静脉穿刺包、

10 ml 注射器、肝素盐水、生理盐水、输液器。常规消毒用品、肝素帽或无针密闭输液接头、止血带、无菌手套。

(2) 接无针密闭输液接头前先排气,连接时使螺旋口吻合即可,勿用力过大,避免损伤连接器,致使出现裂缝,堵塞导管。

2. 患者准备　了解、熟悉患者病情,与患者或家属谈话,做好解释工作,争取清醒患者配合。

五、操作步骤

(1) 携用物至床旁。核对床号、姓名,向患者解释取得合作。备好输液器,挂在输液架上。

(2) 肩高头低位,头低 15°左右,转向对侧,显露胸锁乳突肌外形。穿刺侧之肩部略上提,外展,使上臂三角肌膨出部变平,以利穿刺。也可将床尾抬高,以利穿刺时血液回流,并避免空气进入静脉发生气栓。

(3) 建立消毒区,根据无菌操作程序进行局部消毒,铺手术巾。

(4) 检查中心静脉导管是否完好,抽取 20 ml 低浓度肝素液,将无针密闭输液接头排气备用。

(5) 选定穿刺点。锁骨下缘的中点内侧 1.0~2.0 cm(中、内 1/3 交界处),穿刺方向指向胸锁关节。

(6) 以穿刺点为中心,用碘酒、酒精严格消毒。皮肤消毒范围应大于孔巾口。

(7) 术者戴手套。用 5 ml 注射器吸取生理盐水 5 ml 后扭紧针头勿使漏气,排尽空气。

(8) 锁骨下穿刺法:针尖指向头部,与胸骨纵轴约呈 45°角,贴近胸壁平面呈 15°角,以恰能穿过锁骨与第 1 肋骨的间隙为准。

(9) 选好穿刺点,局部麻醉后进针。当刺入 3~4 cm 后有穿透感,然后抽动活塞,如有静脉血流入注射器,则证明已刺入锁骨下静脉。将针头略推进,以免在呼吸或活动时针尖脱出血管之外。

(10) 左手固定穿刺针,右手持导丝推送架置入导丝。

(11) 固定导丝,退出穿刺针。

(12) 沿导丝置入血管鞘,扩张穿刺通道后退出。

(13) 沿导丝置入中心静脉导管,退出导丝。

(14) 用低浓度肝素液冲洗导管(先回抽血液,排尽空气),与无针密闭输液接头连接。

(15) 连接输液系统及导管,用专用固定器固定导管并将其与皮肤缝合固定,用无菌贴膜保护穿刺点。

(16) 局部压迫(建议选用食品袋装食盐 500 g)24 h。

(17) 用胶布固定好硅胶管,局部覆盖无菌纱布。调节流速,并协助患者置舒适体位。

(18) 整理用物,消毒备用。

六、术后处理

(1) 用缝线固定导管,防止导管受压或扭曲,每次更换敷贴时应注意避免将导管脱出,昏迷、躁动患者适当约束双手。

(2) 防止感染。因导管局部感染的发生率随留置时间的延长而增加。采用置管输液者每日必须更换输液装置,每次注药、输液应严格无菌操作,每 2~3 天用 0.5‰聚维酮碘消毒导管入口处并更换敷贴和肝素帽,保持局部干燥,如发现有不明原因的发热应拔管。

(3) 穿刺局部的观察及护理。定期观察有无渗血及导管是否通畅,如局部有渗血应及时更换敷贴,必要时在敷贴上加一沙袋压迫局部以减少渗出。当出现输液不畅或导管阻塞时应先检查输液管及导管是否打折或导管部分脱出,否则可用注射器抽取生理盐水,回抽血液通畅后输注,切忌过分用力冲洗导管而导致导管内血栓被注入右心循环导致肺栓塞、脑梗死而危及生命。当输液治疗完毕时抽取 5 ml 肝素稀释液(125 U/ml)刺入肝素帽,利用肝素抗凝作用预防留置导管内血液凝固而堵管。如果患者有凝血机制障碍,可用生理盐水封管,采用边推液边退针的方法,使管道内充满封管液,退针后迅速关闭导管开关装置,检查肝素帽是否旋紧,防止回血及血液凝固阻塞导管。妥善固定导管末端并交代患者和家属相关注意事项;如发现回血及时加封一次。

七、注意事项及常见问题

（1）应准确掌握适应证,术中严格无菌操作,预防感染。

（2）躁动不安而无法约束者,不能取肩高头低位的呼吸急促患者,胸膜顶上升的肺气肿患者,均不宜施行此术。

（3）应尽量选右侧进行穿刺,准确选好穿刺点。掌握好穿刺针的进针方向,以防发生并发症,如气胸、血胸、气栓、神经损伤、感染等。

（4）由于深静脉导管置入上腔静脉常为负压,输液时注意输液瓶绝对不应输空;更换导管时应防止空气吸入,以免发生气栓。

（5）为了防止血液在导管内凝聚,在输液完毕后,用肝素盐水或 0.4% 枸橼酸钠溶液冲注导管后封管。

（6）导管外敷料一般每日更换 1 次,局部皮肤可用乙醇棉球消毒。

颈内静脉穿刺

一、目的

参阅锁骨下静脉穿刺。

二、适应证

参阅锁骨下静脉穿刺。

三、禁忌证

参阅锁骨下静脉穿刺。

四、术前准备

1. 用物准备　治疗盘、无菌纱布、无菌注射器及针头、无菌手套,穿刺套管针、引导钢丝、无菌孔巾、输液装置、皮肤浸润麻醉剂。根据需要备试管。

2. 患者准备　与患者家属谈话,做好解释工作,争取配合。

五、操作步骤

（1）患者去枕仰卧位,最好头低 15°～30°角（Trendelenburg 体位）,以保持静脉充盈和减少空气栓塞的危险性,头转向对侧。

（2）颈部皮肤消毒:术者穿无菌手术衣及戴手套,铺无菌单,显露胸骨上切迹、锁骨、胸锁乳突肌侧缘和下颌骨下缘。检查导管完好性和各腔通透性。

（3）确定穿刺点:

① 前侧径路:将左手示指和中指放在胸锁乳突肌中点前缘,触及颈总动脉搏动,并向内侧推开颈总动脉,右手在颈总动脉外侧 0.5 cm 处进针,针尖指向同侧乳头,针轴与冠状面呈 30°～40°角,一般刺入 2～3 cm 即入颈内静脉（此通路易误入颈总动脉）。

② 中央径路:锁骨与胸锁乳突肌锁骨头和胸骨头所形成的三角区的顶点。颈内静脉正好位于三角形的中心位置,约锁骨上 3～5 cm,针尖指向同侧乳头,针干与皮肤呈 30°角（一般选择中路,此点可直接触及颈总动脉,不易误入颈动脉,也不易伤及胸膜腔,方法简便可靠）。

③ 后侧径路:在胸锁乳突肌外侧缘的中下 1/3 交点,约锁骨上 5 cm 处进针,针轴一般保持水平位,针尖于胸锁乳突肌锁骨头的深部指向胸骨上切迹（针尖不宜过度向内侧深入,以免损伤颈总动脉,甚至穿入气管内）。

（4）穿刺针进入皮肤后保持负压,直至回抽出静脉血。

（5）从注射器侧边导丝口插入引导丝。

（6）引导丝进入导丝口两大格后,边进引导丝,边拔出注射器(导丝一般体外保留约 40 cm)。

(7) 绷紧皮肤,沿引导丝插入扩张管,轻轻旋转扩张管扩张皮肤。

(8) 沿引导丝插入导管(成人置管深度一般以 13～15 cm 为宜,亦可根据公式:身高＞100 cm,深度＝身高/10－2;身高＜100 cm;深度＝身高/10－1)。

(9) 导管插入一定深度后边进导管边拔出导丝。

(10) 用肝素生理盐水注射器与导管各腔末端连接进行试抽,在抽出回血后,向导管内注入2～3 ml肝素生理盐水,取下注射器,拧上肝素帽。

(11) 将导管固定处与皮肤缝合固定。

(12) 连接三通管,用敷料覆盖。

六、术后处理

参阅锁骨下静脉穿刺。

七、注意事项

(1) 严格执行无菌操作规程。

(2) 颅内高压或充血性心力衰竭患者,不应采取 Trendelenburg 体位。

(3) 准确选择穿刺点,掌握好穿刺方向,以防发生气胸、血胸、血气胸、心包填塞、血肿、气栓、神经损伤、感染等并发症。

(4) 颈内静脉穿刺进针深度一般为 1.5～3.0 cm,肥胖者 2.0～4.0 cm,以不超过锁骨为度。

(5) 避免误伤颈总动脉,一旦误伤,应立即拔针,并压迫局部 5～15 min 止血。

(6) 插管后应观察有无渗液、渗血,并检查回血情况以及证实导管位于血管内。

(7) 病情允许的情况下,留置时间越短越好。若病情需要,最长 7～10 天应该拔除或重新穿刺置管。

股静脉穿刺

一、目的

(1) 常用于婴幼儿、衰竭病员及其他静脉采血困难,又需取血检验者。

(2) 用于急救加压输液或输血。

二、适应证

参阅锁骨下静脉穿刺。

三、禁忌证

(1) 下肢静脉血栓者。

(2) 已知或怀疑与插管相关的感染:菌血症或败血症的迹象。

(3) 患者身体条件不能承受插管操作者。

(4) 已知或怀疑患者对导管所含成分过敏者。

(5) 既往在预定插管部位有放射治疗史。

(6) 既往在预定插管部位有静脉血栓形成史、外伤史或血管外科手术史。

(7) 局部组织因素:影响导管稳定性或通畅者(凝血障碍、免疫抑制者慎用)。

(8) 患者躁动或者拒绝操作,极度衰竭的患者。

四、术前准备

1. 用物准备　治疗盘内盛皮肤消毒剂、棉签、无菌干燥注射器及针头、弯盘、标本容器等。

2. 患者准备　与患者家属谈话,做好解释工作,争取配合。

五、操作步骤

(1) 将用物带至床旁,核对床号、姓名,向病员做好解释说明。

（2）协助患者仰卧,将穿刺侧大腿外旋,小腿屈曲 90°角使呈蛙式,穿刺侧臀下垫一小沙袋或小枕。

（3）常规消毒穿刺部位皮肤及术者左手示指。

（4）用左手示指在腹股沟韧带中部,扪准股动脉搏动最明显处并固定;右手持注射器,使针头与皮肤呈直角或 45°角,在股动脉内侧 0.5 cm 处刺入,见抽出暗红色血,提示已进入股静脉,立即固定针头,根据需要采取血标本或注射药物、输液(血)等。如无回血,继续刺入或缓慢边退边抽,试探至见血为止。

（5）抽血毕拔出针头,局部用无菌纱布加压止血。

（6）取下针头,将血液沿标本管壁缓慢注入。

（7）整理床单位及用物,所采标本贴上标签,立即送检。

六、术后处理

参阅锁骨下静脉穿刺。

七、注意事项

（1）严格无菌操作流程,防止感染。

（2）如抽出为鲜红色血液,提示穿入股动脉,应立即拔出针头,用无菌纱布紧压穿刺处 5~10 min,直至无出血为止。

（3）抽血或注射完毕,立即用无菌纱布压迫数分钟,以免引起局部出血或血肿。

（4）不得多次反复穿刺,以免形成血肿。

（5）穿刺处皮肤不得有糜烂或感染。

（6）针头勿向上穿刺太深,以防伤及腹腔脏器。

测 试 题

1. 下列不是中心静脉穿刺置管适应证的是
   A. 体外循环下各种心血管手术
   B. 估计术中血流动力学变化较大的体外循环手术
   C. 严重外伤、休克以及急性循环衰竭等危重患者的抢救
   D. 穿刺部位存在感染、局部有损伤、胸廓变形、穿刺困难

2. 中心静脉穿刺时,若患者无任何相对禁忌证,临床一般首选穿刺位置是
   A. 右侧锁骨下静脉
   B. PICC
   C. 股静脉
   D. 右侧锁骨上静脉
   E. 右侧颈内静脉

3. 颈内静脉穿刺置管(中路入路法)穿刺时的

合适位置为
   A. 左侧
   B. 右侧
   C. 中间
   D. 没有关系

4. 颈内静脉穿刺置管的最佳体位是
   A. 体位左侧倾斜 30°角
   B. 体位右侧倾斜 30°角
   C. 头低 15°角的仰卧位
   D. 头高 15°~30°角

5. 静脉穿刺时进行穿刺前对消毒剂的处理为
   A. 自然风干
   B. 冲洗干净
   C. 擦拭干净
   D. 直接进行
   E. 酒精再次消毒

6. 女性,40 岁,身高 165 cm,因风湿性心脏病、二尖瓣狭窄,拟直视下行二尖瓣置换术,需做深静脉置管。如放弃颈内静脉改行股静脉穿刺,穿刺点应选择为

　　A. 股动脉外侧,腹股沟韧带下两横指

　　B. 股动脉内侧,腹股沟韧带下两横指

　　C. 股动脉内侧,腹股沟韧带上方 1 cm

　　D. 股动脉外侧,腹股沟韧带上方 1 cm

　　E. 以上都可以

7. 股静脉穿刺部位是

　　A. 股动脉内侧 0.5 cm

　　B. 股动脉外侧 0.5 cm

　　C. 股动脉内侧 0.3 cm

　　D. 股动脉外侧 0.3 cm

　　E. 以上均不对

8. 股静脉穿刺常用于

　　A. 急救加压静脉输液

　　B. 急救加压静脉输血

　　C. 婴幼儿采集血标本

　　D. 衰竭患者、其他静脉采血困难者

　　E. 以上都是

9. 下列不是中心静脉穿刺置管术并发症的是

　　A. 气胸

　　B. 血胸

　　C. 羊水栓塞

　　D. 感染

10. 测量中心静脉压常用的穿刺静脉不包括

　　A. 颈内静脉

　　B. 大隐静脉

　　C. 锁骨下静脉

　　D. 股静脉

参考答案

1. D　**2.** E　**3.** B　**4.** C　**5.** A　**6.** B　**7.** A

8. E　**9.** C　**10.** B

第十章

穿脱隔离衣

一、目的

保护患者及工作人员,避免交叉感染及自身感染;防止病原体的传播。

二、术前准备

1. 用物准备　隔离衣;洗脸盆两只,一只盆内盛洗手消毒液,一只盆内盛清水。

2. 操作者准备　工作人员着工作服,戴工作帽及口罩,修剪指甲。

三、操作步骤

1. 穿隔离衣

(1) 取下手表,卷袖过肘(冬季卷过前臂中部即可)。

(2) 手持衣领取下隔离衣,清洁面朝自己;将衣领两端向外折齐,对齐肩缝,露出袖子内口。

(3) 右手持衣领,左手伸入袖内;右手将衣领向上拉,使左手套入后露出。

(4) 换左手持衣领,右手伸入袖内;举双手将袖抖上,注意勿触及面部。

(5) 两手持衣领,由领子中央顺着边缘向后扣好领扣,再扎好袖口(此时手已污染),松腰带活结。

(6) 双手在腰下约 5 cm 处将隔离衣一边渐

向前拉,直到看见边缘,捏住衣边正面;同法捏住另一侧边缘,注意手勿触及衣内面。

(7) 双手在背后将边缘对齐,向一侧折叠,一手按住折叠处,另一手将腰带拉至背后压住折叠处,将腰带在背后交叉,回到前面系好。

上述步骤可用以下口诀概括:

右提衣领穿左手,再伸右臂齐上抖;

系好领扣扎袖口,折襟系腰半屈肘。

2. 脱隔离衣

(1) 解开腰带,在前面打一活结。

(2) 解开两袖口,将部分衣袖塞入工作服袖下,暴露双前臂,便于消毒双手。

(3) 双手于消毒液内浸泡,用刷子自手臂至指尖顺序刷洗 2 min,注意指甲及指缝,再用清水清洗擦干。

(4) 解开领扣,右手伸入左手腕部套袖内,拉下袖子过手;用遮盖着的左手握住右手隔离衣袖子的外面,将右侧袖子拉下。

(5) 左手于袖内解开腰带,尽量后甩,然后双手转换渐从袖管中退出。

(6) 用左手自衣内握住双肩肩缝撒出右手,再用右手握住衣领外面反折,脱出左手。

(7) 左手握住领子,右手将隔离衣两边对齐(若挂在半污染区,隔离衣的清洁面向外,挂在污染区,污染面朝外),挂在衣钩上。不再穿的隔离衣脱下清洁面向外,卷好投入污染袋中。

上述步骤可用以下口诀概括:

松开腰带解袖口,套塞双袖消毒手;

解开领扣退双袖,对肩折领挂衣钩。

四、注意事项及常见问题

（1）隔离衣的衣领和内面为清洁区,外面为污染区。

（2）保持隔离衣里面及领部清洁,系领带（或领扣)时勿使衣袖及袖带触及面部,衣领及工作帽等。隔离衣须全部覆盖工作衣,有破洞或潮湿时,应即更换。

（3）穿隔离衣时避免接触清洁物;穿隔离衣后,只限在规定区域内进行工作,不允许进入清洁区及走廊。

（4）隔离衣应每天更换一次。接触不同病种患者时应更换隔离衣。

（5）洗手消毒液为 0.5% 的 84 消毒液,其配制方法是清水 1 990 ml＋84 消毒液原液 10 ml。

测　试　题

1. 隔离衣应更换的时间为
　　A. 每天
　　B. 隔天
　　C. 1 周
　　D. 3 天

2. 系隔离衣衣领时应
　　A. 两手持衣领边缘,沿衣领边由前向后扣好领扣
　　B. 两手持衣领中央,沿衣领边由后向前扣好领扣
　　C. 两手持衣领中央,沿衣领边由前向后扣好领扣
　　D. 两手持衣领,沿衣领由前向后扣好领扣

3. 隔离衣潮湿时应
　　A. 烘干后用
　　B. 甲醛熏蒸后用
　　C. 紫外线照射后用
　　D. 立即更换
　　E. 操作完毕后更换

4. 穿隔离衣的目的不包括
　　A. 保护工作人员
　　B. 保护患者
　　C. 防止病原微生物播散

　　D. 防水作用
　　E. 避免交叉感染

5. 脱隔离衣的正确顺序是
　　A. 解袖口—洗手—解领口—解腰带—脱衣
　　B. 解袖口—洗手—解腰带—解领口—脱衣
　　C. 解袖口—解腰带—解领口—洗手—脱衣
　　D. 解腰带—解袖口—洗手—解领口—脱衣
　　E. 解领口—洗手—解腰带—解袖口—脱衣

6. 穿隔离衣时应避免污染
　　A. 袖口
　　B. 领子
　　C. 胸前
　　D. 背部
　　E. 腰带以下部分

7. 穿隔离衣时应注意
　　A. 须将内面工作服完全遮盖
　　B. 穿隔离衣后不可进入清洁区
　　C. 系领子时勿使衣袖触及衣领及工作帽

D. 穿隔离衣后可在规定区域内活动

E. 以上都是

8. 正确使用隔离衣的要求是

A. 每周更换 1 次

B. 要保持袖口内外面清洁

C. 必须完全盖住工作服

D. 隔离衣潮湿,晾干后再使用

E. 隔离衣挂在走廊内应外面向外

9. 下列情况无须穿隔离衣的是

A. 接触经接触传播的感染性疾病患者如传染病患者、多重耐药菌感染患者等时

B. 对患者实行保护性隔离时,如大面积烧伤患者、骨髓移植患者等患者的诊疗、护理时

C. 可能受到患者血液、体液、分泌物、排泄

物喷溅时

D. 在治疗室加药时

10. 穿隔离衣时不正确的是

A. 隔离衣应每天更换

B. 系领子时污染的袖口不能触及面部、衣领及工作帽

C. 穿隔离衣后到清洁区取物应避免物品触及前胸部

D. 隔离衣挂于病室走廊时,应使污染面向外

E. 穿隔离衣前先戴好帽子、口罩

参考答案

1. A **2.** C **3.** D **4.** D **5.** D **6.** B **7.** E **8.** C **9.** D **10.** C

第十一章

穿脱防护服

一、目的

为医务人员在工作时接触具有潜在感染性的患者血液、体液、分泌物,空气中的颗粒物等提供阻隔、防护作用。

二、术前准备

1. 操作者准备　着装整洁,取下手表,洗手,戴帽子、口罩。

2. 物品准备　防护服、眼罩、胶鞋、一次性手套、加强型手套、污物袋、消毒设施。

3. 环境准备　环境整洁、宽敞。

三、操作步骤

1. 穿防护用品

(1) 打开防护服后,将拉链拉至合适位置。

(2) 左右手握住左右袖口的同时,抓住防护服腰部的拉链开口处。

(3) 先穿下肢后穿上肢,然后将拉链拉至胸部,再将防护帽扣至头部,将拉链完全拉上,密封拉链口。

(4) 将眼罩置于眼部合适部位,调节舒适度。

(5) 为方便穿着,套上鞋套后,将裤脚塞入袜子或鞋套内,穿入胶鞋后,将防护服裤脚罩于胶鞋外面。

(6) 先戴上一次性乳胶手套,再将手套反折一部分,然后将防护服袖口稍拉向手掌部并固定,将手套反折部分紧套于防护服袖口,再戴第2层加强型防护手套。

2. 脱防护用品

(1) 脱第1层手套,内面朝外放入污物袋。

(2) 抓住眼罩一侧的外边缘,将眼罩轻轻摘下,为避免擦伤镜面,先把眼罩放入封闭袋中再放入黄色垃圾袋中,注意不要接触到面部。

(3) 轻轻解开密封胶条,拉开拉链,先脱去防护帽部分,再将袖子脱出后双手抓住防护服的内面,将防护服内面朝外轻轻卷至胶鞋的脚踝部。

四、使用后的防护服处理

(1) 各类防护装备若一次性使用,可将脱摘下的物品直接装双层双封闭塑料袋,于送出病房时再加塑料袋后焚烧处理。

(2) 若有重复使用的防护服,必须经500 mg/L含氯消毒剂浸泡30 min,洗净后按套装袋,送出高压灭菌。

(3) 防护眼镜因结构复杂难以消毒,建议一次性使用。如需重复使用,可用2 000 mg/L含氯消毒剂冲洗并浸泡60 min以上。

五、注意事项及常见问题

（1）对气密性防护服或密封性很好的非气密性防护服，由于处于相对隔离的空间工作，建议遵循两人伴行的原则，即至少两人一起共同进入工作区域，以备在万一发生状况时可以及时救助。

（2）在佩戴空气呼吸器的时候，工作时间受空气呼吸器的工作时间决定。要注意空气呼吸器的有效使用时间，要在气瓶用完之前提前更换。并且在计算有效工作时间时，应当考虑行走和更换装备所占的时间。

（3）在脱下防护手套前要尽量避免接触防护服的外表面，手套脱下后要尽量接触防护服的内表面，防护服脱下后应当是内表面朝外，将外表面和污染物包裹在里面，避免污染物接触到人体和环境。脱下的防护用品要集中处理，避免在此过程中扩大污染。

测 试 题

1. 下列情况应穿防护服的是
   A. 接触经空气传播或飞沫传播的传染病患者，可能受到患者血液、体液、分泌物、排泄物喷溅时
   B. 在治疗室加药时
   C. 护理呼吸道感染患者时
   D. 铺无菌治疗盘时

2. 下列哪种情况下不需要穿戴防护服？
   A. 接触甲类传染病或按甲类传染病管理的传染病患者时
   B. 接触经空气传播或飞沫传播的传染病患者时
   C. 可能受到患者血液、体液污染时
   D. 可能受到患者分泌物、排泄物喷溅时
   E. 流行病学调查 H7N9 患者的无症状密切接触者时

3. 可能受到患者血液、体液、分泌物等物质喷溅时，应穿防护服，戴
   A. 外科口罩或者医用防护口罩、护目镜
   B. 一次性口罩、护目镜
   C. 一次性口罩、全面型防护呼吸器
   D. 纱布口罩、护目镜

4. 使用后处理防护服应

A. 防护服使用 3 次以内，无须进行消毒
B. 防护眼镜因结构复杂难以消毒，建议一次性使用
C. 防护服脱下后任意折叠，装袋处理
D. 以上都不对

5. 穿防护用品时不正确的是
   A. 打开防护服后，先将拉链拉至合适位置
   B. 左右手握住左右袖口的同时，抓住防护服腰部的拉链开口处
   C. 先穿上肢后穿下肢，然后将拉链拉至胸部
   D. 将防护帽扣至头部后，将拉链完全拉上，密封拉链口
   E. 将眼罩置于眼部合适部位，调节舒适度

6. 穿防护服时应注意
   A. 先穿上肢后穿下肢，然后将拉链拉至胸部
   B. 将拉链完全拉上，再将防护帽扣至头部
   C. 套上鞋套后，将防护服裤脚扎于胶鞋内
   D. 将第 1 层手套反折部分紧套于防护服袖口，再戴第 2 层加强型防护手套

7. 脱防护用品时操作错误的是
   A. 脱第 1 层手套，内面朝外放入污物袋

B. 抓住眼罩一侧的外边缘,将眼罩轻轻摘下,避免擦伤镜面

C. 先把眼罩直接丢入黄色垃圾袋中处理

D. 先脱去防护帽部分,再将袖子脱出

8. 穿戴防护工具不适用于

A. 接触经空气传播或飞沫传播的传染病患者

B. 可能受到患者血液、体液、分泌物、排泄物喷溅时

C. 接触甲类传染病或按甲类传染病管理的传染病患者时

D. 流行病学调查 H7N9 患者的无症状密切接触者时

9. 脱防护用品时应首先脱去

A. 手套

B. 眼罩

C. 防护帽

D. 防护服

10. 如需重复使用防护服,消毒要求

A. 500 mg/L 含氯消毒剂浸泡 30 min 后行高压灭菌

B. 2 000 mg/L 含氯消毒剂冲洗并浸泡60 min以上

C. 2 000 mg/L 含氯消毒剂浸泡 30 min 后行高压灭菌

D. 500 mg/L 含氯消毒剂浸泡 60 min

参考答案

1. A **2.** E **3.** A **4.** B **5.** C **6.** D **7.** C
8. D

9. A　脱防护用品时,先脱第1层手套,再将眼罩轻轻摘下,然后解开密封胶条,拉开拉链,脱去防护帽部分,再脱防护服。

10. A

急 救 技 能

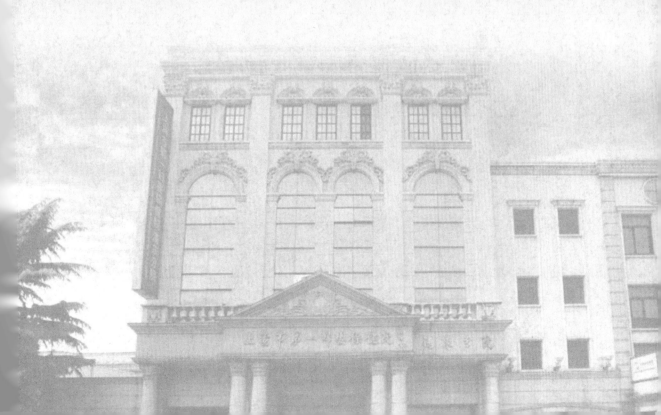

第十二章

心肺复苏术

一、目的

恢复患者的自主循环、自主呼吸和意识,抢救生命垂危的患者。

二、适应证

各种原因造成的呼吸及心搏骤停。

三、禁忌证

开放性胸壁损伤、肋骨骨折以及明显胸廓畸形或心包填塞。

四、术前准备

准备简易人工呼吸器、输氧管,必要时备压舌板、开口器、除颤仪等。

五、操作步骤

(1) 判断患者的意识。呼叫患者、轻拍患者肩部,注意保护颈椎。确认患者是否丧失意识,记录时间。

(2) 立即呼救,寻求他人帮助。

(3) 立即将患者置于复苏体位(平卧位),身体无扭曲。如果是软床,胸下应垫胸外按压板。解开患者紧身衣扣,松裤带。

(4) 判断患者的颈动脉搏动,同时判断患者的呼吸。如无颈动脉搏动,应立即给予胸外心脏按压,若无有效呼吸,应给予人工呼吸。

(5) 实施胸外心脏按压。

① 定位:成人按压部位为胸骨中下 1/3、剑突上两横指处;婴幼儿按压部位为双乳连线与胸骨垂直交点下方一横指处。

② 按压手法:成人,一手鱼际处紧贴在按压部位上,双手重叠握紧,双臂绷直,双肩在患者胸骨上方正中位置,垂直向下按压,按压力量适中,手掌根不离开患者胸部;幼儿,采用单手掌下压;婴儿,采取环抱法,双拇指重叠下压,或一手示指、中指并拢下压。

③ 按压深度:成人按压深度不小于 5 cm;幼儿按压深度为 2.5~3.5 cm;婴儿按压深度为 1.5~2.5 cm。

④ 按压时间与放松时间之比为 1:1。

⑤ 按压频率不低于 100 次/分。

⑥ 每次按压应让胸廓充分回弹,以保证心脏得到充分的回流血液。

⑦ 尽可能不中断胸外心脏按压,中断时间不超过 5 s。

(6) 开放呼吸道。

① 如有明确的呼吸道分泌物,及时清理呼吸道。如有活动的义齿,则应取出。

② 仰头抬颏法开放呼吸道:护士一手置于患者前额,手掌向后下方施力,使头充分后仰,另一手示指、中指将颏部向前抬起,使耳垂与下

颌角连线与地面垂直。

(7) 人工呼吸:

① 口对口人工呼吸(特殊情况时使用):保持呼吸道通畅,用压前额手的拇指、示指捏住患者鼻翼。正常吸一口气,屏气,双唇包绕密封患者口部,用力吹气,看见胸廓上抬。吹气时间为1 s。吹毕,松开捏鼻翼的手,观察胸部上抬情况。重复吹气一次。

② 应用简易人工呼吸器(有条件时尽量使用):将简易人工呼吸器连接氧气,氧流量为8~10 L/min。护士站于患者头侧,一手以"E-C"法固定面罩,将面罩扣住口鼻,拇指和示指固定面罩,其他手指并拢下颌,另一手挤压气囊,每次送气400~600 ml,将气体有规律地送入肺部,频率成人为10~12次/分,儿童及婴儿为12~20次/分。

(8) 胸外心脏按压与人工呼吸次数之比为30∶2。

(9) 操作5个循环后再次判断颈动脉搏动及自主呼吸情况,如已恢复,行进一步生命支持,如未恢复,继续上述操作5个循环后再次判断,直至有条件进行高级生命支持。

(10) 判断有效指征。有效指征包括:呼吸恢复;能触及大动脉搏动;瞳孔由大变小,光反射存在;面色、口唇由发绀转为红润;有眼球活动或睫毛反射。无效指征包括:患者无反应、无呼吸、无脉搏,瞳孔无回缩。

(11) 若复苏有效,操作完成后将患者头偏向一侧,进行下一步的生命支持。

六、术后处理

长程生命支持包括维持有效的循环和呼吸,维持水、电解质平衡,防治脑水肿,改善脑灌注,恢复脑功能,注意急性肾衰竭,防治胃肠道出血和继发感染等。

七、注意事项及常见问题

(1) 人工呼吸时送气量不宜过大,以免引起患者胃部胀气。

(2) 胸外心脏按压时要确保足够的频率及深度,尽可能不中断胸外心脏按压,每次胸外心脏按压后要让胸廓充分回弹,以保证心脏得到充分的血液回流。

(3) 胸外心脏按压时肩、肘、腕应在一条直线上,并与患者身体长轴垂直。按压时,手掌根部不能离开胸廓。

测 试 题

1. 对成人进行口对口吹气时,吹气的频率为
   A. 10~12 次/分
   B. 20~24 次/分
   C. 5~6 次/分
   D. 12~20/分

2. 《心肺复苏指南》中胸外按压的部位为
   A. 双乳头之间胸骨正中部
   B. 心尖部
   C. 胸骨中段
   D. 胸骨左缘第5肋间

3. 成人心肺复苏时胸外按压的深度为
   A. 至少胸廓前后径的一半
   B. 至少 3 cm
   C. 至少 5 cm
   D. 至少 6 cm

4. 现场进行徒手心肺复苏时,患者的正确体位是
   A. 侧卧位
   B. 仰卧在比较舒适的软床上
   C. 仰卧在坚硬的平面上

D. 俯卧位

5. 《2010 心肺复苏指南》中胸外按压的频率为
   A. 至少 80～100 次/分
   B. 至少 100 次/分
   C. 至少 120 次/分
   D. 至少 60～80 次/分

6. 《2010 心肺复苏指南》中单或双人复苏时胸外按压与通气的比率为
   A. 30：2
   B. 15：2
   C. 30：1
   D. 15：1

7. 在成人心肺复苏中,潮气量大小为
   A. 500～600 ml
   B. 600～700 ml
   C. 400～500 ml
   D. 800～1 000 ml

8. 幼儿心肺复苏时胸外按压的深度为

A. 至少胸廓前后径的一半
B. 2.5～3.5 cm
C. 至少 5 cm
D. 至少 6 cm

9. 《2010 年心肺复苏指南》在心脏停搏时推荐的每次吹气时间为
   A. 超过 1 s
   B. 小于 1 s
   C. 与呼气时间等同
   D. 快速用力吹气

10. 成人心肺复苏时打开气道的最常用方式为
    A. 仰头举颏法
    B. 双手推举下颌法
    C. 托颏法
    D. 环状软骨压迫法

参考答案

1. A　**2.** A　**3.** C　**4.** C　**5.** B　**6.** A　**7.** A
8. B　**9.** A　**10.** A

第十三章

球囊面罩通气

一、目的

使患者得到充足氧气供应,改善组织缺氧状态,是进行人工通气的最佳工具。

二、适应证

无自主呼吸或者呼吸弱且不规则、通气严重不足的患者(尤其在复苏最初的数分钟、不能及时应用高级气道装置或者是应用失败时)。

三、禁忌证

(1) 气道阻塞,应首先开放气道。
(2) 面部软组织损伤严重。

四、术前准备

(1) 装置:简易呼吸器、面罩、流量表、氧气连接管。
(2) 评估患者有无使用简易呼吸器的指征和适应证。

五、操作步骤

(1) 单人操作:抢救者位于患者的头顶侧,使患者头后仰或下垫毛巾或枕头,打开气道,一手中指、环指和小指置于患者下颌部。示指和拇指置于面罩上,两组手指相向用力,将面罩紧密置于患者面部,即 E-C 技术,另一手挤压球囊。
(2) 双人操作:一人双手 E-C 手法持面罩,保持气道开放,一人用双手挤压球囊,通气效果更好。

六、术后处理

观察及评估患者,使用过程中,密切观察患者对呼吸器的适应证及患者的胸腹起伏,皮肤颜色,听诊呼吸音,生命体征,氧饱和度读数。

七、注意事项及常见问题

(1) 侧面技术:采用压额抬颏法开放气道,最适宜单人心肺复苏。
(2) 头侧技术:采用托颏法开放气道,适于只做人工呼吸的单人急救或双人心肺复苏。
(3) 如果没有氧气提供,人工呼吸潮气量约为 500~800 ml。有氧气供应时可选用较低潮气量 300~600 ml,直到胸部起伏。

测　试　题

1. 球囊扩张时球囊内压应高于
   A. 12 个大气压(大气压＝101 千帕)
   B. 9 个大气压
   C. 8 个大气压
   D. 5 个大气压

2. 学龄前小儿使用鼻导管吸氧时,氧气流量应为
   A. 1.0 L/min
   B. 2.0 L/min
   C. 3.0 L/min
   D. 4.0 L/min

3. 吹球囊呼吸的方法是
   A. 腹式呼吸练习法
   B. 上胸式呼吸练习法
   C. 下胸式呼吸练习法
   D. 对抗阻力呼吸法

4. 对窒息新生儿进行面罩加压给氧,通气频率为
   A. 10～20 次/分
   B. 30～40 次/分
   C. 50～60 次/分
   D. 70～80 次/分

5. 你正在用球囊面罩装置挽救一名儿童的呼吸,什么行动能证实你的每一步都是充分的?
   A. 估计小孩体重,计算潮气量,提供氧气
   B. 每一次辅助通气均观察胸廓起伏
   C. 快速释放球囊
   D. 快速按压球囊

6. 呼吸衰竭患者可做鼻或口鼻面罩机械通气

的是
   A. 轻中度,神志尚清,能配合的患者
   B. 病情严重,神志清,不合作的患者
   C. 昏迷的患者
   D. 呼吸道有大量分泌物的患者

7. 球囊面罩通气时用双手挤压球囊,使通气量保持在
   A. 600～800 ml
   B. 800～1 000 ml
   C. 1 000～1 200 ml
   D. 1 200～1 500 ml

8. 普通面罩吸氧的氧流量控制范围是
   A. 1 L/min 以下
   B. 2～3 L/min
   C. 4～12 L/min
   D. 20 L/min 以上

9. Venturi 面罩所能提供的吸氧浓度范围是
   A. 24％～50％
   B. 24％～60％
   C. 32％～80％
   D. 35％～84％

10. 小儿采用面罩法吸氧时,氧气流量应为
   A. 0.5～1 L/min
   B. 1～2 L/min
   C. 2～4 L/min
   D. 4～8 L/min

参考答案

1. C　**2.** A　**3.** D　**4.** B　**5.** B　**6.** A　**7.** B
8. C　**9.** A　**10.** C

第十四章

电复律和电除颤

一、目的

通过电击的方式将异常心脏节律转复为正常窦性节律。

二、适应证

(1) 心室颤动和心室扑动。

(2) 室性心动过速。

(3) 心房颤动。

(4) 心房扑动。

(5) 阵发性室上性心动过速。

(6) 异位性心动过速性质不明。

三、禁忌证

(1) 洋地黄中毒引起的快速心律失常。

(2) 室上性心律失常伴高度或完全性房室传导阻滞或持续心房颤动未用影响房室传导药物的情况下心室率已很缓慢。

(3) 伴有病态窦房结综合征(即快-慢综合征)。

(4) 近期有动脉栓塞或经超声心动图检查发现心房内存在血栓而未接受抗凝治疗者。

(5) 房颤患者存在下列情况时不宜作电复律:①拟近期接受心脏外科手术者;②电解质紊乱尤其是低血钾,电复律应该在纠正后进行;③甲状腺功能亢进伴房颤而未对前者进行正规

治疗者;④左心功能严重损害者,因转复后有发生急性肺水肿可能。另外,心脏明显增大者(心胸比例>65%,超声左房内径>55 mm),即使成功转复但维持窦律的可能性不大;⑤复律后在奎尼丁或胺碘酮的维持下又复发或不能耐受抗心律失常药物维持治疗者;⑥伴风湿活动或感染性心内膜炎而未控制的心脏病患者;⑦房颤为阵发性,既往发作次数少、持续时间短,预期可自动转复者,因为电复律并不能预防其复发。

四、术前准备

(1) 除颤前呼叫寻求帮助,记录时间。

(2) 除颤器处于完好备用状态。

(3) 抢救物品及药物备好。

(4) 用物准备:除颤器、导电糊或4层生理盐水纱布。

五、操作步骤

(1) 患者平卧于木板床上,开放静脉通道,充分暴露胸壁。

(2) 术前常规作心电图。完成心电记录后把导联线从心电图机上解除,以免电击损坏心电图机。在发生心脏骤停后也可"盲目除颤",而不必一定为了明确心脏骤停类型而延误除颤治疗。

（3）连接除颤器导线，接通电源，检查同步性能，根据实际情况选择同步或非同步。需要同步时通常选择 R 波较高导联进行示波观察。

（4）按要求进行静脉麻醉。而紧急电除颤则无须予静脉麻醉。

（5）电极板涂上导电膏或包上浸有生理盐水的纱布垫，紧急时甚至可用清水，但绝对禁用酒精，否则可引起皮肤灼伤。

（6）按要求放置电极板，应尽量避开胸骨。用力按紧给予一定的压力，以保证有较低的阻抗，有利于除颤成功。电极板位置放置方式有：①前侧位（前尖位或标准位，为合适的默认位置）：一个电极板放置在右胸前壁锁骨下（胸骨右缘第 2 肋间），靠近但不与胸骨重叠；另一个电极板放在心尖（左乳头左侧，其中心位于腋中线上），两个电极板之间至少相距 10 cm。②前-左肩胛位：一个电极板放在右前壁锁骨下，另一个电极板放在北部左肩胛下。③前-右肩胛位（尖后位）：一个电极板放在心尖部，另一个电极板放在病人背后右肩胛角，注意避开脊柱。④前后位：一个电极板放在左肩胛下区，另一个电极板放在胸骨左缘第 4 肋间水平。

（7）选择电能剂量，按下"充电"按钮，将机器充电到相应的能量。所有人员不得接触患者、病床以及与患者相连接的仪器设备以免触电。

（8）按下"放电"按钮，当观察到电极板放电后再放开按钮、松开电极板。

（9）电击后立即听诊心脏并观察患者心电图，观察复律或除颤是否成功并决定是否需要再次电复律或电除颤。

（10）电击后即进行常规导联心电图，并进行心电、血压、呼吸和意识的监测，一般需持续 1d。

（11）室颤时，不做术前准备，不需麻醉，尽快实施非同步电击除颤。

六、术后处理

（1）将电能开关回复至零位，并充电备用。

（2）清洁除颤器。

（3）洗手，记录。

七、注意事项及常见问题

（1）除颤时远离水及导电材料。

（2）清洁并擦干皮肤，不能使用乙醇、含苯的酊剂或止汗剂。

（3）手持电极板时，两极不能相对，不能面向自己。

（4）放置电极板部位应避开瘢痕、伤口。

（5）如电极板部位安放有医疗器械，除颤时电极板应远离医疗器械至少 2.5 cm。

测　试　题

1. 心脏电复律与电除颤的并发症不包括

A. 诱发各种心律失常

B. 急性肺水肿

C. 高血压

D. 体循环栓塞

2. 下列哪种情况不适用于电复律和电除颤？

A. 心室颤动和心室扑动

B. 心房颤动

C. 心房扑动

D. 洋地黄中毒引起的快速心律失常

3. 下列哪项是电复律和电除颤的适应证？

A. 洋地黄中毒引起的快速心律失常

B. 拟近期接受心脏外科手术者

C. 室上性心律失常伴高度或完全性房室

　　传导阻滞

　　D. 阵发性室上性心动过速

4. 清洁并擦干皮肤可以使用

　　A. 乙醇

　　B. 含苯的酊剂

　　C. 止汗剂

　　D. 温水

5. 心室细颤,电除颤前应

　　A. 静脉注射利多卡因

　　B. 静脉注射去甲肾上腺素

　　C. 静脉注射5%碳酸氢钠

　　D. 静脉注射肾上腺素

　　E. 静脉注射多巴胺

6. 采取非同步电除颤的治疗措施时,为求争取抢救时间一次除颤成功,下面哪项最合适

　　A. 50～100 J

　　B. 200～300 J

　　C. 300～500 J

　　D. 800 J

7. 小儿电除颤时选择的能量常为

　　A. 0.5 J/kg

　　B. 1.0 J/kg

　　C. 1.5 J/kg

　　D. 2.0 J/kg

8. 非同步电除颤适用于

　　A. 室颤

　　B. 房颤

　　C. 室上性心动过速

　　D. 房室传导阻滞

9. 室颤时初次直流电除颤的能量为

　　A. 100 J

　　B. 200 J

　　C. 250 J

　　D. 360 J

10. 成人电除颤的电量应选择

　　A. 100 J

　　B. 150 J

　　C. 360 J

　　D. 200 J

参考答案

1. C　**2.** D　**3.** D　**4.** D　**5.** D　**6.** B　**7.** D
8. A　**9.** B　**10.** C

第十五章

气管插管

一、目的

建立人工呼吸道，保持呼吸道通畅，能迅速改善患者的缺氧状况，防止重要脏器的组织损害和功能障碍。

二、适应证

（1）患者自主呼吸突然停止。

（2）不能满足机体的通气和氧供的需要而需机械通气者。

（3）不能自主清除上呼吸道分泌物、胃内容物反流或出血随时有误吸者。

（4）存在有上呼吸道损伤、狭窄、阻塞、气管食管瘘等影响正常通气者。

（5）急性呼吸衰竭。

（6）中枢性或周围性呼吸衰竭。

三、禁忌证

无绝对禁忌证。但有喉头急性炎症者，由于插管可以使炎症扩散，故应谨慎。喉头严重水肿者，不宜行经喉人工气道术。严重凝血功能障碍者，宜待凝血功能纠正后进行。如有巨大动脉瘤，尤其是位于主动脉弓部位的主动脉瘤，插管有可能使动脉瘤破裂，宜慎重，如需插管，则操作要轻柔、熟练，患者要安静，避免咳嗽和躁动。如果有鼻息肉、鼻咽部血管瘤，不宜行经鼻气管插管。

四、术前准备

（1）准备好喉镜。

（2）根据患者的情况准备好不同型号的气管导管，成年人一般为7号～8号。

（3）导管芯。一般选用易弯曲的金属丝，注意导管芯不要露出气管导管。

（4）牙垫。

（5）注射器。

（6）电动吸引器等。

五、操作步骤

（1）使患者取仰卧位，气道尽量开放。

（2）术者站在患者头处，左手持喉镜将镜片从口的右侧送至患者口腔，将舌体向左推开，暴露出患者的咽腔、会厌、声门，用右手将气管导管从声门送入气管内，迅速拔出导管芯，放入牙垫，取出喉镜，固定牙垫及气管导管。

六、术后处理

（1）处理用物。

（2）洗手，取口罩。

（3）记录。

（4）后期观察病情，检查口咽通气管是否

保持通畅。

七、注意事项及常见问题

(1) 根据患者门齿到耳垂或下颌角的距离选择适宜的口咽通气管型号。

(2) 禁用于意识清楚、有牙齿折断或脱落危险和浅麻醉患者,短时间应用的除外。

(3) 牙齿松动者,插入及更换口咽通气管前后应观察患者有无牙齿脱落。

(4) 口腔内及上下颌骨创伤、咽部呼吸道占位性病变、咽部异物梗阻患者禁忌使用口咽通气管。

(5) 定时检查口咽通气管是否保持通畅。

测 试 题

1. 气管插管术的关键是
   A. 吸入纯氧,过度换气
   B. 应用足量肌松剂
   C. 消除咽喉反射气管插管反应
   D. 避免牙齿和气道损伤
   E. 显露声门

2. 气管插管时
   A. 心率减慢、血压下降
   B. 心率加快、血压升高
   C. 心率加快、血压下降
   D. 心率减慢、血压升高
   E. 心率、血压不变

3. 气管插管最好选用
   A. 总气管插管
   B. 单侧支气管插管
   C. 双腔支气管插管
   D. 气管造口插管
   E. 以上均可

4. 成人气管插管时导管插入气管内的深度和导管尖端至门齿的距离分别为
   A. 4～5 cm, 18～22 cm
   B. 6～8 cm, 18～22 cm
   C. 4～5 cm, 10～15 cm
   D. 14～15 cm, 7～9 cm
   E. 14～15 cm, 20～25 cm

5. 气管插管过程中为判定气管插管导管是否插入气管,下列哪种方法最理想?
   A. 用听诊器听胸部双肺呼吸音是否对称
   B. 监测患者呼出气二氧化碳
   C. 床头胸片
   D. 观察气管插管内是否有雾气凝集
   E. 用手感知气管插管口是否有呼出气

6. 4岁儿童出现心跳、呼吸骤停,如需气管插管,宜选用内径为多少的气管插管?
   A. 3.0 mm
   B. 3.5 mm
   C. 4.0 mm
   D. 4.5 mm
   E. 5.0 mm

7. 4岁儿童气管插管时插管深度应为
   A. 3 cm
   B. 4.5 cm
   C. 14 cm
   D. 6 cm
   E. 20 cm

8. 如拟行气管插管,最合适的气管插管工具为
   A. 纤维支气管镜清醒插管
   B. Alberts喉镜
   C. Mccoy喉镜

D. 直喉镜

E. Macintosh 喉镜

9. 气管插管患儿应注意

A. 导管留置时间不能超过 48 h

B. 不宜采用呼吸兴奋剂

C. 氧气最好通过 50%～75%酒精

D. 不宜采用口鼻罩法吸氧

E. 不宜使用肾上腺糖皮质激素

10. 双腔气管插管适用于

A. 气管插管困难

B. 中段食管癌切除术

C. 饱胃

D. 鼻部手术

E. 甲状腺瘤切除

参考答案

1. E　**2.** B　**3.** C　**4.** A　**5.** B　**6.** E　**7.** C
8. A　**9.** A　**10.** B

第十六章

气管切开术

一、目的

开放气道,解除上呼吸道梗阻,吸除下呼吸道分泌物,改善缺氧症状。

二、适应证

(1) 喉梗阻。任何原因引起的 3～4 度喉阻塞,尤其是病因不能很快解除时应及时行气管切开术。

(2) 下呼吸道分泌物潴留阻塞,如昏迷、颅脑病变、多发性神经炎、呼吸道烧伤、胸腹部外伤等。

(3) 某些手术的前置手术,如颌面部、口腔、咽、喉部手术时,为防止血液流入下呼吸道或术后局部肿胀阻碍呼吸,行预防性气管切开术。

三、禁忌证

无绝对禁忌证。

四、术前准备

1. 物品准备

(1) 手术器械包括小圆手术刀、尖手术刀、弯直剪刀各 1 把、甲状腺拉钩、止血钳、持针器、针线、镊子、敷料、吸引器、注射器、吸痰管等。

(2) 根据年龄、性别和需要选用合适的气管套管。

(3) 备好氧气、气管内麻醉插管、麻醉喉镜及抢救药品。

2. 操作者准备

(1) 向患者及家属解释操作的目的及可能发生的并发症,签署知情同意书,嘱患者放松不要紧张,尽量配合。

(2) 戴帽子、口罩,七步洗手法洗手。

(3) 穿无菌手术衣、戴无菌手套。

五、操作步骤

(1) 体位:一般取仰卧位,肩下垫高、头后仰,保持头部正中位。如垫肩后患者呼吸困难加重,则可待切开皮肤,分离颈前组织后再垫肩。若呼吸严重不能仰卧,可取半卧位或坐位。

(2) 麻醉:一般采用局麻。用 1%～2% 利多卡因做颈前正中(即甲状软骨下缘与胸骨上窝之间,相当于皮肤切口处)皮下及筋膜下浸润麻醉。气管两侧也可注射少量利多卡因。

(3) 切口:有纵、横 2 种。①纵切口:颈前正中,自环状软骨下缘至胸骨上窝上一横指处,纵行切开皮肤及皮下组织并进行分离,暴露颈前正中的白线。②横切口:颈前环状软骨下约 3 cm 处,沿颈前皮肤横纹做 4～5 cm 切口,切开皮肤、皮下及颈阔肌后,向上、下分离。纵切口操作方便,但愈合后颈部遗留明显瘢痕不利于美观,而横切口术后瘢痕不明显。

（4）分离颈前带状肌：用直剪刀沿正中线纵行锐性分离颈前带状肌至与皮肤切口等长为止，助手用拉钩将胸骨舌骨肌、胸骨甲状肌以相等的力量牵向两侧，并注意保持正中位。术者一边分离一边经常用示指触摸气管环，以防气管移位。

（5）暴露气管：甲状腺峡部一般横跨在第2~4气管环前，用弯头止血钳沿其下缘向上稍分离甲状腺被膜与气管前筋膜，助手向上牵拉暴露气管。若峡部较宽，可先给予切断、缝扎。

（6）切开气管：充分暴露气管前壁，先用空针刺入气管回抽空气以证实确为气管，在第3~4环处用尖刀做倒"U"型气管瓣切开气管，避免切开第1环及环状软骨，以免造成喉狭窄。切口不应低于第5环，以免损伤大血管和胸膜顶。

（7）插入气管套管：止血钳轻夹气管瓣敞开气管切口，插入带有芯的套管，迅速拔掉管芯，即有分泌物咳出，用吸引器将其吸除，并置入套管内管。如无分泌物咳出，可用少许棉絮置于管口，视其是否随呼吸飘动，如无飘动，则套管不在气管内，应拔出气管套管，重新插入。待确定气管套管在气管内后松开止血钳。

（8）固定套管：将两侧系带缚于颈部，其松紧要适当，以免套管脱出。一般以颈部两侧可伸入示指为宜。

（9）缝合切口：纵向切口仅缝合套管上方的切口，套管下方切口不予缝合，以免发生气肿。切口周围用无菌敷料覆盖。

六、术后处理

取出患者肩下垫枕，观察患者呼吸困难是否改善，整理物品。

七、注意事项及常见问题

（1）如情况紧急或患者昏迷，可不予麻醉。如为婴幼儿，呼吸困难严重、烦躁不安者，或颈前有肿块压迫者，估计手术难度较大，最好选择全麻，既可保持呼吸道通畅，又可从容进行手术。

（2）遇到烦躁不安的患者和小儿，手术中需专人固定头位。

（3）分离气管周围组织不要偏离中线，两侧不要分离太宽太深，以免损伤重要血管和神经。术者常用手指触摸气管定位，助手两侧拉钩力量要均衡。

（4）一般切开气管2、3、4气管环，不得高于第1环、低于第5环。小儿不做气管造口术，以免后遗气管狭窄。

（5）气管切口大小与气管套管相应，切口太长，气管套管容易活动，造成气管前壁损伤，引起继发性大出血；切口太小，套管易压迫软骨环导致气管软骨坏死，引起肉芽形成、瘢痕狭窄从而导致拔管困难。

（6）插入气管套管后不要立即撤出拉钩及夹持气管瓣的止血钳，待用棉絮置于气管口。

测 试 题

1. 气管切开术应切开以下哪些气管环
   A. 第1~2气管环
   B. 第2~3气管环
   C. 第3~4气管环
   D. 第4~5气管环
   E. 第5~6气管环

2. 昏迷者气管切开
   A. 有利于防治脑水肿
   B. 有利于呼吸道通畅

C. 有利于促进恢复

D. 有利于防止颅内压突然增高

E. 有利于防止继发性感染

3. 气管切开术并发气管食管瘘的可能原因是

A. 气管与食管邻近

B. 气管切开位置太高

C. 气管后壁严重损伤

D. 气管切开口太大

4. 气管切开应用解剖正确的是

A. 切口不宜过低,以免损伤甲状腺造成出血

B. 无名动静脉位于5~6气管环前壁

C. 两侧胸骨舌骨肌及胸骨甲状肌的内侧缘在颈中线相接形成白色筋膜线

D. 以胸骨上窝为顶,两侧胸锁乳突肌后缘为边的三角形区域称为安全三角区

E. 甲状腺峡部一般位于2~3气管环

5. 环甲膜切开术后的插管时间不宜超过

A. 12 h

B. 24 h

C. 36 h

D. 48 h

E. 72 h

6. 气管切开的层次不包括

A. 皮肤

B. 浅筋膜

C. 颈筋膜浅层

D. 舌骨下肌群

E. 椎前筋膜

7. 气管切开患者每日呼吸失水约

A. 400 ml

B. 600 ml

C. 800 ml

D. 1 000 ml

E. 1 200 ml

8. 成年女性气管切开应选择

A. 内径为6.0 mm的2号气管套管

B. 内径为7.0 mm的3号气管套管

C. 内径为8.0 mm的4号气管套管

D. 内径为9.0 mm的5号气管套管

E. 内径为10.0 mm的6号气管套管

9. 气管切开术后护理不包括

A. 保持适宜的室内温度和湿度,室内温度宜保持在22℃左右,湿度在90%以上

B. 保持气管套管通畅,一般每4~6 h将气管套管取下清洗1次

C. 维持下呼吸道通畅,及时清除套管内分泌物

D. 保持颈部切口清洁,每日清洁消毒切口并更换套管垫布

E. 防止套管脱出,如脱管应立即重新插入套管

10. 下列不属于气管切开适应证的是

A. 各种原因的上呼吸道机械性阻塞

B. 各种原因的呼吸困难

C. 下呼吸道分泌物阻塞

D. 全身麻醉的手术不能经口、鼻插管者

E. 头颈部大手术,为防止血液流入下呼吸道

参考答案

1. C　**2.** B

3. C　在喉源性呼吸困难时,由于气管内呈负压状态,气管后壁及食管前壁向气管腔内突出,切开气管前壁时可损伤到后壁。

4. C　**5.** D　**6.** E　**7.** C　**8.** D　**9.** B　**10.** B

第十七章

无创正压通气

一、目的

保证患者充分的通气和氧合、稳定的血流动力学，并尽量减少和防止肺损伤。

二、适应证

(1) 各种原因引起的急慢性呼吸衰竭或急慢性呼吸功能不全。

(2) 拔管后序贯治疗或提前拔管。

(3) 拔管失败。

(4) 睡眠呼吸暂停综合征。

(5) 长期家庭通气。

三、禁忌证

一般对于面部手术、创伤或畸形，上气道损伤或阻塞，气管食管瘘，呃逆、恶心、呕吐，严重腹胀、肠梗阻，鼻梁渗血、糜烂者视为禁忌证。对于易误吸性疾病（如脑血管病）或无力咳出分泌物的患者视为相对禁忌证。

四、术前准备

(1) 用物准备：备用 BiPAP 呼吸机 1 台，标配 BiPAP 消毒管道 1 套，消毒头套、消毒鼻罩 1 个，测压管 1 根，无菌治疗巾 1 块。

(2) 正确选择有应用无创通气指征的患者。

五、操作步骤

(1) 检查呼吸机和连接管路：注意是否正常运转，更换滤网。

(2) 调整呼吸机参数：初始通气，应选择 S 或 S/T 模式，吸气末正压（IPAP），$6 \sim 8$ cm H_2O，呼气末正压（EPAP），4 cmH_2O，使 IPAP—EPAP>4 cmH_2O，否则应改为持续正压通气（CPAP）模式。逐渐增加 IPAP。增加 EPAP，则需 IPAP 同步增加，以保持通气压力的稳定。

(3) 连接氧气及氧流量的调节：将氧流量调整到 5 L/min 左右，并与面罩接头相接，使患者的 SaO_2 或 PaO_2 达 90% 或 60 mmHg 以上，否则应调高氧流量。随着氧流量的不断升高，面罩内氧浓度也不断升高。若面罩密闭，其变化规律为：以 2、4、6、8、10 L/min 的氧流量供氧时，面罩内对应的氧浓度分别为 27%、34%、41%、50%、54%。可以简记为 4 L/min 氧流量对应氧浓度为 35% 左右，6 L/min 氧流量对应氧浓度为 40% 左右。

(4) 连接呼吸机：将管路与面罩连接。

(5) 固定面罩：将面罩与患者面部密切接触，避免漏气，使患者感觉舒适。

(6) 指导患者呼吸：指导患者用腹式呼吸。

(7) 通气时间：通气时间应尽可能长，待患者病情缓解可逐渐缩短通气时间，降低通气压力，直至脱机。

六、术后处理

(1) 体格检查(血压、脉搏、呼吸、体温、氧饱和度、皮肤颜色、末梢循环、是否动用辅助呼吸肌、有无胸腹矛盾运动)。

(2) 辅助检查(动脉血气、胸部X线等)。

七、注意事项及常见问题

(1) 该机无监测反馈系统,长期应用者应定期做血气分析。

(2) 注意观察有无漏气,保持管道的通畅性。

(3) 注意机器的运转状态,及时排除报警。

(4) 观察测压管有无积水。

(5) 必要时给予气管插管,行创通气。

(6) 呼吸困难症状不改善或加重的常见原因:精神紧张,吸入氧过低,支持压力不足,可能存在未发现的禁忌证如未经引流的气胸。解决方法:①加强患者的辅导和训练;②仔细查体排除禁忌证;③适当调整呼吸机参数。

(7) 同步不良的常见原因:患者精神紧张,漏气过大,机械故障。解决方法:①对患者耐心辅导训练;②提醒患者闭口呼吸更换面罩;③请工程师维修。

测 试 题

1. 关于经鼻无创正压通气治疗阻塞性睡眠呼吸暂停低通气综合征(OSAHS)的原理和作用机制,错误的是
   A. 通过增加咽腔内的正压来对抗吸气负压,防止气道塌陷
   B. 增加肺容量
   C. 可以使OSAHS患者的红细胞生成增加,血容量减少,从而增加血红细胞的含量,血液的黏度升高
   D. 可纠正部分由睡眠呼吸暂停综合征(SAS)引起的心律失常及高血压
   E. 可以减少OSAHS引起的尿量增多,使夜间的小便次数减少

2. 无创正压通气临床应用中的几点建议是由
   A. 中华医学会制定(2002.3)
   B. 中华医学会呼吸学分会临床呼吸生理及ICU组制定(2002.3)
   C. 中华医学会ICU组制定(2002.8)
   D. 中华医学会呼吸生理学组制定(2002.10)
   E. 中华医学会心脏外科学分会制定(2002.3)

3. 下列情况不适合无创正压通气的是
   A. 意识障碍者
   B. 自主呼吸微弱者
   C. 气道分泌物较多者
   D. 上气道或颌面部损伤者
   E. 以上都是

4. 无创正压通气的适应证有
   A. 呼吸频率>25次/分
   B. Ⅰ型呼吸衰竭
   C. 反复发生误吸
   D. 昏迷,自主呼吸微弱
   E. 呼吸困难,出现三凹征

5. 经鼻无创正压通气治疗OSAHS时,在各睡眠期和各种体位下,应达到的目标不包括
   A. 消除呼吸暂停
   B. 消除低通气
   C. 消除呼吸努力相关微觉醒
   D. 消除鼾声
   E. 消除频繁腿动

6. 关于无创正压通气,下列说法错误的是

A. 通气模式有 CPAP 和 BiPAP

B. 急性心源性肺水肿应首选 BiPAP，AE-COPD 合并 Ⅱ 型呼吸衰竭首选 CPAP

C. BiPAP 参数调节应从较低水平开始逐渐上调

D. 应用无创正压通气后应及时复查血气，观察病情变化

E. 如患者不配合、烦躁，可予镇静

7. 无创正压通气的并发症有

A. 肺泡上皮损伤

B. 肺泡破裂

C. 纵隔气肿

D. 腹膜后气肿

E. 以上均是

8. 关于无创正压通气，下列说法错误的是

A. 通气模式有 CPAP 和 BiPAP

B. 急性心源性肺水肿应首选 BiPAP，AE-COPD 合并 Ⅱ 型呼吸衰竭首选 CPAP

C. BiPAP 参数调节应从较低水平开始逐渐上调

D. 应用无创正压通气后应及时复查血气，观察病情变化

E. 如患者不配合、烦躁，可予镇静

9. 呼吸末正压(PEEP)的作用不包括

A. 增加功能余气量

B. 防止肺不张

C. 提高 PaO_2

D. 降低心输出量

E. 降低气道压

10. 新生儿窒息时，正压通气的频率为

A. 30 次/分

B. 60 次/分

C. 90 次/分

D. 100 次/分

E. 120 次/分

参考答案

1. C **2.** B **3.** E **4.** A **5.** E **6.** E **7.** E
8. B **9.** E **10.** A

第十八章

机 械 通 气

一、目的

(1) 改善肺的气体交换：纠正严重的呼吸性酸中毒和严重低氧血症，缓解组织缺氧。

(2) 缓解呼吸窘迫：降低呼吸功耗，逆转呼吸肌疲劳。

(3) 改善压力-容量关系：预防和治疗肺不张，改善肺顺应性，预防肺进一步的损伤。

(4) 其他：保障应用镇静剂和肌松剂的安全，降低颅内压，维持胸壁的稳定性，有利于肺和气道的愈合，避免并发症。

二、适应证

(1) 严重通气不足：各种原因引起的急、慢性呼吸衰竭。

(2) 严重换气功能障碍：急性呼吸窘迫综合征(ARDS)、内科治疗无效的急性肺水肿、严重的肺部感染。

(3) 严重的呼吸功能消耗：药物治疗无效的重度支气管哮喘、心胸外科手术等。

(4) 临床指征：①意识障碍；②呼吸频率>35～40次/分或<6～8次/分，呼吸节律异常或自主呼吸微弱或消失；③PaO_2<50 mmHg，尤其是吸氧后仍<50 mmHg；④$PaCO_2$进行性升高，PH进行性下降；⑤呼吸衰竭经常规治疗后效果不佳，有病情恶化趋势。

三、禁忌证

(1) 未经引流排气的张力性气胸、纵隔气肿、大量胸腔积液。

(2) 中等量以上的咯血。

(3) 重度肺囊肿或巨大肺大疱。

(4) 休克未纠正。

(5) 急性心肌梗死。

四、术前准备

(1) 检查呼吸机各项工作性能是否正常，呼吸机管道间的连接是否紧密，附件是否齐全，接头是否合套，送气或呼气管道是否通畅。

(2) 检查氧气钢瓶内压力是否足够(氧气压力>10 kg)，有无漏气。湿化瓶是否清洁，在清洁的湿化瓶内加入无菌性生理盐水，占1/3～1/2的量。

(3) 检查电源和地线有无故障。

五、操作步骤

(1) 将减压表与氧气瓶紧密连接，然后将呼吸机的氧气输入管道与减压表连接，将减压表调到需要的压力刻度。有条件的医院，可将呼吸机的氧气输入管插在中央管道供氧系统装置上。

(2) 连接好呼吸机的管道、湿化瓶。

（3）接通电源，依次打开空气压缩机、呼吸机及湿化加温器开关。

（4）呼吸机的调节：根据患者的情况选择和设置如下的参数：

① 每分通气量＝潮气量×呼吸频率。潮气量一般为 10～15 ml/kg，而 COPD 患者常设置为 6～10 ml/kg；呼吸频率为 10～20 次/分。

② 吸呼比：通常为 1：1.5～1：2.0。

③ 给氧浓度：现代呼吸机配有空气与氧气混合器，可以使氧浓度在 21%～100%，通常设置在 30%～50%，COPD 患者一般不超过 40%。

④ 通气压力：一般不超过 40 cmH$_2$O。

（5）通气方式的选择：根据患者自主呼吸的情况和病情可选择控制呼吸、辅助呼吸、呼气末正压通气和持续气道正压通气、间歇强制通气和同步间歇强制通气。

（6）设置报警上下限范围：包括工作压力、每分通气量、氧浓度。

（7）最后将呼吸机送气管道末端与患者面罩或气管导管紧密连接好，呼吸机的机械通气即已开始。应立即听诊双肺呼吸音是否对称，且密切观察生命体征。

（8）患者自主呼吸恢复，达到停机要求时，应及时停机。关机的顺序为：关呼吸机—关压缩机—关氧气—拔电源插头。

六、术后处理

（1）清理用物。

（2）洗手，取口罩。

（3）做好护理记录。

七、注意事项及常见问题

（1）严格掌握呼吸机的适应证和禁忌证。

（2）正确连接呼吸机各管道，密切观察机器工作情况，防止管道脱落、扭曲，保持呼吸通畅，及时清除呼吸道分泌物。

（3）观察病情变化及呼吸机报警情况，防止并发症的发生。

（4）及时添加湿化器内的蒸馏水，保持患者呼吸道湿化，防止损坏呼吸机。

测 试 题

1. 机械通气的作用有
   A. 纠正严重呼吸性酸中毒
   B. 维持有效的气体交换
   C. 改善压力容积关系
   D. 缓解呼吸肌疲劳
   E. 以上均是

2. 机械通气时，控制通气和辅助通气的主要区别是
   A. 控制通气的吸气切换和呼气切换与患者的自主呼吸有关
   B. 控制通气的呼吸频率按触发次数而定
   C. 辅助通气的吸气切换与呼气切换由患者的自主呼吸行为触发
   D. 辅助通气的吸气切换由通气机控制，呼气切换由患者触发
   E. 潮气量、吸气时间与送气流速是否由预设而定

3. 机械控制通气（CMV）适用于
   A. 自主呼吸停止的患者
   B. 撤离呼吸机之前的呼吸肌锻炼
   C. 呼吸运动不稳定的患者，作为撤机前的过渡方式比较安全
   D. 治疗伴有弥漫性肺浸润的低氧血症
   E. 各种需要机械通气的患者

4. 机械通气肺损伤不包括
   A. 肺不张
   B. 弥漫性肺损伤
   C. 皮下气肿
   D. 氧中毒
   E. 气压伤

5. 持续机械通气超过一定时间仍不能顺利脱机称为延长机械通气,该时间是
   A. 2周
   B. 3周
   C. 4周
   D. 5周
   E. 6周

6. 下列情况可行机械通气的是
   A. 大量胸腔积液
   B. 未经引流的气胸或纵隔气肿
   C. 巨大肺大疱或肺囊肿
   D. 大咯血窒息
   E. 肺和胸廓异常

7. 机械通气治疗的适应证不包括
   A. 心肺复苏后期治疗
   B. 通气功能不全或衰竭
   C. 呼吸肌功能丧失
   D. 呼吸道梗阻
   E. 术后恢复期患者

8. 机械通气肺损伤包括
   A. 肺炎
   B. 弥漫性肺损伤
   C. 胸腔积液
   D. 支气管哮喘
   E. COPD

9. 重症患者使用机械通气时
   A. 提倡面罩持续气道内正压(CPAP)联合压力支持通气(PSV)
   B. 若病情继续恶化,应通过人工气道
   C. 要求低通气、低频率
   D. 必要时使用镇静剂或肌肉松弛剂
   E. 以上说法均正确

10. 成人患者进行机械通气,选择辅助/控制通气模式,潮气量为
   A. 5～7 ml/kg
   B. 7～10 ml/kg
   C. 8～12 ml/kg
   D. 10～15 ml/kg
   E. 12～15 ml/kg

参考答案

1. E **2.** C **3.** A **4.** A **5.** B **6.** E **7.** E
8. B **9.** E **10.** D

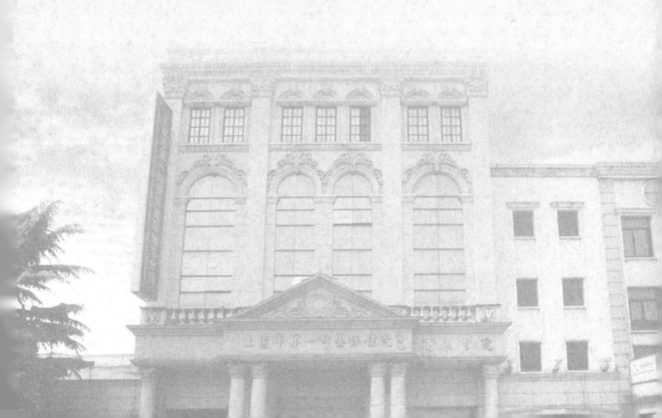

外科常用操作

第十九章

消毒与铺巾

术区皮肤消毒

一、目的

消灭切口及其周围皮肤上的细菌,防止细菌进入切口内,预防术后切口感染。任何手术术前均需要进行手术区域皮肤的消毒。

二、适应证

无特殊适应证,需要手术的患者均应进行。

三、禁忌证

无特殊禁忌证。

四、术前准备

1. 患者准备　亦称备皮,包括术区皮肤清洁、剃毛,必要时进行消毒,并加以保护,可减少皮肤细菌数量,降低术后切口的感染率。

(1) 清洁皮肤:如患者病情允许,术前1天沐浴,用肥皂水清洗手术区域皮肤,如油脂较多或有特殊污物如胶布粘痕,需用汽油、乙醚或松节油擦拭。腹部手术尤其需要注意清除脐部或会阴部的积垢,以免影响术区皮肤消毒。

(2) 剃毛:剃去切口部位的粗毛,使皮肤消

毒剂能充分发挥作用,防止影响手术操作,同时避免毛发进入切口影响愈合。一般不剃去细的汗毛,以免增加手术切口的感染率。剃毛时间应尽量靠近手术开始时间,但不应在手术室内进行。剃毛时勿损伤皮肤,应用安全剃刀,剃毛后再用肥皂水清洗局部皮肤。

(3) 消毒保护:心血管手术、器官移植术以及人工组织植入术等,对术区皮肤无菌程度要求高,除常规清洁皮肤和剃毛外,术前须用2.5%碘酊和75%酒精涂擦进行消毒,并用无菌巾覆盖。

2. 物品准备　包括无菌包、消毒碗(2个)、持物钳(2把)、无菌纱块若干以及消毒剂等。

3. 操作者准备

(1) 进入手术室的一般准备:①进入手术室前在更衣室内更换清洁的刷手衣、刷手裤和拖鞋。刷手衣袖口必须超过肘上10 cm,下摆放入裤子内。内衣不能露出刷手衣外。不能穿袜子。②戴好帽子和口罩。帽子要求遮盖住全部头发,口罩要遮住口鼻。③摘掉全身饰物,修剪指甲,去除甲缘下积垢。

(2) 进行双手、手臂部位消毒。

(3) 由器械护士和巡回护士共同配合完成操作。

五、操作步骤

(1) 操作者一般站在患者右侧进行消毒,

巡回护士辅助暴露手术区域皮肤。

（2）器械护士(已刷手、穿无菌手术衣和戴无菌手套)取无菌包内的一个消毒碗,放置2～3块无菌纱布,取一把持物钳递给操作者(已刷手、未穿无菌手术衣和未戴无菌手套),巡回护士辅助倒取碘伏。

（3）持物钳夹持纱布进行消毒。开始以切口为中心涂擦聚维酮碘,后隔绕切口逐渐向外周画环形,外一环压住里一环的外1/3,力量适中,不能留白,不能流液,直至达消毒范围。待晾干后,另取一套消毒碗、无菌纱块和持物钳,倒取聚维酮碘,涂擦第2遍,方法同前,范围略小于第1遍。

六、术后处理

消毒完成后收拾整理消毒器械及消毒药品,之后护士开始为患者的消毒部位及其身体铺巾(单)准备手术。

七、注意事项及常见问题

（1）消毒过程中要严格遵守无菌操作原则,始终保持拱手的姿势,勿与患者皮肤或其他物品接触,同时由于操作者、器械护士以及巡回护士三者手臂无菌程度不同,注意避免相互接触造成污染。

（2）注意持物钳尖端不能朝上,以免消毒剂回流污染手部。

（3）根据患者年龄、手术部位以及术区皮肤情况选择适合的消毒剂。

（4）如手术部位平坦,可采用环形的方法涂擦消毒剂;如手术部位不规则,可采用平行的方法涂擦消毒剂,呈叠瓦状,由相对清洁区域向相对污染区域移动,不能返回涂擦,不能漏白,否则应另取无菌纱块倒取碘伏重新涂擦。

（5）清洁部位皮肤消毒应从手术中心部位开始向周围涂擦;感染部位、会阴或肛门部位的消毒,应从手术区域外周洁净部位向中心涂擦。

（6）腹部手术时,术前备皮脐部已做特殊处理,术区皮肤消毒时将脐部视为清洁皮肤对待。

（7）由于一助对手术切口选择以及可能延长的范围比较了解,所以术区皮肤消毒一般由一助完成。

（8）常用消毒剂。

① 0.5%聚维酮碘:消毒两遍,第2遍范围略小于第1遍。消毒效果好,使用简便,适合大部分手术区域皮肤的消毒,但皮肤有淡黄色聚维酮碘膜附着,影响粘贴手术贴膜。

② 2.5%碘酊和75%酒精:碘酊用酒精脱碘,进行两遍,脱碘干净为止。第1遍酒精消毒范围略小于碘酊范围,保留碘框以便标记消毒范围,第2遍脱去碘框。灭菌效果好,可脱去皮肤表面的油脂,但对皮肤刺激性大,碘酊容易灼伤皮肤,不适用于婴幼儿皮肤、黏膜、面部以及会阴等部位的消毒。

③ 75%酒精:消毒两遍,第2遍范围略小于第1遍。适用于面部、植皮术供区皮肤等部位的消毒。

④ 0.1%苯扎溴铵:消毒两遍,第2遍范围略小于第1遍。适用于婴幼儿皮肤、黏膜的消毒。

⑤ 3%过氧化氢:清创处理时,用于创口内浸泡消毒。

（9）消毒范围。消毒范围一般至少要包括手术切口周围15 cm的范围,如有可能延长切口,则应扩大消毒范围。不同部位手术的皮肤消毒范围参考如下:

① 头部手术:头及前额。

② 口、唇部手术:面部、颈及上胸部。

③ 颈部手术:上至下唇,下至乳头,两侧至斜方肌前缘。

④ 锁骨部手术:上至颈部上缘,下至上臂上1/3处和乳头上缘,两侧过腋中线。

⑤ 胸部手术(侧卧位):前后过中线,上至锁骨及上臂1/3处,下过肋缘。

⑥ 乳腺根治手术:前至对侧锁骨中线,后至腋后线,上过锁骨及上臂,下过肚脐平行线。

⑦ 上腹部手术:上至乳头,下至耻骨联合,

两侧至腋中线。

⑧ 下腹部手术：上至剑突，下至大腿上1/3，两侧至腋中线。

⑨ 腹股沟及阴囊部手术：上至肚脐线，下至大腿上1/3，两侧至腋中线。

⑩ 颈椎手术：上至颅顶，下至两侧腋窝连线。

⑪ 胸椎手术：上至肩，下至髂嵴连线，两侧至腋中线。

⑫ 腰椎手术：上至两腋窝连线，下过臀部，两侧至腋中线。

⑬ 肾手术：前后过中线，上至腋窝，下至腹股沟。

⑭ 会阴部手术：耻骨联合、肛门周围及臀，大腿上1/3内侧。

⑮ 四肢手术：周圈消毒，上下各超过一个关节。

术区铺单（巾）

一、目的

术区皮肤消毒后，切口周围应铺盖无菌单。除显露手术切口所必需的皮肤区域外，应遮盖身体其他部位，使切口周围区域成为无菌环境，以避免和减少术中污染。

二、适应证

需要进行手术的患者。

三、禁忌证

无明显禁忌证，除非因特殊原因无法进行手术。

四、术前准备

1. 患者准备

（1）患者已麻醉，根据手术方式选择相应的手术体位。

（2）患者手术区域皮肤消毒。

2. 物品准备　根据手术不同，准备相应的无菌包。一般包括：无菌巾4块、中单2块、大单（剖腹单）1块，布巾钳4把或手术切口保护贴膜1个。

3. 操作者准备

（1）双人配合操作，一位是铺单者，一般为一助；另一位是传递无菌单的器械护士或其他手术人员。

（2）铺单者刷手后进入手术室，首先进行术区皮肤消毒，再进行铺单。先铺4块无菌巾，布巾钳固定，然后用0.5%聚维酮碘涂擦手臂皮肤消毒一遍，接着穿无菌手术衣和戴无菌手套，最后再铺中单和大单。

五、操作步骤（以腹部手术为例）

（1）铺单者一般站在患者右侧。确定切口，器械护士递单，将4块无菌巾均反折1/4后递给铺单者，前3块反折边朝向铺单者，最后1块反折边朝向器械护士。

（2）将4块无菌巾分别铺于切口四周，距切口周围1cm，无菌巾反折边靠近切口侧且贴近患者皮肤。通常先铺相对有菌区（会阴部），其次为对侧，再铺头侧，最后铺靠近铺单者的一侧。

（3）用4把布巾钳在无菌巾交角夹住固定，防止在手术过程中由于无菌巾移动导致切口污染。夹持时勿损伤皮肤，同时避免钳端和皮肤相互接触。也可以使用手术切口保护贴膜，将无菌巾和切口一起粘贴，可完全避免切口周围皮肤深部的污物和细菌随着手术操作的进行逐渐移动到切口内部，为手术提供一个安全、无菌的环境。

（4）铺好无菌巾后，铺单者再用聚维酮碘涂擦手臂皮肤消毒一遍，接着穿无菌手术衣和戴无菌手套，最后再铺中单和大单。

（5）铺单者和器械护士分别站在手术台两侧，器械护士在切口上方传递并辅助铺中单。原则上先铺相对有菌的一侧，腹部手术先铺足侧超过手术台,后铺头侧超过麻醉架,2块中单在切口中央对齐。

(6) 最后铺大单,将大单放置于切口上方并展开,大单开口正对切口部位,先向上展开,盖住头部及麻醉架,再向下展开,盖住手术托盘及床尾,两侧应下垂过手术床缘30 cm。

六、术后处理

铺单完成后麻醉师按照手术大小及其手术部位采用合适方式进行麻醉,在麻醉后由主刀医生开始手术。

七、注意事项

(1) 铺单过程中要严格遵守无菌操作原则,铺单者和器械护士双手上不过肩,下不低腰,无菌巾(单)铺盖时不可触及任何有菌物品,如被污染,应立即更换。

(2) 传递无菌巾时由于铺单者(已刷手)和器械护士(已刷手穿无菌手术衣戴无菌手套)手臂无菌程度不同,所以要严格避免互相接触,操作者双手只能接触无菌巾的边角部。铺中单和大单时,应手握无菌单边角,然后内卷遮盖手背,以防手部接触周围有菌物品(麻醉机、输液架等)。

(3) 无菌巾(单)放下后原则上不能进行移动,如位置太靠近切口,可由手术切口向外移动;如位置远离切口,则不能向手术切口移动,应另取无菌巾(单)进行铺盖。

(4) 无菌单因冲洗液或血液浸透,失去无菌隔离作用,应立及加盖无菌单。

(5) 在临床中,不同的手术有不同的铺单方法,但原则基本相同:手术切口周围无菌单要求铺盖4~6层,手术区域以外要求铺盖2层以上;先铺相对有菌区,后铺相对清洁区;先铺无菌巾,后铺无菌单(中单和大单)。

测 试 题

1. 女,29岁。近5年来盗汗、心悸、易怒、食量增加。检查:突眼,心率110次/分,血压126/84 mmHg,甲状腺弥漫性肿大Ⅲ度,心律齐、无杂音,举手颤动明显。查血T_3、T_4高于正常值。诊为原发性甲亢,经抗甲状腺药物治疗后复发,拟行甲状腺双侧次全切除术。若用丙硫氧嘧啶+碘剂作术前准备,未达手术要求的表现是
   A. 心率在90~100次/分
   B. 血T_3、T_4值均正常
   C. 甲状腺缩小变硬
   D. 甲亢症状缓解
   E. 基础代谢率低于+20%

2. 下列哪项不是术区皮肤消毒的目的?
   A. 消灭切口及其周围皮肤上的细菌

   B. 防止细菌进入切口内
   C. 预防术后切口感染。
   D. 为了防止医者感染

3. 下列哪项不是常用的消毒液体?
   A. 2.5%碘酊
   B. 75%酒精
   C. 95%酒精
   D. 聚维酮碘

4. 下列哪项不是患者术前必需的准备?
   A. 术区清洁皮肤
   B. 剃毛
   C. 喝足量水
   D. 皮肤消毒

5. 消毒范围一般至少要包括手术切口周围多大范围?

　　A. 10 cm

　　B. 15 cm

　　C. 20 cm

　　D. 25 cm

6. 关于四肢手术皮肤消毒范围,说法正确的是

　　A. 上下各超过一个关节

　　B. 上超过一个关节

　　C. 下超过一个关节

　　D. 上下都不需要超过关节

7. 关于上腹部手术皮肤消毒范围说法错误的是

　　A. 上至乳头

　　B. 下至耻骨联合

　　C. 两侧至腋中线

　　D. 两侧至腋前线

8. 以腹部手术为例,铺单时将4块无菌巾分别铺于切口四周,距切口周围

　　A. 1 cm

　　B. 2 cm

　　C. 3 cm

　　D. 4 cm

9. 下列说法错误的是

　　A. 无菌巾(单)放下后原则上不能进行移动

　　B. 如位置太靠近切口,可由手术切口向外移动

　　C. 如位置远离切口,可向手术切口移动

　　D. 如位置远离切口,应另取无菌巾(单)进行铺盖

10. 下列哪项不是无菌包里的物品?

　　A. 无菌巾

　　B. 中单、大单(剖腹单)

　　C. 布巾钳

　　D. 手术刀

参考答案

1. A　**2.** D　**3.** C　**4.** C　**5.** B　**6.** A　**7.** D

8. A　**9.** C　**10.** D

第二十章

刷　手

一、目的

通常刷手又称为手臂消毒,可最大限度清除手臂皮肤表面的细菌,有效预防和控制病原体的传播,防止术后切口感染。在手术室进行的手术,一般要求所有参加手术的人员必须刷手、穿手术衣和戴无菌手套。在门急诊和床旁进行的小手术,要求术者洗手,戴无菌手套即可。

二、适应证

准备进入手术室参与手术却未进行刷手消毒者。

三、禁忌证

手术人员手臂皮肤有破损或感染、患有传染性疾病且处于传染期者不能刷手参加手术。

四、术前准备

1. 物品准备　肥皂水、无菌毛刷、无菌毛巾、无菌纱布、0.5%聚维酮碘或其他皮肤消毒剂。

2. 操作者准备

(1) 进入手术室前在更衣室内更换清洁的刷手衣、刷手裤和拖鞋。刷手衣袖口必须超过肘上 10 cm,下摆放入裤子内,内衣不能露出刷手衣外,不能穿袜子。

(2) 戴好帽子和口罩。帽子要求遮盖住全部头发,口罩要遮住口鼻。

(3) 摘掉全身饰物,修剪指甲,去除甲缘下积垢。

五、操作步骤

刷手法有多种,包括传统的肥皂水刷手法、新型消毒剂刷手法以及快速刷手法。肥皂水刷手法最为经典,但由于耗时长、皮肤刺激性大以及乙醇过敏等原因,目前临床已很少采用。新型消毒剂刷手法综合了无菌刷刷手以及新型消毒剂快速高效消毒的特点,刷手时间短,消毒效果好且消毒作用保持时间长,临床最为常用,如聚维酮碘刷手。快速刷手法仅适用于急症手术或无菌手术连台等情况。

1. 肥皂水刷手法

(1) 肥皂水清洗手臂至肘上 10 cm,七步洗手法洗手,流水冲净。

(2) 取无菌刷蘸取适量肥皂水开始刷手,以先刷左手为例,顺序为指尖、甲缘、甲沟、指横纹、指蹼、手掌、手背及手腕,然后交替按同样顺序刷右侧手部,接着就近刷右侧前臂,然后交替刷左侧前臂,就近刷左侧肘部和上臂,最后刷右侧肘部和上臂,至肘上 10 cm。流水先冲净手部,接着冲前臂和上臂,注意保持拱手姿势。另换无菌刷,同样方法再刷 2 遍,共 3 遍,约 10 min。

（3）取无菌毛巾,先擦双手,然后将毛巾展开折为双层,放在左侧腕部,折叠侧朝向近端,右手抓取毛巾末端并拉紧,同绕手臂旋转并逐渐向近端移动,至肘上 10 cm。从外侧取下毛巾并反折,同样方法擦干右侧手臂。注意毛巾不能向后移动,不可接触刷手衣。

（4）手臂交叉,手掌相对,手指分开,浸泡于 75％乙醇或 0.1％苯扎溴铵溶液中 5 min,浸泡范围至肘上 6 cm。

（5）浸泡结束后前臂上举,使手臂上的乙醇沿肘部流入浸泡桶中,保持拱手姿势待晾干后进入手术室内。

2. 新型消毒剂刷手法（以聚维酮碘刷手法为例）

（1）肥皂水清洗手臂至肘上 10 cm,七步洗手法洗手,流水冲净,约 1 min。

（2）取无菌刷蘸取 0.5％聚维酮碘开始刷手,至肘上 10 cm。顺序同肥皂水刷手法,流水冲净手臂,只刷一遍,约 3 min。

（3）取无菌毛巾擦干手臂,方法同肥皂水刷手法,约 1 min。

（4）取无菌纱块蘸取 0.5％碘伏涂擦手臂,先涂擦左侧手部,顺序为指尖、甲缘、甲沟、指横纹、指蹼、手掌、手背及手腕,然后交替按同样顺序涂擦右侧手部,接着就近涂擦右侧前臂,然后交替涂擦左侧前臂,就近涂擦左侧肘部和上臂,最后涂擦右侧肘部和上臂,至肘上 8 cm。待晾干后涂擦第 2 遍 0.5％聚维酮碘,方法同第 1 遍,范围至肘部 6 cm。保持拱手姿势待晾干后进入手术室内,两遍共计约 5 min。

3. 快速刷手法

方法与聚维酮碘刷手法基本相同,肥皂水清洗手臂后直接取无菌纱块涂擦新型消毒剂（0.5％聚维酮碘）两遍,省略用无菌刷刷手步骤。

六、术后操作

刷手结束后穿手术衣及戴无菌手套。

七、注意事项及常见问题

（1）刷手过程中严格遵守无菌操作原则,始终保持拱手姿势,即手指向上、手高肘低、上臂轻度外展的姿势,且双手上不过肩,下不低于腰。

（2）刷手遵循分段交替、由远及近、就近等原则,手臂消毒范围递减,效果递增;越靠近手臂远端,无菌程度越高。

（3）无菌刷沿皮纹进行刷手,要有一定的力量和频率,通过机械刷洗去除皮肤皱褶深部的污物和细菌。

（4）刷手过程中注意动作幅度要小,冲水时避免流水飞溅,不能甩手,无菌刷、无菌毛巾以及纱块使用后松手自由落体,放置在回收桶内。

（5）刷手过程注意计时,保证足够时长。

（6）刷手过程中手臂不能接触其他非无菌的物品,否则应重新刷手。

（7）刷手后手臂细菌数目大大减少,并不能认为是绝对无菌,在未戴无菌手套之前不能直接接触无菌物品。

（8）常用于手臂皮肤消毒的新型消毒剂包括 0.5％聚维酮碘、双氯苯双胍己烷（灭菌王）和氯己定（洗必泰）等。

测 试 题

1. 肥皂刷手法中需将上肢浸泡在 70％乙醇

内,其浸泡范围至少是手至肘上

A. 2 cm

B. 4 cm

C. 6 cm

D. 8 cm

2. 下列哪些不是刷手前的物品准备?

A. 肥皂水

B. 毛刷、毛巾

C. 无菌纱布

D. 0.5% 聚维酮碘或其他皮肤消毒剂

3. 刷手衣袖口必须超过肘上

A. 5 cm

B. 10 cm

C. 15 cm

D. 20 cm

4. 下列哪项是手术人员进入手术室前不该做的?

A. 摘掉全身饰物

B. 修剪指甲

C. 去除甲缘下积垢

D. 披散头发

5. 肥皂水刷手法中,肥皂水应清洗手臂至肘上

A. 5 cm

B. 10 cm

C. 15 cm

D. 20 cm

6. 在传统肥皂刷手法中,应手臂交叉,手掌相对,手指分开,浸泡于 75% 乙醇或 0.1% 苯扎溴铵溶液中约

A. 1 min

B. 5 min

C. 20 min

D. 30 min

7. 刷手结束后,双手应保持何种姿势进入手术室?

A. 保持拱手姿势

B. 自然下垂

C. 保持伸直平举向前

D. 抱球状

8. 刷手的禁忌证不包括

A. 手术人员手臂皮肤有破损

B. 手术人员手臂皮肤感染

C. 患有传染性疾病且处于传染期者

D. 手臂曾受过外伤

9. 下列不是常见消毒剂的是

A. 0.5% 聚维酮碘

B. 双氯苯双胍己烷

C. 氯己定

D. 84 消毒液

10. 下列说法错误的是

A. 刷手过程注意计时,保证足够时长

B. 刷手过程中手臂不能接触其他非无菌的物品,否则应重新刷手

C. 刷手后手臂细菌数目大大减少,并不能认为是绝对无菌,在未戴无菌手套之前不能直接接触无菌物品

D. 刷手遵循分段交替、由近及远的原则

参考答案

1. C 2. B 3. B 4. D 5. B 6. B 7. A

8. D 9. D 10. D

第二十一章

穿、脱无菌手术衣

一、目的

刷手仅能清除手臂皮肤表面的细菌,而在皮肤皱褶和深层如毛囊、皮脂腺等处的细菌不易被完全清除,在手术过程中这些细菌会逐渐转移到皮肤表面。所以,在手臂消毒后还必须穿无菌手术衣,戴无菌手套。在手术结束后脱去手术衣和无菌手套。

二、适应证

需要进入手术室参与手术的医务人员。

三、禁忌证

患有特殊传染病,或者手部有严重溃疡的医务工作者。

四、术前准备

1. 物品准备　无菌手术衣包括对开襟式手术衣和包背式手术衣两种,巡回护士打开无菌手术衣包。

2. 操作者准备

(1) 进入手术室的一般准备,详见刷手部分。

(2) 手臂皮肤消毒,拱手姿势进入手术室。

(3) 如为一助,应先行术区皮肤消毒、铺无菌巾并固定,再用 0.5% 聚维酮碘涂擦手臂皮肤消毒一遍,然后穿无菌手术衣。

(4) 由巡回护士帮助完成穿衣过程。

五、操作步骤

1. 穿无菌手术衣

(1) 对开襟式手术衣穿衣步骤:

① 穿衣者走到无菌台旁,辨清手术衣衣领方向,抓住衣领一侧整件拿起无菌手术衣。不得触及其他部位,走到比较宽敞的地方,面对无菌台或手术台。

② 双手抓住衣领一侧,自然展开折叠的手术衣,外展衣领,然后提起衣领两端内侧轻轻抖开手术衣,衣襟朝向前方,手术衣内侧自然与身体相对,注意双手勿触及衣领外侧。

③ 双手拇指和示指捏住衣领两端内侧,其余三指挑开暴露袖筒,后将手术衣轻轻向前上方抛起,两侧手臂顺势捅入袖内,平举前伸后保持不动,注意手臂不能抖动伸出袖口。

④ 巡回护士从穿衣者身后抓住手术衣肩部内侧,轻轻向后拉拽,当袖口被拽到手指根部时,穿衣者上臂收紧。此时护士停止拉拽,整理并系好衣领和背部绑带。

⑤ 穿衣者上半身稍微前倾使腰带悬空,前臂交叉分别拾起腰带并递与身后的巡回护士辅助系好,过程中手指避免触及手术衣。

(2) 包背式手术衣穿衣步骤:

①、②、③、④步骤与对开襟式手术衣穿衣步骤相同。

⑤ 穿衣者戴好无菌手套,自己解开左侧胸前腰带的活结,右手捏住与三角部相连的一侧腰带,递给巡回护士或已穿好无菌手术衣和戴好无菌手套的手术人员,巡回护士用持物钳夹持腰带的尾端并围绕穿衣者转180°,穿衣者接过腰带于左侧胸前系好。

2. 脱无菌手术衣

(1) 他人辅助脱手术衣方法:巡回护士解开衣领及背部绑带,对开襟式手术衣由巡回护士解开腰带,包背式手术衣由手术人员自己解开腰带,手术人员双手抱肘,巡回护士抓住衣领两端,将手术衣由背部向肘部翻转,衣里外翻,后向腕部拉拽,脱去手术衣,手套腕部也随着反折。

(2) 个人脱手术衣方法:巡回护士解开衣领及背部绑带,对开襟式手术衣由巡回护士解开腰带,包背式手术衣由手术人员自己解开腰带,手术人员前臂胸前交叉抓住手术衣肩部向下拉拽,使衣里外翻,然后左右手相互拉拽衣袖,脱去手术衣,手套腕部也随之反折。

六、术后处理

脱了无菌手术衣和无菌手套后,离开手术间,进行进一步清洗,方可离开手术室。

七、注意事项及常见问题

(1) 手术人员要严格遵循无菌操作原则,先穿无菌手术衣,后戴无菌手套。

(2) 穿无菌手术衣、戴无菌手套后,手术人员肩部以下、腰部以上、腋前线前以及双上肢视为无菌区。等待手术时,双手应拱手置于胸前,不能插入胸前的衣袋里,也不能下垂或交叉置于腋下。

(3) 穿手术衣时,双手不能高举过头或伸向两侧,传递腰带时,避免与巡回护士相互接触。

(4) 在手术中,手术人员的背部往往触碰手术台,或接触其他手术人员的无菌区而造成污染。包背式手术衣可将手术人员背部完全遮盖,减少了术中污染机会。

测 试 题

1. 进入手术室应首先进行
A. 刷手
B. 戴无菌手套
C. 穿无菌手术衣
D. 脱手术衣

2. 如为一助,应进行的准备活动不包括
A. 先行术区皮肤消毒
B. 铺无菌巾并固定
C. 再用0.5%聚维酮碘涂擦手臂皮肤消毒一遍
D. 自己亲手穿戴无菌手术衣

3. 无菌手术衣通常包括
A. 对开襟式手术衣,包背式手术衣
B. 对开襟式手术衣,连体式手术衣
C. 包背式手术衣,连体式手术衣
D. 连体式手术衣,前穿式手术衣

4. 对开襟式手术衣穿衣步骤正确的是
A. 穿衣者走到无菌台旁,辨清手术衣衣领方向,抓住衣领一侧整件拿起无菌手术衣
B. 双手抓住衣领一侧,自然展开折叠的手术衣,外展衣领,然后提起衣领两端内侧轻轻抖开手术衣,衣襟朝向前方,手

术衣内侧自然与身体相对,注意双手勿触及衣领外侧

C. 双手拇指和示指捏住衣领两端内侧,其余三指挑开暴露袖筒,后将手术衣轻轻向前上方抛起,两侧手臂顺势捅入袖内,自己抖动伸出袖口

D. 巡回护士从穿衣者身后抓住手术衣肩部内侧,轻轻向后拉拽,当袖口被拽到手指根部时,穿衣者上臂收紧。此时护士停止拉拽,整理并系好衣领和背部绑带

5. 包背式手术衣穿衣步骤描述正确的是
   A. 穿衣者戴好无菌手套
   B. 自己解开左侧胸前腰带的活结,右手捏住与三角部相连的一侧腰带,递给巡回护士或已穿好无菌手术衣和戴好无菌手套的手术人员
   C. 巡回护士用持物钳夹持腰带的尾端并围绕穿衣者转 360°
   D. 穿衣者接过腰带于左侧胸前系好

6. 他人辅助脱手术衣的方法描述错误的是
   A. 一助护士解开衣领及背部绑带,对开襟式手术衣由巡回护士解开腰带
   B. 包背式手术衣由手术人员自己解开腰带
   C. 手术人员双手抱肘,巡回护士抓住衣领两端
   D. 将手术衣由背部向肘部翻转,衣里外翻,后向腕部拉拽,脱去手术衣,手套腕部也随之反折

7. 个人脱手术衣的方法描述错误的是
   A. 巡回护士解开衣领及背部绑带
   B. 对开襟式手术衣自己解开腰带
   C. 包背式手术衣由手术人员自己解开腰带
   D. 手术人员前臂胸前交叉抓住手术衣肩部向下拉拽,使衣里外翻,然后左右手相互拉拽衣袖,脱去手术衣,手套腕部也随之反折

8. 手术人员哪些位置不是无菌区?
   A. 手术人员肩部以下
   B. 腰部以上
   C. 腋前线前以及双上肢视为无菌区
   D. 双膝以下

9. 等待手术时,双手应放在
   A. 置于胸前
   B. 插入胸前的衣袋里
   C. 双手下垂
   D. 交叉置于腋下

10. 穿手术衣时应注意的细节,下列说法错误的是
    A. 双手不能高举过头
    B. 双手不能伸向两侧
    C. 传递腰带时,避免与巡回护士相互接触
    D. 手术者自己穿手术衣

参考答案

1. A **2.** D **3.** A **4.** D **5.** C **6.** A **7.** B
8. D **9.** A **10.** D

第二十二章

戴 无 菌 手 套

一、目的

刷手仅能清除手臂皮肤表面的细菌,而在皮肤皱褶和深层如毛囊、皮脂腺等处的细菌不易被完全清除,在手术过程中这些细菌会逐渐转移到皮肤表面。所以,在手臂消毒后还必须戴无菌手套,这样能有效防止细菌污染手术切口。

二、适应证

刷手完毕后未戴无菌手套的医务工作者。

三、禁忌证

手部有严重溃疡的医务工作者,此类医护工作者不可进行手术。

四、术前准备

1. 物品准备 根据手术人员手形大小准备不同型号无菌手套,并放在无菌台上。

2. 操作者准备

(1) 进入手术室的一般准备,详见刷手部分。

(2) 手臂皮肤消毒,拱手姿势进入手术室。

(3) 如为一助,应先行术区皮肤消毒、铺无菌巾并固定,再用0.5%聚维酮碘涂擦手臂皮肤消毒一遍,穿无菌手术衣后开始戴无菌手套。

五、操作步骤

1. 常规戴无菌手套方法

(1) 选择适合自己手形大小的手套,由巡回护士打开外包装后置于无菌台上,完全打开内层包装,辨清左右,双手捏住手套的反折部后取出,离开无菌台。

(2) 以先戴左手为例,两只手套手掌部相对,右手捏住手套口反折部。先将左手插入左手手套内,右手向上拉拽,左手手套口反折部不断回缩,在其完全消失之前要完全套在手术衣袖口上,避免手套外面与手部皮肤接触。

(3) 再用已戴上手套的左手除拇指外其余四指伸入右手手套的反折部,辅助右手插入右手手套内,同样在反折部完全消失之前手套要完全套在手术衣袖口上,避免手套外面与手部皮肤接触。注意已戴上手套的左手不可触碰右手皮肤及右手手套的反折部。

(4) 整理两侧手术衣袖口,将手套反折部完全翻回盖住手术衣袖口。

2. 无接触式戴无菌手套

(1) 穿无菌手术衣时,双手伸进袖筒内但不伸出袖口,左手在袖筒内,手掌朝上展开,右手同样在袖筒内。隔着手术衣拿起手套后放在左手手掌上,手套的手指指向近端,各手指相对。

(2) 左手四指隔着手术衣将与手套反折部相近的一侧抓住,右手隔着手术衣将反折部的另一侧翻于袖口上完全包住左手,右手隔着手术衣向上提拉左手衣袖,辅助左手伸出袖口并伸入手套内。

（3）戴上手套的左手拿起右手手套,用同样方法辅助戴上右手手套。整理两侧手术衣袖口,将手套反折部完全翻回盖住手术衣袖口。

　3. 他人辅助戴无菌手套方法

（1）器械护士（已穿无菌手术衣戴无菌手套）拿起手套,辨清左右手,双手除拇指外其余四指伸入手套反折部,稍用力向外牵拉,完全撑开手套口,以利于手术人员的手套入。

（2）手术人员将手臂伸向前外侧方,手指朝下,器械护士向上提拉手套。相同方法戴右手手套。

（3）手术人员将手套反折部完全翻回盖住手术衣袖口。

六、术后处理

穿戴完毕后,进入手术室准备开始手术。

七、注意事项及常见问题

（1）手术人员要严格遵循无菌操作原则,先穿无菌手术衣,后戴无菌手套。

（2）穿无菌手术衣、戴无菌手套后,手术人员肩部以下、腰部以上、腋前线前以及双上肢视为无菌区。等待手术时,双手应拱手置于胸前,不能插入胸前的衣袋里,也不能下垂或交叉置于腋下。

（3）未戴手套的手不能触碰手术衣的外面。

（4）在戴手套之前,手不能接触手套外面;戴上手套后,手套外面不能接触手套里面及皮肤。无接触式戴无菌手套方法可完全避免手部皮肤与手套外面相接触,无菌防护程度较常规戴无菌手套方法更高。

（5）手术开始前,需用无菌生理盐水冲净手套外面的滑石粉,减少对组织的刺激。

测　试　题

1. 手术人员在手臂消毒后还必须戴无菌手套,主要目的是
   A. 以防细菌污染手术切口
   B. 便于操作
   C. 显得干净
   D. 显得美观

2. 下列说法错误的是
   A. 由巡回护士打开外包装后置于无菌台上
   B. 完全打开内层包装,无须辨清左右
   C. 双手捏住手套的反折部后取出
   D. 离开无菌台,进行下一步穿戴

3. 戴无菌手套的具体步骤以下说法错误的是

A. 以先戴左手为例,两只手套手掌部相对,右手捏住手套口反折部
B. 先将左手插入左手手套内,右手向上拉拽,左手手套口反折部不断回缩,在完全消失之前要完全套在手术衣袖口上,避免手套外面与手部皮肤接触
C. 再用已戴上手套的左手除拇指外其余四指伸入右手手套的反折部,辅助右手伸入右手手套内
D. 整理两侧手术衣袖口,将手套反折部完全翻回,无须盖住手术衣袖口

4. 无接触式戴无菌手套时,错误的是
   A. 穿无菌手术衣时,双手伸进袖筒内但不漏出袖口,左手在袖筒内手掌朝上展

开,右手同样在袖筒内隔着手术衣拿起
手套后放在左手手掌上,手套的手指指
向近端,各手指相对

B. 左手四指隔着手术衣将与手套反折部
相近的一侧抓住,右手隔着手术衣将反
折部的另一侧翻于袖口上完全包住左
手,右手隔着手术衣向上提拉左手衣
袖,辅助左手伸出袖口伸入手套内

C. 戴上手套的左手拿起右手手套,用同样
方法辅助戴上右手手套

D. 整理两侧手术衣袖口,将手套反折部完
全翻回无须盖住手术衣袖口

5. 他人辅助戴无菌手套的方法中说法正确
的是
A. 器械护士(已穿无菌手术衣戴无菌手
套)拿起手套,无须辨清左右手
B. 双手除拇指外其余四指伸入手套反折
部,稍用力向外牵拉,完全撑开手套口,
以利于手术人员的手套入
C. 手术人员将手臂伸向前外侧方,手指朝
下,器械护士向上提拉手套,相同方法
戴右手手套
D. 手术人员将手套反折部完全翻回盖住
手术衣袖口

6. 未戴手套的手不能触碰
A. 手术衣的外面
B. 手术衣的里面
C. 另一只手
D. 面颊部

7. 下列说法错误的是

A. 在戴手套之前,手能接触手套外面
B. 戴上手套后,手套外面不能接触手套里
面及皮肤
C. 无接触式戴无菌手套方法可完全避免
手部皮肤与手套外面相接触
D. 无接触式戴无菌手套方法无菌防护程
度较常规戴无菌手套方法更高

8. 无菌手套有无左右手之分?
A. 有
B. 无
C. 部分厂家有
D. 根据个人喜好

9. 手术开始前,需冲净手套外面的滑石粉,减
少对组织的刺激,应使用
A. 无菌生理盐水
B. 清水
C. 84 消毒液
D. 氨水

10. 关于戴无菌手套有无先后之分,说法正确
的是
A. 先戴左手
B. 先戴右手
C. 无先后顺序
D. 左右一起

参考答案

1. A **2.** B **3.** D **4.** D **5.** A **6.** A **7.** A
8. A **9.** A **10.** C

第二十三章

外科手术基本操作

外科手术基本操作是实施外科手术的基础,也是医学生必备的基本功,熟练地掌握规范的外科手术基本操作是保障外科手术质量的必要条件。基本操作的优劣直接影响手术的效果。外科手术基本操作包括切开、止血、缝合以及打结等。

切 开

一、目的

利用手术刀在组织或器官上形成切口,充分暴露术野,以利于解剖、游离等操作,保证手术顺利进行。

二、适应证

准备进行手术的患者。

三、禁忌证

不具备手术指征的患者。

四、术前准备

(1) 患者麻醉充分。
(2) 由护士准备手术操作相关器械。

五、操作步骤(以皮肤切开为例)

(1) 术者右手执刀,左手拇指和示指辅助固定切口两侧的皮肤,如切口较大则由主刀医师和助手用左手掌尺侧缘相对压迫固定。

(2) 在切口起始部位垂直进刀,刺破皮肤全层,后倾斜约 45°角切开皮肤,到达预定长度后垂直出刀,同时刀刃与皮肤垂直。

六、术后处理

切开后由医师进行下一步手术操作。

七、注意事项及常见问题

(1) 根据切口的长短,采用相应的执刀方法。

(2) 切开皮肤时,方向尽量保持与皮纹一致,以减少愈合后瘢痕(如乳腺、甲状腺);切开其他组织时,应尽量沿其纤维方向,以便术后局部组织功能得到充分恢复。

(3) 切口大小合适,手术过程中显露效果不佳,可延长切口。对简单的手术提倡微创切口,而复杂的恶性肿瘤根治等手术则尽量要求足够的显露。在切开皮肤过程中可使用电刀辅助操作,手术刀只需切开真皮层,皮下组织用电刀切开,可减少出血,缩短手术时间。

止　血

一、目的

减少出血,保证术野清晰,有利于手术操作,避免术后出血与继发感染。止血是否正确、及时是影响手术成败的关键。

二、适应证

患者切开皮肤或者在手术过程中有出血者。

三、禁忌证

患者无大量出血者。

四、术前准备

干纱布、血管钳、高频电流刀。

五、操作步骤

(1)压迫止血法:一般适用于创面微小血管出血导致的广泛渗血,可用干纱布和温热水纱布直接压迫出血部位进行止血。加压需保持一定的时间,如止血效果不理想,可用局部止血剂如吸收性明胶海绵、止血纱布以及微纤维止血胶原等覆盖创面,增强止血效果,以免造成失血过多,延长手术时间。对明显活动性出血,应迅速用纱布压迫止血,清除积血后移动纱布,暴露出血点,准确钳夹后再进行结扎止血。较大血管破裂出血如肝破裂出血,患者情况危急,其他止血方法不能有效止血时,可用温盐水纱布填塞压迫进行止血。纱布一头留于切口外,一般3～7天内去除。注意过早去除容易再次出血,过晚容易继发感染。

(2)结扎止血:是指利用血管钳钳夹出血点以及少许周围组织,然后通过单纯结扎或缝合结扎进行止血,是最常用且最有效的止血方法。结扎止血分为单纯结扎止血和缝合结扎止血两种。①单纯结扎止血:先用血管钳钳夹出血点,然后另取一把血管钳靠近前端再次钳夹、前端少许游离以便于挂线,助手配合操作打结,在第1个结打紧的同时缓慢松开止血钳,如张力较大或结扎重要血管时打第2个结之前可钳夹线结连同周围少许组织,防止第1个线结松动。②缝合结扎止血:当出血血管残端不能完全暴露,血管钳钳夹后前端不能游离,单纯结扎有困难时可用缝合结扎进行止血,缝针跨过血管以及少许周围组织。缝合结扎也可用于重要血管的止血,常用"8"字缝合或贯穿缝合法,能有效避免结扎线脱落。

(3)电凝止血:通过高频电流凝固组织达到止血目的。可用电刀尖端直接电凝出血点,或用血管钳钳夹出血点后用电刀头接触血管钳进行电凝,一般用于较小的出血点。电凝止血具有操作方便、伤口内线结少以及手术时间短等优点,但其也有止血效果不完全可靠、热损伤造成周围组织损伤等缺点。同时在电凝过程中应注意不可接触其他组织,避免副损伤。

六、术后处理

在止血处理后密切观察止血效果,防止副损伤或导致进一步出血。

七、注意事项及常见问题

(1)术者应熟练掌握常用的止血方法及其适用情况,手术过程中经常几种止血方法交替、混合使用,必要时亦可以使用急救止血方法。

(2)止血操作力求快速、精准,要尽量降低出血量,且在操作的同时应避免加重周围组织损伤。

缝　合

一、目的

将切开或断裂的组织相互对合,重建其解剖结构以及生理功能,促进愈合。此外,还可以起到止血以及固定、支持的作用。

二、适应证

手术结束后、皮肤有破损的伤口、由于外力（车祸、暴击）而出血者。

三、禁忌证

手术未予以完成或者未进行清创处理者。

四、术前准备

缝合针、缝合线、持针器、组织镊。

五、操作步骤

任何一种缝合方法都是由持针、进针以及出针等基本动作构成的。持针时要求使用持针器前 1/3 夹持针体中后 1/3 交界处，针体稍外展成钝角（100°～120°），回头线占缝线全长 1/3～1/4，且置于持针器齿槽内。进针时，左手持组织镊夹持创缘组织起固定作用，右手握持针器顺势将线尾甩至对侧以便助手进行打结。旋腕使针尖垂直于皮肤并刺破皮肤全层，然后利用旋腕的力量顺着缝针的弧度，经缝合组织的深面到达对侧出针点，垂直刺破皮肤。左手持镊辅助固定针尖，右手握持针器夹持针体与针尖交界处，再次顺着缝针的弧度出针。缝合过程中要求针体与创缘要垂直。

六、常用缝合方法

临床中常用的缝合方法有多种，根据缝合后切口的对合状态可将缝合分为单纯缝合、内翻缝合和外翻缝合。切口两侧组织直接平行对合的缝合方法为单纯缝合，切口两侧组织内翻以保持切口外面光滑的缝合方法为内翻缝合；切口两侧组织外翻以保持切口里面光滑的缝合方法为外翻缝合。还可根据缝线是否连续而分

为间断缝合和连续缝合两种形式。间断缝合是指缝合一针打一结。优点是缝合牢固可靠，切口可间断拆线；缺点是操作费时，切口缝线较多。连续缝合是指用一根缝线缝合整个切口，在起始和末端分别打结。优点是操作省时，创缘对合整齐；缺点是一处断裂则整个伤口全部裂开，不能间断拆线。

1. 单纯缝合

（1）单纯间断缝合：是最常用、最基本的缝合方法，适用于皮肤、皮下组织、肌肉和内脏组织等大多数组织的缝合。

（2）单纯连续缝合：适用于张力较小的胸膜、腹膜的缝合，也可用于胃肠、血管吻合。

（3）连续锁边缝合：又叫毯边缝合，止血效果较好，一般用于胃肠道吻合时后壁的全层缝合或植皮时边缘的固定。

（4）"8"字形缝合：由连续两个间断缝合组成，止血效果好，缝扎牢固，组织不易撕裂。可用于缝扎止血，也可用于腹膜、肌腱和肌肉等张力较大组织的缝合。

（5）减张缝合：可减小切口的张力，常用于张力较大切口的加固缝合。如腹部切口较大，常规缝合后切口可能裂开，此时可在常规缝合腹壁各层组织的同时，每间隔 3 针加缝 1 针减张缝合，采用粗丝线距切口两侧约 2 cm 处在腹膜外间隙行全层贯穿缝合。结扎缝线前需套上一段橡胶管以做衬垫，避免割裂皮肤。

（6）皮内缝合：缝针与切口平行，交替穿过切口两侧的真皮层。优点是对切口创伤小，表面不留缝线，瘢痕较小，又称为美容缝合；缺点同连续缝合。此法适用于无菌手术切口的缝合。

（7）贯穿缝合：于钳夹组织中间穿过缝针，单结结扎一侧组织后绕至对侧收紧后结扎。多用于单纯结扎困难或易滑脱组织的结扎。

2. 内翻缝合法

主要用于胃肠道和膀胱的缝合。切口两侧组织内翻后切口表面浆膜化，有利于愈合，又减少与周围组织粘连的可能。

（1）间断全层内翻缝合：一侧黏膜进针、浆

膜出针,对侧浆膜进针、黏膜出针,腔内打结同时创缘内翻,是最简单的内翻缝合法,常用于胃肠道的吻合。

(2) 连续全层内翻缝合:方法同间断全层内翻缝合,容易引起吻合口狭窄,现已很少用。

(3) 垂直褥式内翻缝合:分间断和连续两种,常用的为间断法,胃肠道吻合时用以缝合浆肌层。

(4) 间断水平褥式内翻缝合(Halsted缝合法):多用于胃肠道吻合时前壁浆肌层的缝合。

(5) 连续浆肌层水平褥式内翻缝合(Cushing缝合法):多用于胃肠道吻合时浆肌层的缝合。

(6) 连续全层水平褥式内翻缝合(Connell缝合法):多用于胃肠道吻合时前壁全层的缝合。

(7) 荷包缝合:以包埋处为中心,环形连续缝合浆肌层一周,结扎后中心内翻包埋,表面光滑,减少粘连,常用于阑尾残端包埋、胃肠道小穿孔缝合以及空腔脏器造瘘管固定。

(8) 半荷包缝合:适用于胃肠道残端两侧的包埋加固。

3. 外翻缝合法

主要用于血管吻合。外翻后血管内膜光滑,避免血栓形成;也可用于胸腹膜的缝合。内膜光滑,减少内脏与胸腹壁的粘连。此种缝合方法亦可用于松弛部位皮肤的缝合,缝合后切口两侧皮缘应外翻对合良好,防止皮缘内翻影响愈合。

(1) 间断垂直褥式外翻缝合:可用于阴囊、腹股沟区以及腋窝等部位松弛皮肤的缝合。

(2) 间断水平褥式外翻缝合:适用于血管裂口的缝合。

(3) 连续水平褥式外翻缝合:适用于血管吻合时血管壁全层的连续缝合,也可用于胸腹膜的缝合。

七、术后处理

缝合结束后可进行打结。

八、注意事项及常见问题

(1) 组织分层缝合,对合良好,勿留死腔。

(2) 根据缝合组织的不同,选择合适的缝针、缝线以及缝合方法。皮肤、肌腱等致密组织的缝合宜选用角针,疏松组织的缝合宜选用网针。根据缝合组织张力大小选择缝线型号,粗线可耐受较大张力。缝合血管、胆道等组织时应选用无损伤针带线。

(3) 不同部位组织缝合时针距、边距以及角距不同。以腹部皮肤缝合为例,针距为1 cm,边距为0.5 cm,角距为0.5 cm;肠管吻合时,针距和边距均为0.3 cm。针距及边距应均匀一致,整齐美观,受力均匀,有利于切口愈合。

(4) 缝合后结扎松紧适中,以切口两侧对合紧密为准,过松或过紧会影响伤口愈合。

打　结

一、目的

外科手术中的止血、缝合等操作均需要通过结扎来完成,而结扎是否牢固可靠取决于打结方法是否正确,因此,打结是外科手术最基本的操作技能。打结的规范和熟练程度对手术时间的长短、手术操作的效果以及患者的预后都会产生重要的影响。错误的打结可能导致线结松动、组织撕裂,甚至术后结扎线脱落致出血或切口裂开,给患者带来痛苦或危及生命。

二、适应证

患者经过手术完成缝合后。

三、禁忌证

未完成手术缝合者。

四、术前准备

缝合针、缝合线、血管钳或持针器。

五、操作步骤

1. 打结递线

一般分为器械递线和徒手递线两种,左右手均可递线,助手配合完成操作。器械递线多用于深部组织的结扎。血管钳前端夹持缝线,少许游离,有利于挂线,左手手掌中带线。

2. 打结方法

(1)单手打结:一手持线辅助牵拉,另一手通过持线、钩线、挑线以及拉线等动作,使手术缝线两端相互交叉缠绕,并向对侧拉紧,左右手均可操作。根据操作手指不同可分为"食指打结"和"中指打结"两种。食指打结时,拇指和中指持线,示指挑线、钩线,后食指和拇指托线,打结侧手在操作过程始终手掌朝下,此种打结方法也可称之为"正手打结";中指打结时,拇指和示指持线,中指挑线、钩线,钩线时环指可辅助夹持缝线,后拇指和中指托线,打结侧手在操作过程中始终手掌朝上,此种打结方法也可称之为"反手打结"。单手打结操作简便迅速,应用最为广泛,但在打第2个结时,第1个结容易松开。所以在结扎张力较大和重要组织时不宜使用,也不适用于深部组织结扎。

(2)双手打结:左右手同时操作或相互配合完成打结。此种打结方法操作复杂,但牢固可靠,多用于张力较大或深部组织结扎等特殊情况,如张力打结和深部打结。

(3)器械打结:使用血管钳或持针器于缝线内侧缠绕较长端后夹持缝线较短端,进行打结,器械相当于手指功能的延伸。器械打结适用于缝线太短,徒手打结有困难以及深部组织结扎,徒手打结空间受限等情况。其优点是可节省缝线、节省穿线时间。需要注意如组织张力较大则不宜采用此种打结方法。

六、术后处理

结扎打结后剪除残余的缝线,一般由助手操作完成。打结完成后,操作者左手将双线尾并拢提起同时稍偏向一侧,右手持剪。

七、注意事项及常见问题

(1)打结主要运用拇指、示指和中指。凡"持线""挑线""钩线"以及"拉线"等动作必须运行手指末端指节,才能做到操作简单,高效快速。

(2)打结时双手持线,两端缝线长度相等,张力一致,原地成结。双手持线点和结扎点"三点一线"时缓慢拉紧缝线,不能成角向上牵拉,容易撕裂组织。两端缝线相互交叉缠绕并向对侧拉紧,与结扎组织的方向要垂直。

(3)无论用何种方法打结,相邻两个单结的方向必须相反,否则就成假结。

(4)打结应在直视下进行,根据结扎的部位、组织掌握打结的力度,同时也可以使术者及助手观察结扎的情况。深部打结时,要凭手的感觉打结,需要经验积累。

(5)结扎张力较大的组织时,打第2个单结过程中,应注意第1个单结不要松弛,必要时助手可辅助用血管钳夹持第1个结扣和周围少许组织,待第2个单结收紧时,再移去血管钳。

测　试　题

1. 有关痈的处理方法错误的是
   A. 中央部坏死组织多、全身症状重者,应手术治疗
   B. 切口应超出炎症范围
   C. 切开至皮肤全层
   D. 尽量剪除坏死组织

E. 唇痈不宜切开

2. 患者男,44岁。切伤右手中指,即刻来诊,检查神经、肌腱功能正常。处理出血最简便、有效的方法是
   A. 以止血钳夹住血管5 min
   B. 冷冻止血
   C. 外用止血药
   D. 以气压止血带止血
   E. 局部包扎或缝合止血

3. 胃大部切除术后24 h以内的胃出血,最常见的原因是
   A. 凝血障碍
   B. 吻合口张力过高
   C. 术中止血不确切
   D. 吻合口感染
   E. 吻合口黏膜脱落坏死

4. 患者,女,27岁,体重65 kg。因工作不慎受伤,急性失血1 000 ml,经手术止血、补液处理后,现脉搏90次/分,血压105/70 mmHg,Hb 110 g/L,患者家属强烈要求输血。此时医生应
   A. 输全血200 ml
   B. 输红细胞悬液1 U
   C. 输血浆200 ml
   D. 输洗涤红细胞1 U
   E. 暂不输血,继续观察

5. 关于血胸的治疗,下列选项错误的是
   A. 挫伤的肺应根据情况做肺段或肺叶切除
   B. 进行性血胸应开胸探查
   C. 少量血胸可保守治疗
   D. 胸腔中量以上积血应早期胸膜腔穿刺或闭式引流
   E. 凝固性血胸应在出血停止数天内开胸

清除血块

6. 下列哪项操作不是术中出血的常见止血方式?
   A. 药物止血
   B. 压迫止血
   C. 电凝止血
   D. 结扎止血

7. 在缝合时,以腹部皮肤缝合为例,针距为
   A. 1 cm
   B. 2 cm
   C. 3 cm
   D. 4 cm

8. 肠管吻合时,针距和边距均为
   A. 0.1 cm
   B. 0.2 cm
   C. 0.3 cm
   D. 0.4 cm

9. 以下不是皮内缝合的优点的是
   A. 表面不留缝线
   B. 瘢痕较小
   C. 缝合可间断拆线
   D. 切口创伤小

10. 以下不是器械打结的优点的是
    A. 可节省缝线
    B. 节省穿线时间
    C. 适用于较深组织的缝合
    D. 适用于较浅组织的缝合

参考答案

1. C 2. E 3. C 4. E 5. A 6. A 7. A
8. C 9. C 10. D

第二十四章

换药与拆线

换药术

一、目的

（1）观察伤口的愈合情况和变化。

（2）清洁伤口、清除伤口内分泌物、异物或坏死组织、通畅引流、控制感染，促进伤口愈合。

（3）保护伤口，避免再损伤。

（4）预防及控制伤口继发性感染。

二、适应证

（1）术后无菌伤口，如无特殊反应，3～5天后第1次换药。

（2）伤口有血液或液体流出，需换药检查并止血。

（3）感染伤口，分泌物较多。每天换药。

（4）新鲜肉芽创面，隔1～2天换药。

（5）严重感染或置引流的伤口及粪瘘等，应根据引流量的多少决定换药的次数。

三、禁忌证

无绝对禁忌证。

四、术前准备

1. 患者准备

（1）采取舒适体位，暴露切口。

（2）注意保暖，避免着凉。

（3）如伤口较复杂或疼痛较重，应适当给予镇痛或镇静药物以取得患者的配合。

2. 物品准备

（1）治疗车上载有以下物品：①换药包：内含治疗碗（盘）2个，有齿、无齿镊各1把或血管钳2把，手术剪1把。②换药物品：2.5％碘酊和75％酒精棉球或0.5％聚维酮碘棉球、生理盐水棉球、根据伤口所选择的敷料、胶布卷、无菌手套。

（2）其他物品如引流物、注射器、棉签。根据伤口需要酌情备用胸、腹带及绷带及穿刺针等。

（3）所有物品注意有效期及消毒效果。

（4）物品准备原则：用物适量，避免浪费；先干后湿；先无色后有色；先低浓度后高浓度；先用后取，后用先取。

3. 操作者准备

（1）了解情况：了解伤口情况，对操作过程中可能出现的状况做出评价。

（2）医患沟通：告知患者换药的目的、操作过程及可能出现的情况以配合操作。

（3）决定顺序：多个换药操作的先后原则为先无菌，后感染；先缝合，后开放；先一般，后特殊。

（4）换药地点：根据患者身体状态和伤口情况，选择在病房或处置室内进行。

（5）无菌准备：戴帽了、口罩，七步洗手法洗手。

五、操作步骤

（1）暴露伤口：用手取下外层敷料(勿用镊子)，将敷料内面向上放在弯盘中，再用镊子揭去紧贴创口的内层敷料，揭除敷料的方向与伤口方向平行。如内层敷料与伤口粘连，应先用盐水浸湿后再揭去，以免损伤肉芽组织或引起创面出血。

（2）观察伤口：观察伤口有无红肿、出血，有无分泌物及其性质，注意创面皮肤、黏膜、肉芽组织的颜色变化。

（3）清理伤口：用两把镊子操作，一把接触伤口，相对有菌，处于较低位置；另一把用于从换药碗中夹取无菌物品，相对无菌，处于较高位置。操作过程中注意两把镊子不能互换或相互接触。先用0.5%聚维酮碘棉球自内向外(化脓创口则由外向内擦拭)消毒伤口周围皮肤两遍，范围距伤口周围5 cm，第2遍范围略小于第1遍。然后用盐水棉球清洁创面并吸去分泌物。根据不同伤口情况，适当放置或更换引流物(纱布、凡士林纱布条、皮片或引流管)。

（4）包扎伤口：伤口覆盖无菌干纱布，纱布覆盖应达伤口周围3 cm左右，无渗出者放4~8层(1~2块)纱布，如创面广泛、渗液多，可加用棉垫。以胶布粘贴固定，粘贴方向应与肢体或躯体长轴垂直，尽可能与皮纹平行。关节部位胶布不易固定时可用绷带包扎。

（5）协助患者穿衣、盖好被子，返回病室。按规定处理污物、洗手。特殊感染者敷料应特殊处理，器械按特殊灭菌处理。

（6）做换药后记录。

六、注意事项及常见问题

（1）严格执行无菌操作技术。凡接触伤口的物品，均须无菌，防止污染及交叉感染。各种无菌棉球及敷料从容器中取出后，不得放回。污染的敷料须放入污物桶内，不得随便乱丢。

（2）换药时态度要和蔼，动作要轻柔、迅速，关心体贴患者，避免暴露不必要的部位，避免过久暴露创面。冬季应注意患者的保暖，尽量减少患者在换药中的痛苦。

（3）特殊感染伤口的换药如气性坏疽、破伤风、铜绿假单胞菌等感染伤口，应在最后换药或指定专人负责。换药时必须严格遵守隔离处理的原则，除必要物品外，不带其他物品。用过的器械要专门处理，敷料要深埋或焚毁。

拆线术

一、目的

（1）不论愈合切口或感染切口，所有皮肤缝线作为异物均需在适当的时间被剪除。

（2）手术切口发生某些并发症时(切口化脓性感染、皮下血肿等)拆除切口内缝线，便于充分引流，去除线段异物。

二、适应证

（1）无菌手术切口，局部及全身无异常表现，已到拆线时间，切口愈合良好者。面颈部切口4~5天拆线，下腹部、会阴部6~7天，胸部、上腹部、背部、臀部7~9天，四肢10~12天，近关节处和减张缝合切口14天拆线。

（2）术后切口有红、肿、热、痛等明显感染者，应提前拆线进行引流。

三、禁忌证

有下列情况应延迟拆线：

（1）严重贫血、消瘦，轻度恶病质者。

（2）严重失水或水电解质紊乱尚未纠

正者。

(3) 老年体弱及婴幼儿患者切口愈合不良者。

(4) 伴有呼吸道感染,咳嗽没有控制的胸、腹部切口。

(5) 腹内压增高,大量腹水等。

(6) 切口局部水肿明显且持续时间较长者。

(7) 有糖尿病史者。

(8) 服用糖皮质激素者。

四、准备工作

1. 患者准备

(1) 采取舒适体位,暴露切口。

(2) 注意保暖。避免着凉。

(3) 如切口较复杂或疼痛较重,应适当给予镇痛或镇静药物以取得患者的配合。

2. 物品准备

(1) 拆线包内含治疗碗(盘)2个,有齿、无齿镊各1把或血管钳2把,拆线剪1把。

(2) 其他物品:2.5%碘酊和75%乙醇棉球或0.5%聚维酮碘棉球,生理盐水棉球,根据切口选择敷料和胶布卷。

(3) 所有物品注意有效期及消毒效果。

3. 操作者准备

(1) 了解情况:了解切口情况,对操作过程可能出现的状况做出评价。

(2) 医患沟通:告知患者拆线的目的、操作过程及可能出现的情况,使其配合操作。

五、操作步骤

(1) 消毒:取下切口上的敷料,用0.5%聚

维酮碘棉球由内至外消毒切口及周围皮肤5 cm,共两遍,第2遍范围略小于第1遍。

(2) 剪线:用镊子夹起线头轻轻提起,把埋在皮内的线拉出针眼之外1～2 mm,将拆线剪有凹槽一侧尖端插进线结下空隙,紧贴皮肤,在由皮内拉出的部分将较短一侧线的缝线剪断。

(3) 拉线:将缝线沿靠近切口方向拉,动作要轻柔,如向对侧强拉可能因张力原因使切口被拉开。

(4) 用0.5%聚维酮碘棉球再次消毒皮肤一遍,覆盖敷料,胶布固定或包扎。

六、术后处理

嘱咐患者短时间内不要剧烈运动,防止伤口裂开。

七、注意事项及常见问题

(1) 根据患者身体状态和切口情况,选择在病房或处置室内进行拆线。

(2) 拆线过程中避免皮肤外的线段经过皮下而增加感染的机会。

(3) 对于切口长、局部张力高、营养情况较差以及有其他不利于切口愈合因素的患者,在到了常规拆线时间时,可先间断拆去一半的缝线,其余缝线可在1～2天后拆除。这样既减轻了延迟拆线造成的皮肤针眼瘢痕,又能确保切口的安全愈合。

(4) 拆线后6～8周内避免剧烈活动,以免形成的张力对切口产生不良影响;老年、体弱和服用皮质激素者拆线要延后。

测 试 题

1. 患者男,30岁,因车祸致头部外伤,在门诊　手术缝合。门诊医师告知该患者拆线时间

应为术后
A. 4～5 天
B. 6～7 天
C. 7～9 天
D. 10～12 天
E. 14 天

2. 男性,20 岁。左侧阴囊有坠胀感,站立时患侧阴囊及睾丸低于右侧,阴囊表面可见扩张、迂曲之静脉。医师查体见阴囊有蚯蚓团状软性包块,平卧可使症状减轻或消失。进行精索静脉曲张术后,恢复良好,拆线时间应为术后
A. 4～5 天
B. 6～7 天
C. 7～9 天
D. 10～12 天
E. 14 天

3. 女,30 岁。平素体健,甲状腺腺瘤切除术后换药,切口无红肿,手术切口拆线时间段应是术后
A. 6～7 天
B. 2～3 天
C. 10～12 天
D. 7～9 天
E. 4～5 天

4. 急性腹膜炎患者,急症手术后于右下腹放置烟卷式引流条一根,下列处理措施中正确的是
A. 放置 1～2 天后即可拔除
B. 每次换药时旋转拔出约 1～2 cm,术后 1～2天即可拔除
C. 每次换药时旋转拔出约 1～2 cm,术后 3～5天即可拔除
D. 视引流情况,至术后 6～7 天方可拔除
E. 术后 1 周方可拔除

5. 下腹部、会阴部拆线时间为

A. 4～5 天
B. 6～7 天
C. 7～9 天
D. 10～12 天
E. 14 天

6. 头、面、颈部拆线时间为
A. 4～5 天
B. 6～7 天
C. 7～9 天
D. 10～12 天

7. 下列情况不需要延迟拆线的是
A. 严重贫血、消瘦、轻度恶病质者
B. 严重失水或水电解质紊乱尚未纠正者
C. 老年患者或者幼儿
D. 伤口出现缝线反应

8. 患者李某,男,55 岁,腰椎 4～5 椎间盘突出,行手术治疗,患者拆线时间应为
A. 4～5 天
B. 6～7 天
C. 7～9 天
D. 10～12 天

9. 患儿,10 岁,胫骨中上段慢性骨髓炎,一般情况好,体温不高,局部有流脓窦道,X 线片有 4 cm 长整段死骨,周围有不连续包壳。当前的主要治疗是
A. 手术摘除死骨,肌瓣填塞消灭无效腔
B. 手术摘除死骨,填入庆大霉素,3 周后取出,松质骨植入
C. 手术摘除死骨,植入细塑料管,每日经管滴入抗生素
D. 患肢长腿石膏管型固定,开窗换药
E. 局部换药,保持引流通畅

10. 一阑尾炎穿孔并弥漫性腹膜炎患者,急症手术后于右下腹放置烟卷式引流条一根,下列处理措施中正确的是

A. 放置 1~2 天后即可拔除

B. 每次换药时旋转拔出约 1~2 cm,术后
1~2天即可拔除

C. 每次换药时旋转拔出约 1~2 cm,术后
3~5天即可拔除

D. 视引流情况,至术后 6~7 天方可拔除

8. C　面颈部切口 4~5 天拆线,下腹部、会阴
部 6~7 天,胸部、上腹部、背部、臀部 7~9
天,四肢 10~12 天,近关节处和减张缝合切
口 14 天拆线。

9. D　10. C

参考答案

1. A　**2.** B　**3.** E　**4.** C　**5.** B　**6.** A　**7.** D

第二十五章

清创缝合术

一、目的

清创缝合术是经过清洗、切除失活组织，清除伤口内血块、异物等措施，使污染伤口变为清洁伤口，以利于组织修复，争取达到一期愈合。

二、适应证

受伤后且伤口受到污染者。

三、禁忌证

无体表创伤者。

四、术前准备

松节油或汽油、肥皂水、毛刷、剪刀、剃须刀、生理盐水、过氧化氢（双氧水）、0.1%苯扎溴胺、纱布块、碘酊和乙醇棉球、卵圆钳、换药碗或弯盘、治疗巾、手术刀、手术剪、手术镊、血管钳、持针器、缝针、缝线、无菌手套、注射器、1%普鲁卡因、绷带、胶布等。

五、操作步骤

1. 清洗伤口

（1）操作者戴帽子和口罩，洗手、戴无菌手套。患者取舒适体位，暴露创伤部位。伤口暂用无菌纱布覆盖，用肥皂水或松节油等除去污垢油腻，再用生理盐水清洗伤口周围皮肤，剃除毛发。注意勿让冲洗液流入伤口，以免加重伤口污染。

（2）常规麻醉后，除去覆盖伤口的敷料，依次用生理盐水、3%过氧化氢冲洗伤口，然后再用生理盐水冲洗伤口，伤口深者可加压冲洗，尽量清除浅层可见的异物和脱落的组织碎屑，再用干敷料拭干。

2. 皮肤消毒　术者更换手套，常规消毒伤口周围皮肤和铺无菌巾。

3. 清理伤口　由浅入深仔细检查伤口各层组织，清除血凝块和异物、切除失活组织。皮肤尽量保留，仅做皮缘修整，去除无骨膜的游离小骨片，大块的游离骨片清洗后放回原处。彻底止血，再次用3%过氧化氢和生理盐水反复冲洗伤口。

4. 修复组织皮肤　重新消毒、铺巾，更换手术器械和无菌手套，进行修复。不重要血管损伤可结扎，重要血管损伤可行修补、缝合、吻合或移植。

5. 缝合　按组织解剖层次一期缝合伤口，留有死腔时放置合适的引流物。污染严重可能出现感染者，只缝合深部组织，2~4天后再行皮肤缝合。

六、术后处理

清创后创面用无菌纱布或棉垫覆盖，或加

压包扎,注意包扎时松紧度适中。

七、注意事项及常见问题

(1) 清创术前需要综合评估病情,如有颅脑伤或胸、腹严重损伤,或已有轻微休克迹象者,需要及时采取综合治疗措施。

(2) 清创愈早,效果愈好,应尽可能在伤后6～8 h内进行,但要根据具体情况而定。局部血液循环丰富、早期处理得当的伤口,时间可适当延长至伤后12 h。头皮由于抗感染和愈合能力强,时间可适当延长至伤后24 h甚至72 h。

(3) 清创时既要彻底切除失活组织,又要尽量保留有活力的组织。异物须彻底清除,深筋膜须充分切开,有效解除深层组织张力。切除污染创面时,应由外向内、由浅入深,并防止切除后的创面再污染。

(4) 关节等重要部位的皮肤缺损尽可能予以修复。

(5) 组织缝合时注意避免张力过大,以免造成伤口缺血、坏死。

(6) 操作时应严格无菌操作,术后常规给予破伤风抗毒素或破伤风免疫球蛋白,并根据伤情给予合适的抗生素预防感染。

(7) 引流物在24～48 h后,按分泌物的质与量决定是否取出、更换敷料。

测 试 题

1. 开放性伤口清创缝合的时限一般为
   A. 6～8 h
   B. 8～12 h
   C. 13～20 h
   D. 24 h 左右

2. 小腿中下段火器伤初期处理时不正确的措施是
   A. 要做全身检查
   B. 使用破伤风抗毒素血清
   C. 清创后缝合伤口
   D. 输血补液
   E. 给予有效的抗生素

3. 面颊部开放性损伤后12 h,局部的处理宜
   A. 按感染伤口对待,只换药不清创
   B. 清创后不缝合
   C. 清创后延期缝合
   D. 换药观察后,延期缝合
   E. 清创后一期缝合

4. 患者,男,21岁。右大腿刀刺伤18 h,刀口

处红肿,有渗出液。目前最佳的治疗措施是
   A. 抗生素治疗
   B. 局部固定
   C. 理疗
   D. 清理伤口后换药

5. 头皮裂伤后,清创一期缝合伤口内不置引流的时限可放宽至伤后
   A. 8 h
   B. 12 h
   C. 24 h
   D. 48 h
   E. 72 h

6. 手部创口清创处理,一般不迟于
   A. 8 h
   B. 9 h
   C. 10 h
   D. 11 h
   E. 12 h

7. 男,40 岁,不慎右小腿被手榴弹炸伤 1 h,包扎后就诊。查体:右小腿后不规则伤口长 4 cm,肌肉破损、渗血,有弹片污染,宜采取的处理方法是

A. 洗伤口、止血加压包扎

B. 消毒、探查伤口后包扎

C. 清创、引流、缝合伤口

D. 清创、引流后延期缝合

E. 清创、缝合伤口

8. 临床在清创开放性伤口的过程中,一般常用的消毒液体是

A. 生理盐水

B. 84 消毒液

C. 聚维酮碘

D. 液状石蜡

9. 处理头部创伤时,必须遵循的外科原则是

A. 头皮下出血点必须一一结扎

B. 尽量切除可能污染的头皮创缘组织

C. 伤口一律全层缝合

D. 大块的头皮缺损只能留作二期处理

E. 清创术应争取在 8 h 内进行,一般不得超过 24 h

10. 关于手部皮肤切割伤的处理,下列不正确的是

A. 清创术应在伤后 6~8 h 内进行

B. 最好在止血带下进行清创

C. 切除皮缘宁多勿少,以防感染

D. 创口应力争行一期闭合

E. 伤后超过 24 h,可行二期处理

参考答案

1. B **2.** C **3.** E **4.** D **5.** E **6.** A **7.** D **8.** C **9.** E **10.** C

第二十六章

开放性伤口的处理

一、目的

开放性损伤不论平时或战时都较多见,因伤口多有污染,如处理不及时或不当,易发生感染,影响愈合和功能恢复,严重者可造成残废甚至危及伤员的生命。为了减少感染,需进行一定的处理。该操作可以尽量减少伤口的污染,为以后康复奠定基础。

二、适应证

受伤部位的内部组织(如肌肉、骨头等)与外界相通的损伤。

三、禁忌证

无特殊禁忌证。

四、术前准备

消毒钳、持针器、镊子、缝合线、三角针、剪刀、外用生理盐水、75%酒精、过氧化氢(双氧水)、消毒纱布、棉垫、三角巾、止血带、无菌敷料、绷带、夹板、胶布等。

五、操作步骤

1. 伤口的止血包扎

(1)压迫包扎法:适用于毛细血管出血和较小的静脉出血。尽可能抬高伤肢,以无菌敷料覆盖伤口,再用绷带或布带加压包扎。必要时可将手掌放在敷料上均匀加压,一般 20 min 后即可止血。

(2)止血带法:适用于四肢动脉出血。

①乳胶带止血带:在扎止血带前,抬高患肢,在出血部位近心端处扎止血带,将其环绕肢体 2～3 周,以阻止动脉血流为度,并固定好末端。

②充气止血带或血压表束带:放在出血部位的上端,成人压力为 250～300 mmHg(33.3～19.9 kPa),儿童为 150～200 mmHg(20～26.6 kPa)。

③抢救现场亦可用三角巾、宽布带、毛巾等作为止血带使用。

(3)如有骨折应用夹板固定损伤部位的上下两个关节。

2. 清创术

(1)清洗:根据损伤部位、程度选择适当的麻醉方法,用无菌纱布覆盖创口,剃除创口周围毛发,清除油污等。用肥皂水刷洗创口周围皮肤,然后用生理盐水反复冲洗干净,除去创口上纱布,再用生理盐水或聚维酮碘冲洗创口,以无菌纱布拭干创口及周围皮肤,常规消毒铺巾。

(2)清创:详细检查伤口,去除创口内异物及血凝块,切除无生机的皮肤、脂肪、肌肉组织并剥离骨膜的碎骨片,修剪创缘皮肤 1～2 mm,使创缘整齐。注意严格止血。

(3)缝合:再次冲洗创口及消毒皮肤,重新铺巾,更换器械和术者手套,再行修复可能损伤的肌腱、神经、重要血管等深部组织,并缝合伤口。

六、术后处理

(1)对有骨与关节损伤,血管、神经、肌腱伤修复术后和植皮术后的患者,均应用石膏固定肢体。

(2)维持适当体位,如伤肢适当抬高,以减轻肿胀,胸腹部脏器伤术后取半卧位等。

(3)抗生素与破伤风抗毒素的作用:继续应用有效的广谱抗生素。对未注射过破伤风类毒素,伤后又未注射过破伤风抗毒素者,应补充注射破伤风抗毒素1 500~3 000单位。

(4)密切观察全身情况,预防及治疗并发症。

(5)密切观察伤肢血液循环及伤口情况,注意预防伤口感染和继发性出血。

七、注意事项及常见问题

(1)止血带不可过窄、过细,要松紧适宜,以出血停止、远端动脉搏动消失为准。

(2)止血带不可直接扎在皮肤上,扎止血带的相应部位应垫以三角巾、毛巾、衣服等衬垫。

(3)正确选择扎止血带部位。止血带应扎在伤口的近端,不强调上下肢的标准部位(即高位),可减少许多的组织缺血、坏死。

(4)每1 h放松止血带1~2 min,手指扎止血带不能超过20 min,放松止血带期间局部应加压包扎止血。扎止血带时间最长不得超过3 h。

测 试 题

1. 开放性骨折的处理正确的是
   A. 用毛刷洗刷创口内污染的骨质
   B. 失去活力的大块肌肉组织可以部分保留
   C. 已污染的骨膜应完全切除
   D. 游离、污染的小骨片应该去除
   E. 不能切除创口的边缘

2. 患者王某,男,8岁,胫骨上端骨折,当选用夹板固定时,夹板应固定在
   A. 膝关节
   B. 踝关节
   C. 髋关节
   D. 膝关节与踝关节

3. 充气止血带或血压表束带放在出血部位的上端,成人压力为250~300 mmHg(33.3~19.9 kPa),儿童一般为

   A. 50~100 mmHg
   B. 100~150 mmHg
   C. 150~200 mmHg
   D. 200~300 mmHg

4. 感染伤口的最佳处理方法是
   A. 彻底清创后不予缝合
   B. 清创后一期缝合
   C. 清创后延期缝合
   D. 加强伤口换药
   E. 外敷药膏治疗

5. 患者,男,30岁。右大腿刀刺伤14 h,伤口红肿明显,并有渗出液。预防伤口感染的主要措施是
   A. 充分引流
   B. 及时、彻底清创
   C. 伤口内用碘酒、酒精消毒

D. 伤口尽量缝合

E. 大剂量抗生素

6. 患者女性,30岁,乘务员,因飞机座位上方行李滑下,面部皮肤被拉链搭扣划开12 h,检查左面颊皮肤全层裂开约2.5 cm,有血痂。该患者面颊部伤口的处理原则是

A. 伤口清创不缝合

B. 清创后延期缝合

C. 清创后一期缝合

D. 不清创,伤口处理后换药

E. 伤口内应用抗生素

7. 对开放性骨折最基本而重要的处理方法是

A. 早期复位及内固定后缝合伤口

B. 早期复位及缝合伤口后外固定

C. 早期彻底清创缝合及适当固定

D. 早期复位及内固定,应用抗生素预防感染

E. 早期彻底清创缝合,应用抗生素预防感染

8. 患者男,不慎从二楼坠落致骨盆骨折及左股骨下段开放性骨折,伤口大量出血,现场急救首先应

A. 输液补充血容量

B. 止血

C. 骨折复位

D. 骨折临时固定

E. 止痛

9. 有污染的开放性伤口12 h彻底清创,伤口应采取

A. 一期缝合

B. 延期缝合

C. 部分缝合

D. 缝合后理疗

10. 受伤24 h的膝关节开放性伤口,应采取

A. 清创及一期缝合

B. 清创及延期缝合

C. 清创后不予缝合

D. 无须缝合

参考答案

1. D

2. D 骨折应用夹板固定损伤部位的上、下两个关节。

3. C 4. D 5. B 6. C 7. C 8. B 9. B

10. A

第二十七章

脓肿切开引流术

一、目的

使脓液排出,达到缓解症状、消除炎症的目的。

二、适应证

(1) 表浅部脓肿,扪及有波动感者。
(2) 深部脓肿诊断性穿刺有脓液抽出者。

三、禁忌证

有脓肿尚未化脓者。

四、术前准备

1. 物品准备　脓肿切开引流包,治疗盘内盛:1%～2%普鲁卡因、无菌手套、皮肤消毒液(碘酊、乙醇)、棉签、纱布数块。

2. 人员准备　患者取舒适的体位,暴露脓肿部位。洗净局部皮肤,需要时应备皮。操作者戴帽子和口罩,戴无菌手套,局部皮肤常规消毒后,铺无菌巾。

五、操作步骤

(1) 在波动感最明显处切开,长度与脓腔大小相似。如脓腔较大或较深,可做两个切口,以便施行对门引流。

(2) 切开脓肿表面的各种组织,达到脓肿壁,用尖刀切一小口,再用血管钳插入脓腔,撑开血管钳,扩大创口,排出脓液,并伸示指入脓腔探查,如为多房性脓肿,则分开其纤维间隔,确保引流通畅。

(3) 将生理盐水纱布条或凡士林布条放入腔底,并轻轻折叠充填脓腔,纱条尾部留在切口外,大脓腔或多房性脓腔可放多个引流条。对深部脓肿,首次充填引流条要稍紧,以便压迫止血和扩大引流口。术后用厚敷料覆盖,并用橡皮膏或绷带固定。

六、术后处理

术后第2日换药,松动脓腔内引流。以后每次换药时,根据脓液减少情况逐步拔出引流条,并剪除拔出部位,直至完全拔出为止。

七、注意事项及常见问题

(1) 切口一般取与皮纹平行方向,要足够大。

(2) 术中遇到有出血点应结扎止血,特别是动脉性出血更应注意。分离脓腔及扩大创口时可引起炎性组织渗血,如无具体出血点,可用引流条加压充填止血。

(3) 切开关节附近的脓肿时,应尽量远离关节,以免术后形成瘢痕,影响关节活动。关节腔内积脓,切口应选利于术后关节活动的方向。

(4) 对不易找到脓腔的深部脓肿,可用长针试行穿刺,抽得脓液,留针指示切开方向。抽脓液不可太多,以免脓腔缩小,增加手术困难。

(5) 切开深部脓肿时,应用拉钩充分拉开切口,在直视下操作,避免损伤重要的血管、神经。

(6) 术后应用抗生素及止痛药物。

(7) 敷料浸透后,应立即更换。2 天后更换引流条。将引流条缓缓取出,用生理盐水棉球清除脓腔内及切口周围的脓液,再根据脓液的性状或细菌培养和药敏试验,选用抗菌引流纱布条。将其轻轻放入脓腔底,以杀灭脓腔内细菌或抑制细菌生长繁殖,防止创道过早闭合和积聚脓液。

(8) 记录放入大脓腔或深部脓腔的引流物数目,换药时清点,以免遗留在脓腔内。

测 试 题

1. 患者男性,8 岁,额部多发性疖肿,未治疗,红肿扩大,弛张性高热。4 天后臀部皮下发现一肿块,疼痛,压痛明显,且有波动感,治疗方案为
   A. 醇浴退热
   B. 额部疖肿换药
   C. 臀部脓肿切开引流及抗生素治疗
   D. 加强营养,增强抵抗力
   E. 综合应用多种抗生素

2. 下列不可以作为脓肿术后常用引流条的是
   A. 生理盐水纱布条
   B. 棉垫所切割布条
   C. 凡士林纱布条
   D. 无菌橡皮条

3. 下列切口不宜放置纱条引流的是
   A. 腹壁切口感染
   B. 脓性指头炎切开
   C. 掌中间隙脓肿切开
   D. 体表脓肿切开
   E. 乳腺癌改良根治术

4. 男性,42 岁,患十二指肠溃疡,择期行经上腹正中切口行胃大部切除术,并置切口内乳胶片引流。一般拔除引流片的时间为

A. 术后 1～2 天
B. 术后 3～4 天
C. 术后 5～6 天
D. 术后 7～8 天
E. 术后 9～10 天

5. 患者做肛管直肠周围脓肿切开引流术后,最有可能出现
   A. 痔
   B. 肛瘘
   C. 大便失禁
   D. 肛门狭窄
   E. 肛裂

6. 患者殷某,男,23 岁,大腿内侧有一良性脓肿,在适宜时机切开引流时,采用的麻醉方式为
   A. 局麻
   B. 全麻
   C. 半麻
   D. 腰麻

7. 乳房脓肿切开引流处理错误的是
   A. 可以做对口引流
   B. 应做放射状切开
   C. 切开乳管充分引流

D. 乳晕下脓肿应沿乳晕边缘做弧形切口

8. 乳房表浅脓肿切开引流,最佳切口应选择为
   A. 轮辐状切口
   B. 横切口
   C. "+"切口
   D. "++"切口

9. 患者,女,30岁。背部肿块红、肿、疼痛3天,寒战,发热39℃。查体:背部肿块3 cm×5 cm,触之有波动感,给以局部引流和全身应用抗生素后,仍有寒战、高热,最合适的治疗措施是
   A. 局部理疗
   B. 局部再次清创扩大引流
   C. 寻找有无其他感染病灶
   D. 使用抗真菌药物治疗
   E. 加用肾上腺皮质激素

10. 患者男,30岁。发热、右大腿肿痛8天,体

温达39.2℃。查体:右大腿外侧肿、压痛,诊为肌肉内感染。其临床上切开引流的指征是
   A. 局部压痛明显
   B. 肿痛加剧
   C. 白细胞计数增高
   D. 局部穿刺有脓液

参考答案

1. C
2. B　手术后常用的引流分为引流条引流和引流袋引流,若引流条为自制,切记需保持无菌,常用的有生理盐水纱布条、凡士林纱布条、橡皮条。
3. E　4. A　5. B
6. A　局部脓肿切开引流术采用局部麻醉即可,若脓肿体积较小,也可不采用麻醉,结合具体病情,无须采用半麻、腰麻、全麻。
7. C　8. A　9. C　10. D

第二十八章

体表肿物切除术

一、目的

(1) 诊断作用：明确体表肿物的性质。

(2) 治疗作用：切除肿瘤以解决肿瘤引起的局部压迫或不适等情况，特殊部位手术如面部等可满足患者对美容效果的要求。

二、适应证

全身各部位的体表肿物如皮脂腺囊肿、表皮样囊肿、皮样囊肿、腱鞘囊肿以及一些体表良性肿瘤。如：脂肪瘤、纤维瘤、血管瘤(注意：皮脂腺囊肿不是肿瘤，属于皮脂腺潴留性囊肿；表皮样囊肿、皮样囊肿、腱鞘囊肿等也同样不是肿瘤，只能称为体表肿物)。

三、禁忌证

(1) 全身出血性疾病患者。

(2) 肿物周围皮肤感染患者。

四、术前准备

1. 患者准备

(1) 采取舒适体位，暴露手术部位。

(2) 术区皮肤清洁、剃毛。

(3) 告知需要配合的事项，操作过程中如有不适，及时报告。

2. 物品准备

(1) 小切包：包括治疗盘、治疗碗、消毒巾、刀片、刀柄、小血管钳、组织钳、有齿镊、组织剪、3-0号线、中圆针、角针、持针器、纱布、弯盘等。

(2) 消毒物品：0.5%聚维酮碘或2.5%碘酊和75%乙醇。

(3) 局麻药物：2%利多卡因10 ml。

(4) 其他物品：5 ml注射器1个，无菌手套2副，标本瓶1个，90%乙醇或5%甲醛溶液(福尔马林)，生理盐水，标记笔，胶布等。

(5) 所有物品注意有效期及消毒效果。

3. 操作者准备

(1) 向患者解释操作的目的、过程及可能的风险，取得患者和家属的理解，签署手术知情同意书。

(2) 测量患者生命体征及了解术前辅助检查情况，明确有无手术禁忌证。

(3) 掌握体表肿物切除操作相关知识、并发症的诊断与处理。

(4) 戴帽子、口罩，七步洗手法洗手。

(5) 双人配合完成操作。

五、操作步骤

1. 体位　根据患者体表肿物部位取最佳暴露及患者舒适体位。

2. 标记切口　特殊部位可用甲紫(龙胆紫)进行切口标记。

3. 消毒铺单

（1）术者准备消毒，助手协助在两个消毒小杯内分别倒入适量聚维酮碘。

（2）消毒范围以切口标记线为中心，半径15 cm范围，由内向外消毒手术区域两遍，第2遍范围略小于第1遍。

（3）术者洗手，戴无菌手套，铺无菌洞巾，洞巾中心对准切口部位。

4. 麻醉　沿表浅肿瘤周围皮下，用2%利多卡因做局部浸润麻醉，皮肤切口线可加用皮内麻醉。

5. 切除肿瘤

（1）切开皮肤，用组织钳将一侧皮缘提起，用剪刀沿肿瘤或囊肿包膜外做钝性和锐性分离。

（2）同样方法分离肿瘤或囊肿的另一侧及基底部，直到肿瘤或囊肿完全摘除。若分离时不慎剥破囊肿，应先用纱布擦去其内容物，然后继续将囊肿完全摘除。如果是腱鞘囊肿，需将囊肿连同其茎部的病变组织以及周围部分正常的腱鞘彻底切除，以减少复发机会。

（3）记录肿物位置、外形、大小、硬度、性质及与周围组织粘连情况等，将标本置于甲醛溶液中，送病理检查。

六、术后处理

缝合切口，根据不同部位选取适宜的手术缝线及缝合方法，除肿物较大、较深或合并炎症外，一般不放置引流。

七、注意事项及常见问题

（1）切口选择应根据肿瘤大小不同而采用梭形或纵向切口(应平行皮纹方向，避开关节等部位)。

（2）标本送病理检查。若切除的肿物病检为恶性，需再次手术扩大切除范围，或行相关后期治疗。

（3）并发症及处理。① 出血：如出血较少，可以加压包扎止血；如出血较多，需再次手术止血。② 感染：需要局部换药，有时需要伤口引流及使用抗生素。

测　试　题

1. 男性，35岁，肛周持续性剧烈疼痛2天，局部有肿物突出，无便血。查体：肛周1.0 cm直径的肿物，呈暗紫色，表面光滑，水肿，质硬有触痛。该患者最可能的诊断是

A. 肛裂前哨痔

B. 直肠肛管黑色素瘤

C. 内痔脱出嵌顿

D. 血栓性外痔

E. 混合痔

2. (接上题)对该患者正确的处理方法是

A. 肿物切除活检

B. 肿物还纳

C. 剥离痔内血栓

D. 胶圈套扎

E. 保守治疗

3. 下列属于恶性肿瘤的是

A. 脂肪瘤

B. 纤维瘤

C. 血管瘤

D. 白血病

4. 下列不是体表肿物切除的禁忌证的是

A. 全身出血性疾病

B. 肿物周围皮肤感染

C. 周围皮肤有溃疡

D. 有高血压病史

5. 小切包不包括下列的医用物品是
- A. 治疗盘、治疗碗、消毒巾、刀片、刀柄
- B. 小血管钳、组织钳、有齿镊、组织剪、3－0 号线
- C. 中圆针、角针、持针器、纱布
- D. 三棱针、5 号针灸针

6. 手术消毒物品不包括
- A. 0.5％聚维酮碘
- B. 2.5％碘酊
- C. 84 消毒液
- D. 75％酒精

7. 手术消毒时，范围以切口标记线为中心，半径范围为
- A. 5 cm
- B. 8 cm
- C. 15 cm
- D. 30 cm

8. 皮肤表浅层有一良性肿瘤，需采用周围皮下 2％利多卡因做浸润麻醉，该麻醉属于
- A. 局部麻醉
- B. 全身麻醉
- C. 腰麻
- D. 下半身麻醉

9. 下列关于切除良性肿瘤的说法错误的是
- A. 切开皮肤，用组织钳将一侧皮缘提起，用剪刀沿肿瘤或囊肿包膜外行钝性和锐性分离
- B. 同样方法分离肿瘤或囊肿的另一侧及基底部，直到肿瘤或囊肿完全摘除
- C. 分离时不慎剥破囊肿，应先用纱布擦去其内容物，然后继续将囊肿完全摘除
- D. 如果是腱鞘囊肿，无须将囊肿连同其茎部的病变组织以及周围部分正常的腱鞘彻底切除，只需清除上部即可

10. 切除肿物后需记录肿物位置、外形、大小、硬度、性质及与周围组织粘连情况等，其中最重要的是
- A. 将标本置于甲醛溶液中，送病理检查
- B. 将标本扔进垃圾桶
- C. 将标本深埋
- D. 将组织按照正规程序销毁

参考答案

1. D　**2.** C　**3.** D　**4.** D　**5.** D　**6.** C　**7.** C
8. A　**9.** D　**10.** A

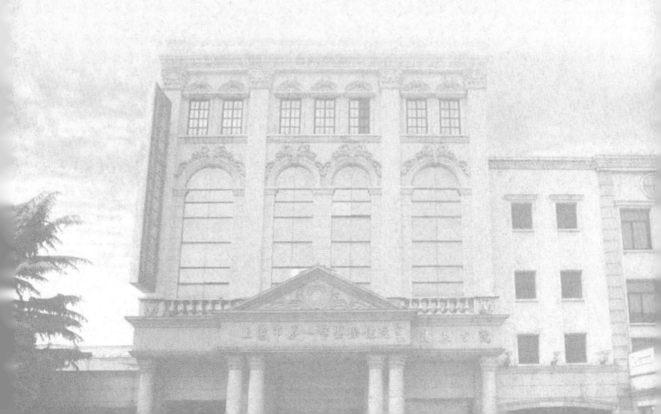

心血管系统

第二十九章

12 导联心电图操作

一、目的

（1）用于鉴别、诊断心律失常。

（2）辅助确定冠状动脉供血不足如心绞痛、心肌梗死及心肌病变等。

（3）急性心包炎、缩窄性心包炎的辅助诊断。

（4）反映心房、心室肥厚、扩大的情况，协助临床诊断。

（5）反映某些内分泌疾病对心肌的影响。

（6）反映药物的影响。

（7）反映电解质紊乱，例如血钾过高、过低等。

二、适应证

（1）胸痛、胸闷、上腹部不适等可疑心肌缺血（各类心绞痛、急性心肌梗死等）及急性肺栓塞。

（2）各类心律失常（遗传性及继发性）。

（3）了解某些药物对心脏的影响，如洋地黄、胺碘酮及其他抗心律失常药物。

（4）了解某些电解质异常对心脏的影响，如高钾、低钙等。

（5）心肌梗死的演变与定位。

（6）手术、麻醉、危重患者抢救等。

（7）心脏起搏器植入前、植入后及随访。

（8）高血压心脏病、先天性心脏病、风湿性心脏病等各种心血管疾病的临床监测、用药观察及随访。

（9）心血管以外其他系统危重症患者的临床监测。

（10）对心脏可能产生影响的疾病，如急性传染病，呼吸、神经、内分泌系统等疾病。

（11）运动医学及航天医学。

（12）正常人群体检。

（13）大面积的皮肤感染、烧伤。

（14）某些全身重症银屑病、中毒性表皮坏死松解症、恶性大疱红斑等。

三、禁忌证

无禁忌证。

四、术前准备

1. 环境准备

（1）注意保护被检者隐私，室内温度不能低于 18℃。

（2）检查床不宜过窄，宽度最好大于 80 cm。

（3）使用交流电源的心电图机必须连接可靠的专用地线。

（4）心电图机电源远离检查床和导联，检查床旁不要摆放电器。

2. 患者准备

（1）在检查之前充分休息，放松肢体，平静呼吸。

(2) 协助患者取平卧位(必要时可采取其他适宜体位或检查需要体位)。

3. 物品准备

(1) 符合国家医疗部门有关医学电子检查设备的标准要求,保证安全性。

(2) 合格的心电图机、外接电缆、导联电缆、探查电极(四肢及胸部)。

(3) 心电图记录纸是否充足。

(4) 导电糊或导电膏、棉签(纱布)、乙醇。

(5) 分规、心电图尺(必要时)、记录笔、报告单。

(6) 检查心电图机工作性能。

4. 操作者准备

(1) 核对申请单,包括患者姓名、年龄、性别、住院号、科室、床号、临床诊断及要求等相关事项。

(2) 向患者耐心解释心电图检查的目的、意义、方法、注意事项和配合要求,消除紧张心理。

(3) 戴帽子、口罩,七步洗手法洗手。

五、操作步骤

皮肤处理和电极安置:

(1) 对电极放置部位皮肤进行清洁或处理。

(2) 连接电极的局部皮肤涂抹导电膏。

(3) 严格按照国家统一标准,准确安放常规 12 导联心电图电极。

① 标准肢体导联:

Ⅰ导联左上肢连接正极,右上肢连接负极;

Ⅱ导联左下肢连接正极,右上肢连接负极;

Ⅲ导联左下肢连接正极,左上肢连接负极。

② 加压单极肢体导联:

aVR 导联右上肢连接正极,左上肢和下肢连接负极;

aVL 导联左上肢连接正极,右上肢和下肢连接负极;

aVF 导联下肢连接正极,右上肢和左上肢连接负极。

③ 肢体导联电极安放为:

红线—右臂,黄线—左臂,

绿线—左腿,黑线—右腿。

④ 胸前导联:

将心电图机的负极与中心电端连接,正极置于胸壁的特定部位,即构成胸前导联。常规胸前导联,根据心脏在胸腔中的位置,$V_1 \sim V_6$ 六个导联探查电极的安放部位分别为:

V_1——胸骨右缘第 4 肋间;

V_2——胸骨左缘第 4 肋间;

V_3——胸骨左缘 V_2 与 V_4 连线的中点;

V_4——左锁骨中线第 5 肋间;

V_5——左腋前线与 V_4 同一水平处;

V_6——左腋中线与 V_4、V_5 同一水平处。

随着心脏病学的进展,又增加了其他胸前导联,如 V_7、V_8、V_9、V_3R、V_4R、V_5R 及心房导联(A 导联)等,其电极安放部位如下:

V_7——左腋后线上与 $V_4 \sim V_6$ 同一水平处;

V_8——左腋后线上与 $V_4 \sim V_7$ 同一水平处;

V_9——左肩胛线上与 $V_4 \sim V_8$ 同一水平处;

V_3R——与 V_3 相对应的右侧胸壁处;

V_4R——与 V_4 相对应的右侧胸壁处;

V_5R——与 V_5 相对应的右侧胸壁处。

描记 V_7、V_8、V_9 导联心电图时,应让患者仍然仰卧,而不应在侧卧位时描记心电图,因此背部需用扁平吸杯电极,或用一次性电极片连接导线进行记录。V_7、V_8 和 V_9 导联主要用于诊断后壁心肌梗死,V_3R、V_4R 和 V_5R 导联用于对右心房肥大、双心室肥大、右束支阻滞或右心室梗死的诊断。女性乳房下垂者,应托起乳房,将 V_3、V_4、V_5 电极安置在乳房下缘的胸壁上。

A 导联(心房导联):正极置于剑突下,负极置于胸骨柄,组成 A 导联。该导联是一种双极导联,重点显示 P 波,主要用于室上性与室性心律失常的鉴别诊断。

六、术后处理

拔掉导联头,用纸抹去导电膏。

七、注意事项及常见问题

（1）室温要保持在 18℃以上，避免患者因寒冷产生肌电干扰。

（2）使用交流电电源的心电图机应连接好地线。

（3）对初次接受心电图检查的患者，应做好解释工作，消除患者的紧张情绪。

（4）检查时解开上衣，取仰卧位，并放松肢体，平静呼吸。

测　试　题

1. 关于心电图的胸前导联的位置，正确的是
   A. V_1 导联位于胸骨左缘第 4 肋间
   B. V_2 导联位于胸骨右缘第 2 肋间
   C. V_4 导联位于第 5 肋间与左侧锁骨中线相交处
   D. V_5 导联位于左腋中线与 V_4 水平线相交处
   E. V_6 导联位于左腋前线与 V_4 水平线相交处

2. 心肌坏死的心电图改变是
   A. ST 段下移
   B. ST 段明显上抬，呈弓背向上的单向曲线
   C. T 波高耸
   D. T 波倒置
   E. 异常深而宽的 Q 波

3. 前间壁心肌梗死特征性心电图改变出现的导联是
   A. V_1、V_2、V_3
   B. V_1、V_2、V_3、V_4、V_5
   C. V_3、V_4、V_5
   D. V_5、Ⅰ、aVL
   E. Ⅱ、Ⅲ、aVF

4. 左心室肥大的心电图诊断标准是
   A. $RV_5+SV_1>4.0\,mV$
   B. $RV_1+SV_5>3.5\,mV$
   C. $RV_5+SV_1>1.2\,mV$
   D. $RV_1+SV_5>1.2\,mV$
   E. 心电轴正常

5. QRS 波群代表的是
   A. 心室肌除极过程
   B. 心房肌除极过程
   C. 心室肌复极过程
   D. 心房肌复极过程
   E. 房室交界区的兴奋性

6. 一度房室传导阻滞时的心电图改变是
   A. P 波增宽$>0.12\,s$
   B. QRS 增宽$>0.12\,s$
   C. PR 间期$\geqslant0.21\,s$
   D. PR 间期$<0.21\,s$
   E. PR 间期逐渐延长

7. 下壁心肌梗死的心电图表现是
   A. Ⅱ、Ⅲ、aVF 导联有病理性 Q 波
   B. V_1、V_2、V_3 有病理性 Q 波
   C. V_4、V_5、V_6 有病理性 Q 波
   D. V_7、V_8 有病理性 Q 波
   E. Ⅰ、aVL 导联有病理性 Q 波

8. 下列关于右心室肥厚的描述，错误的是
   A. $RV_1\geqslant1.0\,mV$
   B. V_1、V_2 呈 R、RS 及 QR 型
   C. V_1 导联 R/S>1
   D. 心电轴右偏
   E. $RV_5\geqslant2.5\,mV$

9. 下列关于胸导联电极的安放,错误的是
   A. V₁导联在胸骨右缘第4肋间处
   B. V₂导联在胸骨左缘第4肋间处
   C. V₃导联在V₂导联与V₄导联连线的中点处
   D. V₄导联在左锁骨中线第5肋间处
   E. V₅导联在左腋中线第5肋间处

10. 下列各项不符合心房颤动的心电图特征的是
    A. P波消失,代之以一系列大小、形态及间距均不等的f波

B. f波频率为250～350次/分
C. QRS波群与窦性QRS波群相同
D. 伴三度房室传导阻滞时,心室率可规整
E. RR间期绝对不规则

参考答案

1. C 2. B 3. A 4. A
5. A QRS波群为左、右心室除极的波,反映左、右心室除极过程中的电位和时间变化
6. C 7. A 8. E 9. E 10. B

第三十章

动态心电图检查

一、目的

长时间连续记录并收集、分析人体心脏在活动和安静状态下心电图变化,提高对非持续性心律失常,尤其是一过性心律失常及短暂心肌缺血发作的检出率。

二、适应证

1. 心律失常

(1) 隐匿性心律失常:短暂的、特定情况下出现的心律失常,常规 ECG 易漏诊,而动态心电图检查(DCG)可以捕捉到短暂的异常心电变化,了解心律失常的起源、持续时间、频率、发生与终止规律,可与临床症状、日常活动同步分析其相互关系。

(2) 快速性心律失常:可进一步了解其发生与终止规律,是否伴有病态窦房结综合征(SSS)或预激综合征(尤其是间歇性)以及其分型。

(3) 缓慢性心律失常:了解其主要表现形式及有无窦房结功能不全。对快-慢综合征,通过 DCG 观测,协助选择抗心律失常药,调整剂量或考虑其他治疗方法,为安装起搏器及类型选择提供客观依据。

(4) 协助判断不同类型异位节律或传导阻滞的临床意义:通过 DCG 监测其发生频率与严重程度,与生活或活动的相应关系,确定治疗方针。

(5) 评价抗心律失常药物的疗效:DCG 是研究评价抗心律失常药物可靠的临床指标。

2. 发现猝死的潜在危险因素 心源性猝死最常见的原因是室速或室颤,发生前常有心电活动不稳的室性心律失常,仅能依靠 DCG 才易发现其发生规律。对有可能发生猝死的二尖瓣脱垂、肥厚性或扩张性心肌病、QT 延长综合征患者,DCG 可及时并比较全面地发现猝死危险因素,有助于及时采取有力治疗措施。

3. 症状的诊断 协助判断间歇出现的症状如胸闷、心悸、眩晕、黑矇或晕厥等是否为心源性。

4. 对缺血性心脏病的诊断 DCG 连续监测 12 导联的 ECG,对心肌缺血的检出率高,还可进行定位诊断,尤其是症状不典型的心肌缺血、心肌梗死或无症状心肌缺血具有无可代替的临床价值。ST-T 改变与时间同步的活动相关分析,有助于判断心肌缺血的类型和选择药物。此外,还能检出心肌缺血时伴随的心律失常类型及频率,以及预测发生心源性猝死的可能性,便于及早采取防治措施。

5. 检测人工心脏起搏器的功能 DCG 可监测患者在活动或休息时的起搏心电图变化,了解起搏器的脉冲发放与感知功能,以及有无心律失常的发生。

三、禁忌证

(1) 胸部皮肤缺损。

(2) 躁动型精神病患者。

四、术前准备

(1) 操作用物:监测仪1台,治疗盘内盛电极片、弯盘、75%乙醇及棉签(或乙醇棉球)。

(2) 检查监测仪功能及导联线等是否正常。

五、操作步骤

(1) 核实患者身份:携用物至患者床旁,核对患者手腕标志或床号、姓名。

(2) 取卧位:根据患者病情,协助患者取平卧位或半卧位。

(3) 放置电极片:清洁患者皮肤,将电极片贴于患者胸部正确位置,避开伤口,必要时应当避开除颤部位。

(4) 调节参数:选择恰当导联,调节波幅,设置监测指标的报警界限。

(5) 连接监测仪:将电极片连接至监测仪导联线上,按照监测仪标志要求将其贴于患者胸部正确位置(左下位置放于左腋中线第5肋间,左上位置放于左锁骨中线第2肋间,右上位置放于右锁骨中线第2肋间)。

(6) 观察:密切观察心电信号。

(7) 整理床单位,指导患者。

六、术后处理

(1) 处理用物。

(2) 洗手,取口罩。

(3) 记录监测结果。

(4) 观察。

七、注意事项及常见问题

(1) 放置电极片时,应避开伤口、瘢痕、中心静脉插管、起搏器及电除颤时电极板的放置部位。

(2) 密切监测患者心电波形,排除各种干扰和电极脱落,出现异常时及时通知医师处理;带有起搏器的患者要区别正常心律与起搏心律。在监测过程中如屏幕上显示一条直线应考虑:电源线路是否发生故障,电极片是否脱落,患者心脏是否停止跳动。

(3) 排除干扰。患者静卧时电极片要贴紧;监测仪要离开墙放置;患者及病床要离开墙壁,其他电器与监测仪要保持一定距离;病室内不使用手机及通信设施。

(4) 正确选择导联,设置监测指标的报警界限,不能关闭报警声音。

(5) 定期更换电极片及其粘贴位置。

(6) 对躁动患者,应当固定好电极片和导联线,避免电极片脱位以及导联线打结缠绕。

测 试 题

1. 动态心电图检查可用于

　A. 心律失常相关症状的评价

　B. 心肌缺血的诊断和评价

　C. 心脏病患者预后的评价

　D. 起搏器功能的评定

　E. 以上都是

2. 动态心电图的适应证不包括

　A. 与心律失常有关症状的评价

　B. 心肌缺血的诊断和评价

C. 起搏器功能评定

D. 心肌缺血及心律失常药物疗效评价

E. 心肌梗死的定位诊断

3. 动态心电图检查主要反映患者

A. 自然生活状态下的心电图变化

B. 特定状态下的心电图变化

C. 卧床休息时的心电图变化

D. 运动状态下的心电图变化

E. 心脏起搏器的工作情况

4. 体位改变对动态心电图 ST 段的影响是

A. 可使 ST 段由正常变为压低

B. 可使 ST 段由正常变为抬高

C. 可使 ST 段由压低变为正常

D. 可使 ST 段由抬高变为正常

E. 以上都是

5. 晕厥患者的动态心电图可以表现为

A. 正常

B. 快速性室性心律失常（如室性心动过速、心室颤动）

C. 窦性停搏

D. 严重房室传导阻滞

E. 以上都可能

6. 动态心电图仪的基本结构是

A. 心电图仪及计算机回放系统

B. 心电记录器及计算机回放系统

C. 磁带记录器及心电图仪

D. 闪光卡记录盒及心电图仪

E. 心电图仪及心电记录器

7. 目前大多数动态心电图仪自动判断室上性

期前收缩是根据

A. P 波的形态分类和 PP 间距提前量

B. QRS 波群形态分类和 PP 间距

C. P 波形态和 RR 间距

D. QRS 波群形态分类和 RR 间距提前量

E. P 波形态和 QRS 波群形态分类

8. 目前动态心电图仪自动分析存在的问题是

A. 不能很好地识别 S 波

B. 不能很好地识别 P 波

C. 不能诊断室上性心动过速

D. 不能评价起搏器功能

E. 不能进行心率变异性（HRV）分析

9. 关于动态心电图诊断心肌缺血标准的描述，不正确的是

A. ST 段呈水平型或下斜型压低≥0.05 mV

B. ST 段呈水平型压低≥0.1 mV

C. ST 段呈下斜型压低≥0.1 mV

D. 持续时间≥1 min

E. 2 次发作间隔时间≥1 min

10. 动态心电图检查的有效记录时间应不少于

A. 48 h

B. 24 h

C. 12 h

D. 22 h

E. 20 h

参考答案

1. E　**2.** E　**3.** A　**4.** E　**5.** E　**6.** B　**7.** D

8. B　**9.** A　**10.** D

第三十一章

动态血压监测

一、目的

（1）诊断高血压，提高高血压诊断的准确性。

（2）评估心血管风险，提高心血管风险评估的水平。

（3）评估降压治疗的效果，提高降压治疗的质量，充分发挥降压治疗预防心脑血管并发症的作用。

二、适应证

（1）未治疗患者：①初次发现血压升高，尤其是多次血压测量不一致，时高时正常，或诊室和家庭自测血压不一致，诊断高血压有困难。②诊室血压正常，但有症状主诉，或有心脏肥大，微量蛋白尿等靶器官损害指征。

（2）降压治疗患者。为准确评估降压疗效，尤其是当诊室血压和家庭自测血压不一致的时候，可以考虑进行动态血压监测。

（3）诊断难治性高血压。

（4）评估短时血压变异、昼夜节律等，适合平时血压波动大，或合并阻塞性睡眠呼吸暂停综合征（OSAS）的患者。

三、禁忌证

一般无绝对禁忌证，下列情况应暂缓进行：

（1）须保持安静休息的患者，如不稳定性心绞痛、急性心肌梗死。

（2）血液系统疾病、严重皮肤疾病、血管疾病、传染病急性期等。

（3）严重心律失常，如频发期前收缩、心房颤动（因不易达到准确的自动血压测量）。

四、术前准备

动态血压计，Y或T型管连通袖带。

五、操作步骤

由经过培训的医护及技术人员负责管理、使用和维护动态血压计。佩戴袖带前，向受测者说明测压的注意事项。强调自动测量血压时，佩戴袖带的上臂要尽量保持静止状态。

六、术后处理

（1）处理用物。

（2）洗手，取口罩。

（3）记录血压数值与波形。

（4）后期观察。

七、注意事项及常见问题

（1）佩戴袖带的上臂在自动测量时尽可能

保持手臂伸直和静止状态,避免上肢肌肉收缩。

（2）袖带束缚松紧合适,避免上肢大幅度运动导致袖带移位或松脱而使测量数据发生误差,教会患者定时检查调整。

（3）睡眠中注意上臂位置,避免躯干受压。

（4）监测当天佩戴袖带的肢体应避免抽血等损伤,以免发生淤血或感染。

（5）尽量保持日常工作、生活,记录监测日志。

测　试　题

1. 关于有创动脉血压监测,错误说法是
   A. 正常动脉压波形分为升支、降支和重搏波
   B. 有创动脉血压收缩压正常值为 $100 \sim 140$ mmHg,舒张压为 $60 \sim 90$ mmHg
   C. 股动脉的收缩压比主动脉高
   D. 下肢动脉的收缩压比上肢动脉高
   E. 一般认为足背动脉的收缩压比桡动脉约高 30 mmHg

2. 休克患者动态监测中心静脉压值为 $25\,cmH_2O$,表示
   A. 肺梗死
   B. 静脉血管床过度收缩
   C. 肺循环阻力增加
   D. 血容量不足
   E. 充血性心力衰竭

3. 女性,56 岁。多次医院就诊测血压 150/90 mmHg,24 h 动态血压<120/70 mmHg,考虑为
   A. 白大衣高血压
   B. 继发性高血压
   C. 单纯收缩期高血压
   D. 临界高血压
   E. 高血压病 1 级

4. 有创血压监测并发症的预防包括
   A. 注意无菌操作
   B. 减少动脉损伤

   C. 连续或经常用肝素稀释液冲洗
   D. 套管针不宜太粗
   E. 以上均是

5. 血压监测器显示患者的血压为 76/40 mmHg,此时正确的处理为
   A. 立即以生理盐水 $250 \sim 500$ ml 快速输注
   B. 给予多巴胺 $5\ \mu g/(kg \cdot min)$ 静脉滴注,再依血压调整
   C. 用血压计再测量 1 次血压,以便决定后续治疗
   D. 立即检查患者的桡动脉及股动脉搏动,以便决定后续对策
   E. 立即予去甲肾上腺素 1 mg

6. 下列哪项不是有创血压监测的并发症?
   A. 穿刺部位感染
   B. 桡神经损伤
   C. 局部皮肤坏死
   D. 全身感染
   E. 动脉血栓形成

7. 关于无创血压监测,下列不正确的是
   A. 无创伤性,重复性好
   B. 自动测压,省时省力,易掌握
   C. 能间接判断是否有心律失常
   D. 自动检测血压袖带的大小,测量平均动脉压准确
   E. 可引起肢体神经缺血、麻木等并发症

8. 临床最常选作动脉置管监测血压的动脉是
   A. 颈总动脉
   B. 肱动脉
   C. 桡动脉
   D. 股动脉
   E. 足背动脉

9. 下列哪项不是防止有创动脉血压监测并发症动脉内血栓形成的措施?
   A. 每次经测压管抽取动脉血后,均应立即用肝素盐水进行快速冲洗,以防凝血
   B. 管道内如有血块堵塞时应及时予以抽出,切勿将血块推入,以防发生动脉栓塞
   C. 动脉置管时间长短也与血栓形成呈正相关,在患者循环功能稳定后,应及早拔出
   D. 防止管道漏液
   E. 以消毒水持续冲洗测压管道

10. 男性,38岁,高血压10余年,社区护士教其自我监测血压应在服降压药后
    A. 1～2 h
    B. 2～6 h
    C. 3～9 h
    D. 12 h
    E. 24 h

参考答案

1. E　2. E　3. A　4. E　5. D　6. B　7. C
8. C　9. E　10. B

第三十二章

平板运动试验

一、目的

平板运动试验通过运动给心脏以负荷，增加心肌耗氧量，诱发心肌缺血，从而出现缺血性心电图改变，辅助临床对心肌缺血做出诊断。

二、适应证

凡疑有冠脉循环功能不全，但临床症状不典型，静息心电图正常或诊断不明确者适用平板运动试验。

三、禁忌证

(1) 近期有心肌梗死，或心绞痛发作频繁，特别是 2 周内有发作者。

(2) 心脏明显扩大伴有心力衰竭、严重心律失常者，心电图有明显缺血损伤改变者，有明确的心脏瓣膜病、心肌病及血压在 160～180/100～110 mmHg 以上者。

(3) 年老、体弱、行动不便者。电解质紊乱、服用强心苷类药物、妇女月经期，容易造成假象，暂不宜作此检查。

四、操作前准备

(1) 试验前应先给受检者做示范，并告知受检者如在运动中出现头昏、心慌、心前区痛、

呼吸困难等，应立即通知在旁工作人员。

(2) 应在运动前仔细询问病史及查体，运动试验前应准备好抢救措施。运动试验室应备有急救车、除颤器、必要的心血管抢救用药（如治疗快速心律失常、房室阻滞、低血压、持续心绞痛的药品）。对高危患者如评价致命心律失常药物疗效时应建立静脉通路。抢救仪器设备应定期检查。预先制订好一旦发生心脏急性事件时的处理方案，如患者的转运及进入冠心病监护病房的通道。

五、操作步骤

(1) 试验前应先给受检者做示范，并告知受检者如在运动中出现头昏、心慌、心前区痛、呼吸困难等，应立即通知在旁工作人员。

(2) 受检者需进行极量或次极量运动，试验前先选择出预估心率作为运动终点。

(3) 试验前先记录休息时 12 导联心电图，并测血压以做对照。

(4) 将左、右手电极放置胸前锁骨下处，左下肢电极放置脐旁小腹处，地线极置于胸骨柄处，心前电极（V_1～V_6）按常规心电图原位放置。受检者站在平板上，两手握扶杆，在可调节一定坡度和速度的平板上行走运动。如不能坚持运动时，受检者可按压扶杆上的控制开关或告知工作人员，使活动平板停止转动。

(5) 运动中必须用示波器持续观察心电图

变化,运动量每提高1次,均须测血压,记录12导联心电图。

(6) 运动量由转速3 km/h,平板坡度10%开始,每3 min增加转速1.5 km/h,半板坡度2%,直至达到所要求的运动量。终止运动后立即仰卧位或坐位测量血压,并每1 min测一次,直至测到同试验前血压,同时记录即刻(实际约30 s)、2 min、4 min、6 min心电图。必要时记录7 min、10 min心电图。

六、操作后处理

阳性结果指征:①在R波占优势的导联,运动中或运动后出现ST段缺血型下移≥0.1 mV,持续时间>2 min,运动前原有ST段下移者,应在原有基础上再下移≥0.1 mV,持续时间应>2 min;②无病理性Q波导联在运动中或运动后出现ST段弓背向上抬高≥0.1 mV,持续时间>1 min;③运动中出现典型心绞痛;④运动中血压下降超过10 mmHg,或伴全身反应,如低血压休克者。ST段呈近似水平下移、J点下移、T波改变、运动中出现严重心律失常,均不能作为运动试验阳性指标。

七、注意事项及常见问题

(1) 检查室应备有急救设备。在运动中通过示波屏对心律及ST-T改变行密切监测,并应有医师在场。

(2) 如出现下列情况之一,应即终止运动,并进行适当处理:心绞痛发作;明显呼吸困难;面色苍白,头晕、眼花、步伐不稳及血压下降,极度疲劳或有衰竭感;增加运动量时心率不加快或反而减慢;严重心律失常(特别是频发性或多源性室性早搏)或传导阻滞;心电图出现S-T段呈缺血型下降0.10 mV或显著上升;血压显著上升或下降。

(3) 患者受检后应卧床休息20 min,无不适方可离去。

(4) 按年龄预计可达到的最大心率或亚极量心率(85%~90%的最大心率)为负荷目标,前者称为极量运动试验,后者称为亚极量运动试验。运动中持续监测心电改变,运动前、运动中每当运动负荷量增加一次均记录心电图,运动终止后即刻及此后每2 min均应重复心电图记录直至心率恢复至运动前水平。进行心电图记录时应同步测定血压。

测　试　题

1. 关于平板运动试验的表述,正确的是
   A. 以等长运动为主
   B. 负荷量呈跳跃式增加
   C. 运动时肌肉活动对心电图记录有一定的干扰
   D. 试验时仅需较小的空间
   E. 试验时出现意外的风险较小,比较适合于老年人和儿童患者

2. 心电运动试验不包括
   A. 极量运动试验
   B. 定性行走试验
   C. 定量行走试验
   D. 症状限制性运动试验
   E. 低水平运动试验

3. 患者男性,43岁,心前区不适。平板运动试验中随负荷量的增加,收缩压逐渐下降,提示为
   A. 正常血压反应
   B. 无高血压病
   C. 运动负荷不足

D. 冠状动脉病变较重

E. 未达最大目标心率

4. 以下适宜进行心电运动试验的情况是

A. 判定心内膜炎的严重程度及预后

B. 判定不稳定型心绞痛的严重程度及预后

C. 判定冠状动脉病变的严重程度及预后

D. 判定急性肺动脉栓塞的严重程度及预后

E. 判断心肌梗死后非稳定期的预后

5. 心电运动试验的绝对禁忌证包括

A. 未控制的心力衰竭或急性心力衰竭

B. 严重的左心功能障碍或急性心包炎

C. 血流动力学不稳定的严重心律失常

D. 不稳定型心绞痛

E. 包括以上全部

6. 关于心电运动试验的叙述不正确的是

A. 手摇车运动将下肢踏车改为上肢摇车

B. 等长收缩运动诊断敏感性和特异性非常高

C. 常用的等长收缩运动方法有握力运动和自由重量运动

D. 体力较好者踏车常不能达到最大心脏负荷

E. 活动平板优点为接近日常活动生理并可逐步增加负荷量

7. 心电运动试验的结果描述正确的是

A. 心绞痛一定是心肌缺血的结果

B. ST 段的改变只出现在运动结束后

C. 呼吸困难发生在任何时期均属异常

D. 运动中只要出现胸痛即可作为诊断冠

心病的指征

E. 多次运动心肌缺血所致心绞痛出现时的 RPP 不等

8. 心脏病患者进行活动平板运动试验,确定运动处方时,下列哪一项为最适宜的运动强度?

A. 按年龄允许达到的最高心率乘以 40%

B. 患者出现症状时的心率乘以 40%

C. 按年龄允许达到的最高心率乘以 60%

D. 患者出现症状时的心率乘以 60%

E. 以上都不对

9. 活动平板试验中 Bruce 方案是

A. 同时增加速度和坡度来增加运动强度

B. 运动起始负荷低,每级负荷增量均为安静代谢量的 1 倍

C. 依靠增加坡度来增加运动负荷,速度固定

D. 通过增加速度或坡度来实现,不同时增加速度和坡度

E. 只增加速度,不增强坡度而来增加运动强度

10. 不是心电运动试验的绝对禁忌证的是

A. 室上性心动过速

B. 三度房室传导阻滞

C. 急性心内膜炎

D. 怀疑主动脉瘤

E. 高血压

参考答案

1. C **2.** B **3.** D **4.** C **5.** E **6.** B **7.** C **8.** D **9.** A **10.** E

第三十三章

心 包 穿 刺 术

一、目的

(1) 明确心包积液的病因。

(2) 抽取心包积液,以解除填塞症状。

(3) 心包腔内注入药物。

二、适应证

心包腔穿刺术常用于判定心包积液的性质与病原;有心包填塞时穿刺抽液以减轻症状;化脓性心包炎时进行穿刺排脓、注药。

三、禁忌证

(1) 出血性疾病、严重血小板减少症及正在接受抗凝治疗者为相对禁忌证。

(2) 拟穿刺部位有感染者,合并菌血症或败血症者。

(3) 不能很好配合手术操作的患者。

四、术前准备

常规消毒治疗盘;无菌心包穿刺包,内有心包穿刺针(针座接胶管)、5 ml 和 50 ml 注射器、7 号针头、血管钳、洞巾、纱布;其他用物如 1% 普鲁卡因、无菌手套、试管、量杯等。备用心电图机、抢救药品、心脏除颤器和人工呼吸器。

五、操作步骤

(1) 术前做普鲁卡因皮试。向患者说明穿刺目的,消除紧张情绪,必要时给予镇静剂。

(2) 患者取半卧位,检查血压和心率,并做记录。

(3) 穿刺部位:① 剑突下与左肋缘相交的夹角处;② 左侧第 5 肋间,心浊音界内侧 1~2 cm 处。

(4) 常规皮肤消毒,打开穿刺包及无菌手套,协助医师穿刺。

(5) 术者铺巾、局麻后,持穿刺针并用血管钳夹紧胶管,按选定部位及所需方向缓慢推进。当刺入心包腔时,感到阻力突然消失,并有心脏搏动感,即固定针头,助手协助抽液。

(6) 抽液完毕,若需注入药物,将事先准备好的药物注入后拔出穿刺针,局部盖以纱布,用胶布固定。

六、术后处理

穿刺部位覆盖无菌纱布,用胶布固定。心包引流时做好引流管护理。注意穿刺处有无渗液,渗液较多时应更换无菌纱布。记录心包积液引流量。

七、注意事项及常见问题

（1）严格掌握适应证。因该操作有一定危险性，应由有经验医师操作或指导，并应在心电监护下进行穿刺，较为安全。

（2）术前须进行心脏超声检查，确定液平段大小与穿刺部位，选液平段最大、距体表最近点作为穿刺部位，或在超声引导下进行穿刺抽液更为准确、安全。

（3）术前应向患者做好解释，消除顾虑，并嘱其在穿刺过程中切勿咳嗽或深呼吸。术前半小时可服地西泮 10 mg 与可待因 0.03 g。

（4）麻醉要完善，以免因疼痛引起神经源性休克。

（5）抽液量第一次不宜超过 100～200 ml，以后再逐渐增至 300～500 ml。抽液速度要慢，如过快、过多，使大量血液回心，可导致肺水肿。

（6）如抽出鲜血，应立即停止抽吸，并严密观察有无心包填塞出现。

（7）取下空针前夹闭橡皮管，以防空气进入。

（8）术中、术后均需密切观察呼吸、血压、脉搏等的变化。

测 试 题

1. 心包穿刺术的绝对禁忌证是
   A. 心脏压塞
   B. 化脓性心包炎
   C. 肿瘤性心包炎
   D. 结核性心包炎
   E. 主动脉夹层

2. 下列心包穿刺术的位置正确的是
   A. 左腋中线与心浊音界，30°向上
   B. 左胸第 5 肋间锁骨中线外，心浊音界内 2 cm，垂直胸壁
   C. 剑突与左肋弓交界处，垂直胸壁
   D. 剑突与左肋弓交界处，30°向上偏右
   E. 左胸第 5 肋间锁骨中线外，心浊音界内 2 cm，30°向上

3. 心包积液患者行心包穿刺术时，错误的做法是
   A. 严格无菌操作
   B. 为减少患者不适，抽液速度要快
   C. 一般第 1 次抽液量不宜超过 200 ml
   D. 抽液过程中随时夹闭胶管，防止空气进入心包腔

   E. 若抽出新鲜血，立即停止抽吸

4. 心包穿刺引流的禁忌证为
   A. 主动脉夹层伴大量心包积液
   B. 有明显症状的结核性心包积液
   C. 大量癌性心包积液
   D. 感染性心包积液
   E. 不明原因的心包积液

5. 心包穿刺抽液第一次不宜超过
   A. 50 ml
   B. 75 ml
   C. 100 ml
   D. 150 ml
   E. 200 ml

6. 下列不属于心包穿刺指征的是
   A. 心脏压塞
   B. 为证实心包积液的存在
   C. 为明确心包积液的性质
   D. 心包积脓
   E. 心包内药物治疗

7. 心包穿刺渗液呈脓性,临床表现有高热、毒血症,考虑为
   A. 急性非特异性心包炎
   B. 肿瘤性心包炎
   C. 化脓性心包炎
   D. 心脏损伤后综合征
   E. 结核性心包炎

8. 下列情况不需要行心包穿刺引流的是
   A. 心包积液量少,用其他方法能明确诊断
   B. 心包积液进行性增长
   C. 心包压塞
   D. 原因不明的心包积液
   E. 需要心包内注入药物

9. 当患者心包积液时,有关超声心动图正确的是
   A. 超声心动图,左室径 65 mm

B. 超声心动图室间隔(IVS):左心室排血做功指标(LVPWI)为 5:1
C. 超声心动图出现右室前壁以及房室沟处无反射区
D. 超声心动图二尖瓣斜率下降
E. 超声心动图室间隔连续中断

10. 关于心包积液,下列说法正确的是
    A. 心尖部可触及有力的抬举感
    B. 心尖搏动弥散
    C. 心浊音界向两侧扩大,坐位呈烧瓶样
    D. 心界呈梨形
    E. 心界不大

参考答案

1. E **2.** B **3.** B **4.** A **5.** E **6.** B **7.** C
8. A **9.** C **10.** C

呼 吸 系 统

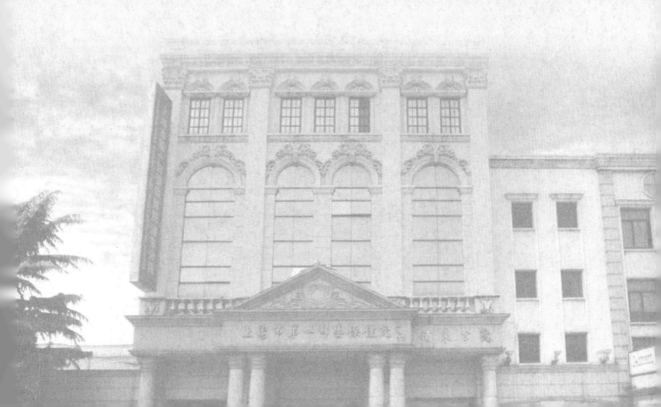

第三十四章

吸 痰 术

一、目的

（1）借助吸引装置清除呼吸道分泌物，保持呼吸道的通畅，改善肺通气功能，保证有效的通气，预防吸入性肺炎、肺不张、窒息等并发症。

（2）帮助痰多的患者清除痰液。

二、适应证

（1）老年体弱者。

（2）各种原因引起的窒息。

（3）需气管内给药、注入造影剂或稀释痰液的患者。

（4）各种原因所致的咳嗽反射迟钝或会厌功能不全，不能自行清除呼吸道分泌物，或误吸呕吐物的患者。

（5）正在行机械通气的患者出现以下情况：

① 出现明显痰鸣音或从人工气道观察到有痰液冒出；

② 患者血氧饱和度（SaO_2）和动脉血氧分压（PaO_2）明显下降；

③ 患者机械通气时，呼吸机上（使用容量控制模式）显示气道峰压明显增加或（使用压力控制模式）潮气量明显下降；

④ 患者机械通气时，呼吸机波形图上显示，压力-时间或流速-时间曲线中的吸气相和呼气相同时出现锯齿图形。

三、禁忌证

（1）绝对禁忌证：通常无，但对颅底骨折患者禁用鼻导管吸痰。

（2）相对禁忌证：严重缺氧、严重心律失常者。

四、术前准备

1. 用物准备

（1）中心吸引装置和（或）电动吸引器。

（2）治疗碗 2 个（内盛无菌生理盐水，分别用于吸痰前预吸及吸痰后冲洗导管），已消毒的吸痰管（或一次性吸痰管）数根、无菌镊子及无菌缸、一次性治疗巾、一次性无菌手套、手电筒、弯盘。

（3）必要时备压舌板、开口器、口咽气道管、舌钳、石蜡油。

2. 患者准备

（1）评估患者呼吸道通气状况，听诊有无痰鸣音及位置。

（2）对清醒患者进行解释，取得患者配合。

3. 操作者准备

（1）了解患者病情、意识状态、测量生命体征（心率、血压、呼吸），呼吸机参数设置情况。

（2）检查患者意识状态及口腔、鼻腔，取出活动义齿。

（3）检查气道分泌物的量、黏稠程度和

部位。

五、操作步骤

（1）操作者检查吸引器储液瓶内的消毒液（需 200 ml），拧紧瓶盖，连接导管，接通电源，打开开关，调节合适负压（成人 150～300 mmHg，儿童 100～150 mmHg，婴儿 80～100 mmHg；注：1 mmHg＝0.133 kPa），将吸引器放于床边适当处。

（2）洗手，戴口罩，核对患者信息并解释，取得患者同意，以配合操作。

（3）用手电筒检查患者口腔、鼻腔。

（4）协助患者头偏向一侧，略向后仰，辅助治疗巾置于颌下。

（5）戴手套，连接吸痰管，打开吸引器开关，试吸少量生理盐水，检查吸引器是否畅通，润滑导管前端。

（6）根据吸痰采用的不同入口进行下列操作，并进行相应指标检测。经口/鼻腔吸痰：①嘱患者张口，昏迷者用压舌板或口咽通气管协助张口；②一手反折吸痰管末端，另一手用无菌持物钳持吸痰管前端，插入口咽部，然后放松导管末端；③先吸口咽部分泌物，再吸气管内分泌物，在患者吸气时顺势将吸痰管经咽喉插入气管达一定深度（约 15 cm），将吸痰管自深部向上提拉，左右旋转，缓慢上提吸净痰液；⑤吸痰结束后，取出压舌板或口咽通气管；⑥必要时更换无菌钳及吸痰管。经鼻腔吸引。经气管插管/气管切开吸痰：①给予患者高流量吸氧 2 min 或将呼吸机的氧浓度调至 100%，给予纯氧 2 min，以防止吸痰时造成低氧血症；②一手断开呼吸机与气管导管接口，将呼吸机接口放于无菌纸巾上，用戴无菌手套的另一手迅速并轻轻地沿气管导管送入吸痰管，感觉吸痰管遇到阻力后加负压，轻轻旋转上提并吸引；③吸痰结束后立即接呼吸机通气，给予患者 100% 纯氧 2 min，待血氧饱和度升至正常水平；④吸痰管取出后，吸生理盐水冲净痰液，以免堵塞，如需继续吸痰，需重新更换吸痰管。

六、术后处理

（1）关闭吸引器开关，擦净患者面部分泌物，冲洗吸痰管和负压吸引管，脱手套。

（2）协助患者取安全、舒适体位，整理用物，洗手。

七、注意事项及常见问题

（1）用前检查吸引器效能是否良好，电源电压和吸引器电压是否一致，各导管连接是否正确，吸气管和排气管是否连接有误。

（2）每次吸痰不超过 15 s，吸引器每次连接使用不超过 2 h。

（3）储液瓶内吸出液不能过满，应及时倾倒，以免损坏机器。

（4）治疗盘用物每日更换 1 次，气管切开所用的治疗盘应保持无菌。

测　试　题

1. 关于术中吸痰操作，下列做法不正确的是
   A. 如气管内有过多痰或血，必要时应暂停手术操作多次吸引
   B. 如发现气管内有少许血凝块，吸出困难，可用吸痰管将血凝块推入支气管内
   C. 吸痰时应避免时间过长，以免引起低氧血症
   D. 新生儿吸痰时间过长、负压过大可导致

突然死亡

2. 经口鼻腔吸痰时,吸痰管长度约为
   A. 20 cm
   B. 30 cm
   C. 40 cm
   D. 50 cm
   E. 65 cm

3. 吸痰时,吸痰管插入深度应为
   A. 经口插管者,插入深度为 20～22 cm
   B. 经鼻插管者,插入深度为 25～30 cm
   C. 经气管切开套管者,插入深度为 14～16 cm
   D. 吸痰管应超出气管插管或气管切开套管前端 4～6 cm

4. 电动吸痰器吸痰的原理是
   A. 正压原理
   B. 负压原理
   C. 虹吸原理
   D. 空吸原理
   E. 静压原理

5. 为昏迷患者吸痰,每次吸痰时间为
   A. <5 s
   B. <15 s
   C. <1 min
   D. <30 s
   E. 1～2 min

6. 吸痰应注意
   A. 检查电压、管道连接和吸引性能
   B. 储液瓶内吸出液及时倾倒
   C. 连续使用电动吸引器不超过 2 h
   D. 为小儿吸痰负压不宜超过 39.9 kPa
   E. 以上都是

7. 吸痰管的选择正确的是
   A. 吸痰管直径小于气管套管外径的 1/2
   B. 吸痰管直径小于气管套管内径的 1/2
   C. 吸痰管直径大于气管套管外径的 1/2
   D. 吸痰管直径小于气管套管外径的 2/3
   E. 吸痰管直径小于气管套管内径的 2/3

8. 气管内吸痰时,每次插管吸痰时间不宜超过
   A. 5 s
   B. 10 s
   C. 15 s
   D. 30 s
   E. 1 min

9. 男性,30 岁,因车祸受伤入院,神志不清,各种反射消失,单侧瞳孔扩大,固定。手术后发现患者出现呼吸道分泌物增多,给予吸痰治疗,吸痰管进行气管内吸痰的方法是
   A. 自上而下抽吸
   B. 自下而上反复抽吸
   C. 上下移动导管进行抽吸
   D. 左右旋转由下向上提吸
   E. 固定于一处抽吸

10. 经气管切开吸痰时,吸痰管长度约为
   A. 20 cm
   B. 30 cm
   C. 40 cm
   D. 50 cm
   E. 65 cm

参考答案

1. B **2.** B **3.** D **4.** B **5.** B **6.** E **7.** B **8.** C **9.** D **10.** B

第三十五章

雾化吸入治疗

一、目的

（1）治疗呼吸道感染，消除炎症和水肿。

（2）解除呼吸道痉挛。

（3）稀化痰液，以利祛痰。

二、适应证

（1）上呼吸道、气管、支气管感染。

（2）肺部感染，如支气管肺炎等。

（3）支气管哮喘急性发作。

（4）肺气肿、肺心病合并感染；痰液黏稠，排痰困难；支气管痉挛呼吸困难者，支气管扩张症、感染、肺脓肿等痰液黏稠不易咳出者。

（5）支气管麻醉，如支气管镜检术前麻醉。

（6）作为抗过敏或脱敏疗法的一种途径，吸入抗过敏药物或疫苗接种。

（7）气管内插管或气管切开术后，目的是湿化气道，加入适当的抗生素预防或控制肺部感染。

三、禁忌证

（1）自发性气胸及肺大疱患者慎用。

（2）急性肺水肿。

（3）支气管哮喘患者不宜提倡用超声雾化，因颗粒过小，较多雾点进入肺泡，过饱和的雾液可引起支气管痉挛而使哮喘症状加重。

四、术前准备

1. 患者准备　做好思想解释工作，解除患者对雾化吸入的紧张情绪，详细介绍雾化吸入的意义并告之使用仪器的方法。

2. 用物准备　氧气吸入装置一套（不用湿化瓶），治疗盘内置雾化吸入器、药物、蒸馏水、5 ml注射器、针头、棉签、络合碘、弯盘等。

五、操作步骤

（1）用蒸馏水稀释药物在 5 ml 以内，注入雾化器。

（2）患者取舒适体位，让患者漱口以清洁口腔。将喷雾器的一端接在氧气筒的橡胶管上，调节氧流量为 6～10 L/min。

（3）患者手持雾化器，把喷气管放入口中，紧闭口唇。吸气时，以手指按住出气口，呼气时松开手指。如患者感到疲劳，可放松手指，张开口，休息片刻，再进行吸入，一般 10～15 min 可将 5 ml 药液雾化完毕。

六、术后处理

（1）喷药完毕后取出雾化器，关闭氧气筒。清理用物，雾化器置消毒液中浸泡 30 min 后再清洁，擦干，归还原处，备用。

（2）如用橡胶球式药物喷雾器，只要紧压

橡胶球,即可使药液喷出,不必使用氧气筒。

(3)雾化吸入后,在保障患者避免受凉的情况下,可适当使病房通风,更换室内空气,避免湿度过高引起墙壁霉变。

七、注意事项及常见问题

(1)治疗前先将痰液咳出以免妨碍雾滴深入。雾化吸入时取坐位、半坐位或侧卧位,尽量避免仰卧位,必须仰卧位时需将床头抬高30°。治疗时患者需进行慢而深的吸气,吸气末梢停片刻,这样会使雾滴吸入更深。

(2)雾化液每日新鲜配制。通常每次吸入10～20 min,每日2～3次,一个疗程1～2周。吸入时必须从小剂量开始,待适应后再逐渐加大剂量,直到吸完全部药液为止。切不可一开始就使用大剂量,因大量的冷雾气急剧进入气道会使气道平滑肌痉挛,导致憋喘、呼吸困难加重。

(3)长期雾化吸入治疗的患者,所用雾化量必须适中。如果湿化过度,可致痰液增多;危重患者神志不清或咳嗽反射减弱时,常可因痰不能及时咳出而使病情恶化甚至死亡。如果湿化不够,则很难达到治疗目的。

(4)雾化吸入时水蒸气可很好的湿化气道,但喷出的雾气有一定的压力,排斥口鼻周围空气进入呼吸道,降低了氧的吸入。因此,对喘憋、呼吸不畅、缺氧严重以及肺炎合并心衰的患者,须先改善上述症状、加大吸氧量后再予以雾化吸入,且吸入时间宜短不宜长,每次5 min左右,防止因此而加重缺氧状态。雾化吸入期间要注意观察病情变化,如果出现咳嗽、气促等症状,应立即停止雾化吸入,加大吸氧量,拍背、喝水,待症状缓解再考虑下一次雾化吸入治疗。同时检查雾化液温度、剂量及体位是否合适,进行必要的调整。治疗后1～2 h内注意拍击患者胸背,并鼓励患者咳嗽。

(5)一些用于雾化吸入的药物,如乙酰半胱氨酸、溴己新、α-糜蛋白酶、高渗盐水等可刺激支气管而引起反射性支气管痉挛,对于支气管哮喘患者尤易发生。所以必要时须预先或同时吸入支气管扩张剂。哮喘持续状态的患者更应分外小心。

(6)注意预防药物吸收后引起的不良反应,如异丙肾上腺素易引起心律失常等。

(7)过多长期使用生理盐水雾化吸入,会因过多的钠吸收而诱发或加重心力衰竭。

(8)要避免雾化吸入治疗的呼吸道交叉感染,应做到:雾化器在使用前必须严格消毒,每天更换1次;不使用时,整个系统内不应有液体存留,以免细菌滋生;雾化治疗时应使用无菌溶液。

(9)注意防止局部吸入某些药物(如氨茶碱、庆大霉素等)的同时,全身治疗也使用同类药物,致使毒性叠加而造成严重后果。

测　试　题

1. 雾化吸入疗法的目的不包括
   A. 减轻呼吸道的炎症
   B. 解除支气管的痉挛
   C. 镇咳、祛痰
   D. 稀释痰液
   E. 腹部手术后镇痛

2. 超声雾化吸入时,雾化罐内药液需稀释至
   A. ≤5 ml
   B. 10～20 ml
   C. 30～50 ml
   D. 50～70 ml
   E. 70～90 ml

3. 雾化吸入时应注意

    A. 水温超过 30℃时,应停机调换冷蒸馏水

    B. 水温超过 40℃时,应停机调换冷蒸馏水

    C. 水温超过 50℃时,应停机调换冷蒸馏水

    D. 水温超过 60℃时,应停机调换冷蒸馏水

4. 过多、长期使用生理盐水雾化吸入会导致

    A. 引起心律失常

    B. 引起反射性支气管痉挛

    C. 改善通气,解除支气管痉挛

    D. 会因过多的钠吸收而诱发或加重心力衰竭治疗

5. 超声雾化吸入可用于

    A. 胃炎

    B. 肾炎

    C. 喉炎

    D. 中耳炎

    E. 眼部感染

6. 雾化吸入法吸入气体的温度为

    A. 20~30℃

    B. 35~45℃

    C. 32~40℃

    D. 25~35℃

7. 关于超声雾化吸入,下述操作正确的是

    A. 水槽内加冷蒸馏水 50 ml

    B. 用冷蒸馏水稀释药液至 10 ml

    C. 添加药液应先关机

    D. 治疗完毕应先关电源开关

    E. 雾化罐、螺纹管治疗毕需要浸泡消毒

8. 下列属于雾化吸入优势的是

    A. 直接进入支气管和肺部

    B. 与口服法相比用药剂量小

    C. 无须特殊吸入技巧

    D. 以上都正确

9. 氧气雾化吸入的目的不包括

    A. 治疗呼吸道感染

    B. 消除炎症和水肿

    C. 解痉

    D. 稀化痰液、祛痰

    E. 配合人工呼吸机做呼吸道湿化

10. 超声雾化吸入的目的不包括

    A. 稀化痰液

    B. 增加吸入氧浓度

    C. 解除支气管痉挛

    D. 减轻呼吸道的炎症

    E. 间歇吸入抗癌药物治疗肺癌

参考答案

1. E   **2.** C   **3.** D   **4.** D   **5.** C   **6.** C   **7.** E

8. D   **9.** E   **10.** B

第三十六章

体位引流

一、目的

主要促进脓痰的排出,使病肺处于高位,其引流支气管的开口向下,促使痰液借重力作用,顺体位引流气管咳出,有助于痰液的引流。

二、适应证

(1) 分泌物或细胞滞留引起的大块性肺不张,结构异常而引起分泌物聚集,长期无法排除(如支气管扩张、囊性肺纤维化或肺脓肿)。

(2) 由于用力呼气受限(如 COPD、肺纤维化)而无力排出分泌物的患者急性感染时。

(3) 咳嗽无力(如老年或恶病质患者、神经肌肉疾病、术后或创伤性疼痛、或气管切开术患者)。

(4) 支气管碘油造影检查前后。

三、禁忌证

(1) 年迈及一般情况极度虚弱、无法耐受所需的体位、无力排除分泌物(在这种情况下,体位引流将导致低氧血症)。

(2) 抗凝治疗。

(3) 胸廓或脊柱骨折、近期大咯血和严重骨质疏松。

四、术前准备

1. 护士准备　着装整洁,洗手,戴口罩、帽子。

2. 评估患者　评估患者病情,X线检查结果,痰液的颜色、性状、量。听诊肺部呼吸音。

3. 物品准备　痰杯、漱口水、纱布、面巾纸、靠背垫,必要时备吸引器及吸痰用物。

4. 环境准备　清洁,安静,温度和湿度适宜,无对流风。

五、操作步骤

(1) 根据病变部位采取不同姿势作体位引流。如病变在下叶、舌叶或中叶者,取头低足高略向健侧卧位;如在上叶,则采取坐位或其他适当姿势,以利引流。

(2) 引流时,嘱患者间歇作深呼吸后用力咳嗽,护理人员用手(手心屈曲呈凹状)轻拍患者胸或背部,自背下部向上进行,直到痰液排尽;或使用机械震动器,将聚积的分泌物松动,并使其移动,易于咳出或引流。每日 3～4 次,每次 15～30 min。

六、术后处理

(1) 引流完毕,帮患者漱口,用纱布擦净面部皮肤,协助患者卧床休息。

（2）记录引流物的颜色、量、性状及患者的病情等，必要时留标本送检。

七、注意事项及常见问题

（1）引流应在饭前进行，一般在早晚进行，因饭后易致呕吐。

（2）说服患者配合引流治疗，引流时鼓励患者适当咳嗽。

（3）引流过程中注意观察患者有无咯血、发绀、头晕、出汗、疲劳等情况，如有上述症状应随时终止体位引流。

（4）引流体位不宜刻板执行，必须采用患者既能接受，又易于排痰的体位。

测 试 题

1. 体位引流的禁忌证是
   A. 频繁咳嗽
   B. 体弱
   C. 咳黄脓痰
   D. 痰黏稠
   E. 大咯血

2. 体位引流的作用为
   A. 利用重力促进各个肺段内积聚的分泌物排出
   B. 有助于黏稠浓痰脱离支气管壁
   C. 由肺内冲出高速气流，促使分泌物移动，随咳嗽排出体外
   D. 增加肺泡内气体排出
   E. 放松肩部和腹部肌群

3. 肺脓肿患者的引流体位为
   A. 平卧位
   B. 端坐位
   C. 患处在高位
   D. 头低脚高位
   E. 患侧卧位

4. 大咯血窒息患者体位引流取
   A. 半坐卧位
   B. 平卧位
   C. 健侧卧位
   D. 患侧卧位

E. 患侧卧位，头低脚高

5. 左下肺叶支气管扩张患者，体位引流时应采取的体位是
   A. 平卧位
   B. 头低俯卧位
   C. 头低仰卧位
   D. 头低左侧卧位
   E. 头低右侧卧位

6. 护士指导患者作体位引流时应避免
   A. 在饭后1 h进行
   B. 做超声雾化吸入提高疗效
   C. 引流同时作胸部叩击
   D. 引流体位是患肺处于高位
   E. 每次引流15～30 min

7. 气胸有效引流时采取的体位是
   A. 平卧位
   B. 患侧卧位
   C. 术侧向下卧位
   D. 半卧位
   E. 健侧卧位

8. 阻塞性肺部疾病体位引流排痰时，体位摆放应为
   A. 病变肺部处于高位，头低足高位
   B. 病变肺部处于低位，头低足高位

C. 病变肺部处于高位，头高足低位
D. 病变肺部处于低位，头高足低位
E. 病变肺部处于水平位，头低足高位

9. 在进行体位引流时应及时停止引流的是
   A. 咯血者
   B. 频繁咳嗽者
   C. 呼吸困难者
   D. 咳黄色脓痰者
   E. 痰液黏稠者

10. 如为额窦积脓，则体位引流要求为
    A. 头位直立
    B. 头前倾，患侧向上
    C. 低头，将额部或鼻尖抵在某一平面
    D. 头稍后仰
    E. 以上都不对

1. B　**2.** A　**3.** C　**4.** E　**5.** E　**6.** B　**7.** D
8. A　**9.** C　**10.** A

第三十七章

结核菌素试验

一、目的

（1）为接种卡介苗提供依据。如结核菌素试验阳性时，表明体内已感染过结核菌，无须再接种卡介苗。阴性者是卡介苗的接种对象。

（2）为测定免疫效果提供依据。一般在接种卡介苗 3 个月以后，应做结核菌素试验，了解机体对卡介苗是否产生免疫力。假如结核菌素阳性，表示卡介苗接种成功，反之需重新再进行卡介苗接种。

（3）用于诊断与鉴别诊断。结核菌素试验对青少年儿童及老年人的结核病的诊断和鉴别有重要作用，是普遍运用的辅助检查手段。

二、适应证

（1）测定结核感染率和年感染率。通过结核菌素试验获得某一地区人群中结核菌感染和传播的情况。

（2）辅助结核病诊断和鉴别诊断。年龄越小，辅助诊断价值越大。特别适用于：①有肺结核病可疑症状；②近期有与肺结核病患者密切接触史；③胸部 X 线检查异常；④怀疑患肺外结核病者。

（3）监测卡介苗接种质量，即在卡介苗接种后 12 周进行结核菌素试验，了解接种成功情况。

（4）寻觅结核患者和选择预防性治疗对象，对结核菌素强反应的儿童、青少年，做进一步检查以及对其密切接触。

三、禁忌证

（1）各种传染病（如麻风、百日咳、流行性感冒）患病期及恢复期。

（2）各种疾病如急性眼结膜炎、急性中耳炎等的急性期。

（3）有过敏反应史，或有癫痫史、癔症史者慎用。

（4）有全身性皮肤病。

四、操作前准备

无菌结核菌素注射器 1 个、4 号针头、0.1％苯扎溴铵溶液（或 75％酒精、0.1％氯己定等）。

五、操作步骤

（1）试验前先核对品名、剂量及有效期，如有沉淀、安瓿破损及过期者不得使用。

（2）在左前臂掌（或背）侧中央无瘢痕或病变处，用乙醇消毒皮肤。

（3）应用 1 ml 一次性注射器，刻度和针孔斜面一致向上，与皮肤平行刺入皮内，缓慢、准确地注射 0.1 ml（含 5 U PPD），呈直径为 6～

10 mm大小白色隆起,不要揉摩,会自行消退。

(4) 72 h(48～96 h)检查反应,测量局部硬结反应的横径和竖径,或仅测量横径,以测量的实际大小进行记录,如有水疱、丘疹、淋巴管炎等反应,也应在记录大小以后注明。

六、操作后处理

48～96 h 内皆可测量反应,记录方法是将测得的硬结横径毫米数×纵径毫米数表示,如有水疱、硬结、坏死和淋巴结炎时,应做记录。阴性反应:无硬结或硬结平均直径<5 mm 者。阳性反应:硬结平均直径在 5 mm 或 5 mm 以上者为阳性,5～9 mm 为一般阳性,10～19 mm 为中度阳性,20 mm 以上局部有水疱,出血、坏死及淋巴管炎者均为强阳性。

七、注意事项及常见问题

(1) 皮试前若前臂掌侧皮肤有损伤则需重新安排皮试时间。注射时避开瘢痕、血管和皱褶。

(2) 不要在注射部位按压揉搓和肥皂刺激,72 h 内禁止洗澡,尽可能避免应用激素类药物。

(3) 老年人对 PPD 的反应较年轻人慢,可能需要 72 h 后才能检查到反应结果。

(4) 约有 20％的活动性肺结核患者可呈假阳性,建议初次注射 1～3 周后重复 PPD 试验,可由于助强效应呈现阳性反应。

(5) 结核菌素应冷藏(2～8℃)、避光保存,不能直接放在冰上,不与其他药物混放。安瓿打开后 1 h 内用完,应记录结核菌素批号。

(6) 试验应在室内进行,避免阳光照射,结核菌素试验采用一次性注射器。

(7) 对人群进行结核菌素调查时,对发热和明显衰弱者暂不应用。

(8) 注射时或注射后出现晕厥、癔症反应、过敏反应及过敏性休克,注射局部形成溃疡、感染和坏死等并发症,应及时给予对症处理。查验反应时,如局部有水疱、溃疡,应保持干燥,防止感染,减少前臂活动。

测 试 题

1. 结核菌素试验阳性(＋＋＋)为
   A. 红晕及硬肿直径<5 mm
   B. 红晕及硬肿直径在 5～9 mm
   C. 红晕及硬肿直径 10～19 mm
   D. 红晕及硬肿直径≥20 mm
   E. 红晕及硬肿呈双圈反应或可见水疱、坏死

2. 结核菌素试验属于
   A. Ⅰ型超敏反应
   B. Ⅱ型超敏反应
   C. Ⅲ型超敏反应
   D. Ⅳ型超敏反应
   E. 非超敏反应

3. 结核菌素试验结果观察的时间为
   A. 试验后 15 min
   B. 试验后 30 min
   C. 试验后 24 h
   D. 试验后 24～48 h
   E. 试验后 48～96 h

4. 接种卡介苗者结核菌素反应硬结的特点是
   A. 直径 10～15 mm
   B. 颜色呈深红色
   C. 质地较硬
   D. 边缘不清楚
   E. 持续 7～10 天

5. 结核菌素试验假阴性应除外
   A. 重症结核病
   B. 重度营养不良
   C. 接种 BCG 后 4~8 周
   D. 急性传染病后
   E. 使用激素后

6. 结核菌素试验阳性可见于
   A. 曾感染过结核或体内有活动性结核
   B. 卡介苗接种后
   C. 体内新的结核病灶
   D. 新近有感染
   E. 以上全部

7. 结核菌素试验的方法是
   A. 上臂三角肌肌内注射
   B. 左上臂三角肌上端外缘皮下注射
   C. 左上臂三角肌下端外缘皮内注射
   D. 右前臂掌侧中、下 1/3 交界处皮内注射
   E. 右前臂掌侧中、上 1/3 交界处皮内注射

8. 结核菌素试验阳性表示
   A. 受过结核菌感染
   B. 老年人免疫功能低下
   C. 一定患有结核病
   D. 新近感染肺结核

   E. 急性重症结核病

9. 结核菌素试验是检测
   A. T 细胞功能
   B. B 细胞功能
   C. 吞噬细胞功能
   D. NK 细胞功能
   E. 肥大细胞功能

10. 结核菌素试验阴性可见于
    A. 未感染过结核
    B. 初次感染结核 4~8 周以内
    C. 结核菌素试验技术误差
    D. 机体免疫反应低下
    E. 包括以上全部

参考答案

1. D 2. D 3. E
4. D 接种卡介苗者结核菌素反应硬结的特点是直径多为 5~9 mm,颜色呈浅红色,质地较软,边缘不清,反应持续 2~3 天,反应有明显的逐年减弱倾向,一般于 3~5 年内消失。
5. C 6. E 7. D 8. A 9. A 10. E

第三十八章

胸腔穿刺术

一、目的

(1) 取胸腔积液进行一般性状检测、化学检测、显微镜监测和细菌学检测,明确积液的性质,寻找引起积液的病因。

(2) 抽出胸膜腔的积液和积气,减轻液体和气体对肺组织的压迫,使肺组织复张,缓解患者的呼吸困难等症状。

(3) 抽吸胸膜腔的脓液,进行胸腔冲洗,治疗脓胸。

(4) 胸膜腔给药,可向胸腔注入抗生素或者抗癌药物。

二、适应证

(1) 胸腔积液性质不明者做诊断性穿刺。

(2) 大量胸腔积液压迫,导致呼吸循环障碍者。

(3) 结核性胸膜炎。

(4) 脓胸、脓气胸患者。

(5) 肺炎并发胸膜炎胸腔积液较多。

(6) 外伤性血气胸。

(7) 脓胸或恶性胸液需胸腔内注入药物。

三、禁忌证

病情危重,有严重出血倾向,大咯血,穿刺部位有炎症病灶,对麻醉药过敏。

四、术前准备

(1) 了解、熟悉患者病情。

(2) 与病人家属谈话,交代检查目的、大致过程、可能出现的并发症等,并签字。

(3) 器械准备:胸腔穿刺包、无菌胸腔引流管及引流瓶、皮肤消毒剂、麻醉药、无菌棉球手套、洞巾、注射器、纱布及胶布。

五、操作步骤

(1) 体位。①积液:面向椅背骑跨在座椅上。穿刺点定位:B超定位或肩胛线7、8肋间。②积气:半卧位。穿刺点定位:第2肋间锁骨中线(或略偏外)。

(2) 常规消毒皮肤,以穿刺点为中心进行消毒,直径15 cm左右,两次。

(3) 打开一次性使用胸腔穿刺包,戴无菌手套,覆盖消毒洞巾,检查胸腔穿刺包内物品,注意胸穿针与抽液用注射器连接后检查是否通畅,同时检查是否有漏气情况。

(4) 助手协助检查并打开2%利多卡因安瓿,术者以5 ml注射器抽取2%利多卡因2~3 ml,在穿刺部位由表皮至胸膜壁层进行局部浸润麻醉。如穿刺点为肩胛线或腋后线,肋间沿下位肋骨上缘进麻醉针,如穿刺点为腋中线或腋前线则取两肋之间进针。

(5) 将胸穿针与抽液用注射器连接,并关闭两者之间的开关保证闭合紧密不漏气。术者以一手示指与中指固定穿刺部位皮肤,另一只手持穿刺针沿麻醉处缓缓刺入,当针锋抵抗感突感消失时,打开开关使其与胸腔相通,进行抽液。助手用止血钳(或胸穿包的备用钳)协助固定穿刺针,以防刺入过深损伤肺组织。注射器抽满后,关闭开关(有的胸穿包内抽液用注射器前端为单向活瓣设计,也可以不关闭开关,视具体情况而定)排出液体至引流袋内,记录抽液量。

(6) 抽液结束拔出穿刺针,局部消毒,覆盖无菌纱布,稍用力压迫片刻,用胶布固定。

六、术后处理

(1) 术后嘱患者卧位或半卧位休息 0.5 h,测血压并观察有无病情变化。

(2) 根据临床需要填写检验单,分送标本。

(3) 清洁器械及操作场所。

(4) 做好穿刺记录。

七、注意事项及常见问题

(1) 操作前应向患者说明穿刺目的,消除顾虑,同时签好知情同意书;对精神紧张者,可于术前 0.5 h 给予地西泮 10 mg 或可待因 0.03 g 以镇静止痛。

(2) 操作中应密切观察患者的反应,如有患者头晕、面色苍白、出汗、心悸、胸部压迫感或剧痛、晕厥等胸膜过敏反应;或出现连续性咳嗽、气短、咳泡沫痰等现象时,立即停止抽液,并皮下注射 0.1% 肾上腺素 0.3～0.5 ml,或进行其他对症处理。

(3) 一次抽液不应过多、过快。诊断性抽液,50～100 ml 即可。减压抽液,首次不超过 600 ml,以后每次不超过 1 000 ml。如为脓胸,每次尽量抽尽,疑有化脓性感染时,助手用无菌试管留取标本,行涂片革兰氏染色镜检、细菌培养及药敏试验。检查瘤细胞,至少需要 100 ml,并应立即送检,以免细胞自溶。

(4) 严格无菌操作,操作中要始终保持胸膜负压,防止空气进入胸腔。

(5) 应避免在第 9 肋间以下穿刺,以免穿透膈肌损伤腹腔脏器。

(6) 操作前、后测量患者生命体征,操作后嘱患者卧位休息 30 min。

(7) 对于恶性胸腔积液,可注射抗肿瘤药物或硬化剂诱发化学性胸膜炎,促使脏层与壁层胸膜粘连,闭合胸腔,防止胸液重新积聚。具体操作:于抽液 500～1 200 ml 后,将药物(如米诺环素 500 mg)加生理盐水 20～30 ml 稀释后注入。推入药物后回抽胸液,再推入,反复 2～3 次后,嘱患者卧床 2～4 h,并不断变换体位,使药物在胸腔内均匀涂布。如注入之药物刺激性强,可致胸痛,应在药物前给布桂嗪或哌替啶等镇痛剂。

测 试 题

1. 胸腔穿刺术的穿刺点一般低于液面的一个肋间隙,进针应在
   A. 下一肋骨上缘
   B. 上一肋骨下缘
   C. 两者均可
   D. 两者均不可

2. 胸腔穿刺抽气位置为
   A. 患侧胸部锁骨中线第 2 肋间
   B. 患侧胸部锁骨中线第 3 肋间
   C. 患侧胸部锁骨中线第 4 肋间
   D. 患侧胸部腋前线第 2 肋间
   E. 患侧胸部腋前线第 4 肋间

3. 胸腔穿刺后嘱患者体位
   A. 平卧位
   B. 端坐位
   C. 患处在高位
   D. 头低脚高位
   E. 患侧卧位

4. 胸腔穿刺的进针部位应选择
   A. 肋间隙的前部穿刺时,进针部位应选择上肋下缘刺入
   B. 下肋之间刺入
   C. 在肋角的内侧应选择下位肋的上缘刺入
   D. 应选择肋骨的上缘刺入
   E. 任何部位

5. 胸腔穿刺的术后护理不包括
   A. 嘱患者平卧或半卧位休息
   B. 观察穿刺处有无渗血或渗液
   C. 注入药物者,应嘱患者多活动
   D. 观察患者对注入药物的反应
   E. 记录抽出液体的色、质、量,及时送检标本

6. 男,43岁,外伤致右胸腔积血,胸腔穿刺抽出浑浊胸腔积液,此时主要治疗应是
   A. 对症支持治疗
   B. 抗生素治疗
   C. 胸腔闭式引流
   D. 补充血容量
   E. 伤口包扎固定

7. 气胸作胸腔穿刺排气其穿刺点应该在
   A. 锁骨中线第2肋间

   B. 锁骨中线第3肋间
   C. 腋中线第7肋间
   D. 腋后线第7肋间
   E. 腋后线第8肋间

8. 胸腔穿刺抽液时,下列错误的是
   A. 严格无菌操作
   B. 抽液不宜过多过快
   C. 穿刺针应沿肋骨下缘进针以免损伤血管
   D. 穿刺发生"胸膜反应"应立即停止抽液
   E. 抽液后胸腔内可以不用药

9. 胸腔穿刺抽取液体时,首次不宜超过
   A. 500 ml
   B. 600 ml
   C. 800 ml
   D. 1 000 ml
   E. 1 200 ml

10. 有关胸腔穿刺的方法,下列哪项不正确
   A. 穿刺时应沿肋骨的下缘进针
   B. 穿刺抽液时,穿刺点取浊音明显部位,一般取肩胛线7~9肋间隙或腋中线6~7肋间
   C. 穿刺抽气时,穿刺点取患侧锁骨中线第2肋间
   D. 抽液量每次不超过1 000 ml
   E. 抽气量每次可超过1 000 ml

参考答案

1. A **2.** A **3.** A **4.** C **5.** C **6.** C **7.** A
8. C **9.** B **10.** A

第三十九章

胸腔闭式引流

一、目的

排出胸腔内的积气、积血和积液,恢复和保持胸腔内负压,维持纵隔的正确位置,促使患者肺复张,消除残腔,防止感染。

二、适应证

(1) 各种类型的气胸,经胸穿抽气肺不能复张者。

(2) 血胸(中等量以上)。

(3) 脓胸或支气管胸膜瘘。

(4) 乳糜胸。

(5) 开胸手术后。

三、禁忌证

(1) 凝血功能障碍有出血倾向者。

(2) 肝性胸腔积液,持续引流可导致大量蛋白质和电解质丢失。

四、术前准备

(1) 认真了解病史,根据 X 线胸片、CT 等影像学资料以及超声检查协助定位,尤其是局限性或包裹性积液的引流。

(2) 准备好直径合适的引流管,一般以外径约 0.8 cm 的透明塑料管或硅胶管为好,也可是商用的穿刺套管。外接闭式引流袋或水封瓶。

(3) 张力性气胸应先穿刺抽气减压。

(4) 麻醉。1‰~2‰利多卡因或普鲁卡因局部浸润麻醉,包括皮肤、皮下、肌层以及肋骨骨膜。麻醉至壁层胸膜后,再稍进针行试验性抽吸,待抽出液体或气体后即可确诊。

(5) 体位。半卧位,气胸引流位置选在第 2 肋间锁骨中线,引流液体选在第 7~8 肋间腋中线附近,若为局限性积液应依据 B 超和影像学资料定位。

五、操作步骤

(1) 沿肋间做 2~3 cm 的切口,用 2 把弯血管钳交替钝性分离胸壁肌层,于肋骨上缘穿破壁层胸膜进入胸腔。此时有明显的突破感,同时切口中有液体溢出或气体喷出。

(2) 用止血钳撑开,扩大创口,用另一把血管钳沿长轴夹住引流管前端,顺着撑开的血管钳将引流管送入胸腔,其侧孔应在胸内 3 cm 左右。引流管远端接水封瓶或闭式引流袋,观察水柱波动是否良好,必要时调整引流管的位置。

(3) 缝合皮肤,固定引流管,同时检查各接口是否牢固,避免漏气。

(4) 也可选择套管针穿刺置管。套管针有两种。一种为针芯直接插在特制的引流管内,用针芯将引流管插入胸腔后,拔出针芯,引流管就留在了胸腔内。另一种为三通金属套管,穿入胸腔后边拔针芯边从套管内送入引流管。

(5)如须经肋床置管引流,切口应定位在脓腔底部。沿肋骨做切口长 5～7 cm,切开胸壁肌肉,显露肋骨,切开骨膜,剪除一段 2～3 cm 长的肋骨。经肋床切开脓腔,吸除脓液,分开粘连,安放一较粗的闭式引流管。2～3 周后如脓腔仍未闭合,可将引流管剪断改为开放引流。

六、术后处理

(1)由于胸腔内是负压,为了防止引流液倒流而发生逆行感染,要确保患者的引流瓶平面低于胸腔引流口平面至少 60 cm,嘱患者活动时不要将引流瓶提得太高,更不能跨床。

(2)引流管不要过长,以防折叠。为防止胸腔管与外界相通,更换引流瓶时,必须用双钳双向夹管;为防止患者外出做检查时,管路连接不紧密或引流瓶倾斜至水封管露出水面等情况

发生,应用两把钳子不同方相进行夹管。若为有齿钳,其齿端需包裹纱布或胶套,防止夹管时导致引流管破裂、漏气。

七、注意事项及常见问题

(1)引流不畅或皮下气肿。多由于插管的深度不够或固定不牢致使引流管或其侧孔位于胸壁软组织中。引流管连接不牢、大量漏气也可造成皮下气肿。

(2)出血。多由引流的位置靠近肋骨下缘损伤肋间血管所致。

(3)胸腔感染。长时间留置引流管、引流不充分或切口处污染均可引起。

(4)复张性肺水肿。对于肺萎陷时间较长者,在排放气体或液体时,速度不能过快。交替关闭、开放引流管,可预防纵隔摆动及肺水肿的发生。

(5)膈肌或肺损伤。

测 试 题

1. 男性,43 岁,外伤致右胸积血,2 周后出现发热、胸痛,经多次胸穿抽出混浊胸液,症状无明显改变。此时主要治疗应是
   A. 胸腔闭式引流
   B. 胸腔开放引流
   C. 加强营养,增强抵抗力
   D. 胸腔内注入抗生素
   E. 尽快开胸手术

2. 男性,35 岁。2 周前发热、咳嗽、咳黄痰,经抗感染治疗后好转。现再次出现高热、咳嗽、胸闷。查体:T 39.5℃,P 115 次/分,R 24 次/分,气管右移,左侧语颤减弱,叩诊肺实音,呼吸音消失。血常规 WBC 23×10^9/L。最有效的治疗措施是
   A. 胸腔闭式引流

B. 胸腔成形术
C. 胸膜剥脱术
D. 静脉滴注广谱抗生素
E. 胸腔内注入抗生素

3. 血气胸开胸手术处理的指征不包括
   A. 胸腔活动性出血,血压下降
   B. 大咯血不止
   C. 大的开放性胸壁伤的闭合修补
   D. 张力性气胸与支气管断裂,引流瓶中持续大量溢气,肺仍不复张者
   E. 胸腔闭式引流后呼吸系统症状缓解,血压稳定者

4. 男性,19 岁。自觉胸闷、气促 8 天,活动后加重。查体:左侧呼吸音明显减弱。胸部

X线片示左侧气胸,左肺压缩40%,肋膈角可见小液平面。既往无类似病史。首选处理方法是

A. 吸氧观察

B. 胸腔闭式引流

C. 胸腔穿刺抽气

D. 胸腔镜探查

E. 气管插管

5. 开放性气胸的急救处理是

A. 剖胸探查

B. 胸腔闭式引流

C. 封闭胸壁伤口,再抽气或胸腔闭式引流

D. 吸氧,输血抗休克

E. 立即胸腔穿刺抽气

6. 男,52岁。车祸伤2 h。体格检查:神志清,血压14.0/10.0 kPa(105/75 mmHg)。气管向左侧移位,右胸壁大量皮下捻发感,右胸叩诊鼓音,右侧呼吸音明显减弱。胸片:右第4、8、9肋骨折,左第7、8、9肋骨折,右肺压缩90%。首要的处理是

A. 牵引固定

B. 胸带固定

C. 胸腔闭式引流

D. 剖胸探查,修补肺破裂处

E. 气管插管,加压扩张肺部

7. 男,56岁,咳嗽、胸闷、憋气2天,持续不缓解。查体:左侧呼吸运动减低,叩诊呈鼓音,呼吸音明显减低。胸部X线片示左肺萎陷,压缩约90%。该患者最有效的治疗措施是

A. 呼吸机辅助呼吸

B. 低流量吸氧

C. 胸腔闭式引流

D. 胸腔穿刺排气

E. 解痉平喘

8. 男,43岁,外伤致右胸积血,右侧呼吸音弱,叩诊为浊音,胸穿抽出混浊胸液,则最应该采取的治疗措施是

A. 胸腔闭式引流

B. 开胸止血

C. 胸穿

D. 患侧肺切除术

E. 无须特殊处理

9. 血胸欲行胸腔闭式引流术的最佳引流位置是

A. 腋前线第6~8肋间

B. 腋前线与腋中线之间第6~8肋间

C. 腋中线第6~8肋间

D. 腋中线与腋后线之间第6~8肋间

E. 腋后线第6~8肋间

10. 男,26岁。胸部外伤后致右侧血胸10天。曾行胸腔穿刺治疗,今日出现寒战、高热、胸痛。X线胸片示右侧胸腔积液较前增加。下述治疗最恰当的是

A. 反复胸腔穿刺

B. 开胸手术清除脓液

C. 胸腔闭式引流

D. 每天胸内注入抗生素

E. 胸腔闭式引流负压吸引

参考答案

1. A **2.** A **3.** E **4.** C **5.** C **6.** C **7.** C **8.** A **9.** D **10.** C

第四十章

多导联睡眠监测

一、目的

记录并分析睡眠时各种生理参数,对睡眠障碍、睡眠呼吸紊乱和睡眠呼吸暂停-低通气综合征等疾病进行分析、诊断。可记录并分析脑电图(EEG)、心电图(ECG)、眼电图(EOG)、肌电图(EMG),以及胸腹式呼吸运动、鼾声、脉搏、血氧饱和度、脉搏波、呼吸频率、体位等睡眠呼吸参数。

二、适应证

(1) 睡眠障碍。

(2) 睡眠呼吸紊乱。

(3) 睡眠呼吸暂停综合征。

(4) 低通气综合征。

(5) 抑郁症。

三、禁忌证

严重的呼吸衰竭、心力衰竭、心律失常及急性心肌梗死等患者,应待病情稳定后再进行多导联睡眠监测。

四、操作前准备

(1) 监测前应先洗澡、洗头,以保持电极连接良好。

(2) 嘱患者填写身高、体重、出生日期、姓名、性别等资料并注明注意事项及风险责任等。

(3) 患者在卧床之前应排空大小便。

(4) 连电极时应用清洁膏擦拭电极连接处。

五、操作步骤

(1) 打开计算机及信号放大器开关。

(2) 连接各个导联线。

(3) 打开多导睡眠监测仪数据采集软件。

(4) 新建数据,录入患者的相关数据(姓名、性别、出生日期、身高、体重等)。

(5) 进入界面首先测阻抗(如阻抗在可接受范围内不影响判图则可继续,反之则检查各个导联),然后点击开始记录进行生物定标包括测阻抗。

(6) 数据采集完后,退出多导睡眠监测软件,关闭放大器电源,摘除患者身上的导联线。多导睡眠监测结束。

六、操作后处理

通过监测一整夜睡眠 EEG、EOG、EMG等,可以客观评价患者睡眠质量,进行睡眠时间、睡眠效率及分期的监测,排除睡眠认知错误观念。同时,监测口鼻气流、血氧饱和度及鼾声,对睡眠呼吸紊乱患者进行分期、分级的检查。此外,针对患者不同的睡眠障碍事件,如周期性腿动、不宁腿综合征等,设置不同的导联,对其进行相关监测,以充分认识引起失眠的病因。

七、注意事项及常见问题

(1) 洗澡、洗头,男士剃胡须,不要使用化妆品。干净的头发和皮肤使传感器比较敏感,也不易脱落。

(2) 禁服镇静催眠药,因其可加重打鼾或睡眠呼吸暂停,但有此习惯者可以不改变。禁饮咖啡、茶水及酒类,以免兴奋不能入睡或入睡后打鼾加重。

(3) 避免剧烈运动,并保持精神情绪稳定,以免影响睡眠;为了保证夜间睡眠,白天尽量少睡;为避免夜间起夜,白天尽量少进流食和水。

(4) 保持鼻部通畅,如患有感冒,应提前与医生联系,另约检查时间。

测 试 题

1. 睡眠呼吸暂停综合征指
   A. 每晚7 h睡眠中,呼吸暂停反复发作20次以上或睡眠紊乱指数≥10
   B. 每晚7 h睡眠中,呼吸暂停反复发作30次以上或睡眠紊乱指数≥10
   C. 每晚7 h睡眠中,呼吸暂停反复发作30次以上或睡眠紊乱指数≥5
   D. 每晚7 h睡眠中,呼吸暂停反复发作25次以上或睡眠紊乱指数≥5
   E. 每晚10 h睡眠中,呼吸暂停反复发作30次以上或睡眠紊乱指数≥5
   F. 每晚10 h睡眠中,呼吸暂停反复发作25次以上或睡眠紊乱指数≥10

2. 多导睡眠监测包括的主要项目是
   A. EEG与EOG
   B. 口鼻气流
   C. SaO_2
   D. 胸腹呼吸运动
   E. 包括以上全部

3. 中枢型睡眠呼吸暂停与阻塞型睡眠呼吸暂停的不同点是
   A. 鼻腔与口腔无有效的气流通过
   B. 胸腹呼吸运动停止

   C. 动脉血氧饱和度下降
   D. 持续的奋力呼吸
   E. 鼾声明显

4. 中枢型睡眠呼吸暂停与阻塞型睡眠呼吸暂停的鉴别手段是
   A. 呼吸暂停
   B. 低通气
   C. 动脉血氧饱和度下降
   D. PSG检测
   E. 食管测压

5. 睡眠脑电研究发现,抑郁症患者的睡眠改变包括
   A. 总睡眠时间减少
   B. 觉醒时间增多
   C. 快速眼动睡眠(REM)潜伏期缩短
   D. REM密度增加
   E. 包括以上全部

6. 根据睡眠中脑电波的变化,可以将睡眠过程分为几个阶段?
   A. 6
   B. 3
   C. 5

D. 4

7. 慢波睡眠是指
A. 快速眼动睡眠
B. 快波睡眠
C. 正相睡眠
D. 异相睡眠

8. 睡眠呼吸暂停的标准为
A. 睡眠过程中口鼻气流停止≥5 s
B. 睡眠过程中口鼻气流停止≥10 s
C. 睡眠过程中口鼻气流停止≥20 s
D. 睡眠过程中口鼻气流停止≥30 s
E. 睡眠过程中口鼻气流停止≥1 min

9. 慢波睡眠的生理意义是

A. 促进生长和精力恢复
B. 促进生长和体力恢复
C. 促进学习记忆和精力恢复
D. 促进学习与体力

10. 关于睡眠,正确的说法是
A. 清醒和警觉状态时脑电波频率较低
B. 睡眠状态下脑电波频率较高
C. 快速眼动睡眠阶段脑电波与清醒状态下类似
D. "睡眠锭"出现在深度睡眠阶段

参考答案

1. C　**2.** E　**3.** B　**4.** D　**5.** E　**6.** D　**7.** C
8. B　**9.** B　**10.** C

第四十一章

肺功能检查

一、目的

对受检者呼吸生理功能的基本状况做出质与量的评价,明确肺功能障碍的程度和类型,观察肺功能损害的可逆性,对探讨疾病的发病机制、病理生理、明确诊断(如慢性阻塞性肺病、支气管哮喘)、指导治疗、判断疗效和疾病的康复、动态观察病情变化和预测预后、劳动力鉴定以及评估胸腹部大手术的耐受等,都有重要意义。

二、适应证

(1) 判断呼吸系统疾病患者呼吸功能基本状态 明确其有无通气功能障碍、类型、程度,据此区别阻塞性、限制性肺病,辅助支气管哮喘(激发试验、扩张试验)及 COPD 的诊断。

(2) 评价各种平喘药物疗效(客观化、定量化)。

(3) 胸外科患者术前鉴定,选择手术适应证,预测术后呼吸功能。

三、禁忌证

急性心肌梗死、心功能不全、肺功能严重减退者,高热、剧咳,自发性气胸,2 周内有咯血者,均不宜行肺功能测定。

四、检查前准备

(1) 首先对各测试仪器按质控标准要求进行全面调校,确认性能可靠、准确。

(2) 直接与患者呼吸道连接的口含器、呼吸管道等器材在每次应用前均应严格清洗、消毒。

(3) 实验室应配有必要的急救药物、器械、氧气等。并定期检查、补充,以备应急使用。

(4) 简单了解患者病史、诊断及临床医师申请目的。

五、操作步骤

(1) 检测肺功能前应测患者身高、体重,并根据其年龄、性别查出相应正常预计值。

(2) 向检查者详细说明检查目的、方法及操作要领,必要时给予示范,取得患者理解和配合。并嘱受检者在测试前安静休息 15 min。进行所有项目测试时,受试者均应夹鼻夹,与呼吸道相连的接口器须紧密咬合,防止漏气。一般情况下,每项测定 3 次,取其最理想值记录。

(3) 测试时体位可用立位、坐位或卧位。但不同体位的测值不同,应予注明。同一受检者前后对比时,应采取相同体位。

(4) 许多检测指标正常值受到受试者性别、年龄、身高、体重等多种因素影响,故判断其检查结果是否正常须以实测值与正常预计值之比进行判断,同时在比较肺功能的变化及其治疗效果时,还应考虑到昼夜节律影响,尽可能在每天同一时间测定。

(5) 对检查结果由专业人员进行评价。

六、操作后处理

(1) FVC(用力肺活量):FVC正常,基本上可以排除限制性通气功能障碍,若有降低,则需要鉴别是阻塞性还是限制性通气功能障碍。

(2) FEV_1(第一秒用力呼气容积):FEV_1正常,可以除外明显的限制性和阻塞性通气功能障碍;降低提示存在有通气功能障碍。由于限制性和阻塞性通气功能障碍均可表现出FEV_1降低,故需要评估FEV_1/FVC,判断是否存在阻塞。若有条件,应检查TLC(肺总量,为深吸气后肺内所含的气体总量,即等于肺活量加残气量)。TLC增加大于15%,提示阻塞;TLC正常或增加可除外限制;若降低,提示限制。对于混合性通气功能障碍,TLC偶可正常。

(3) FEV_1/FVC(第1秒用力呼气容积占用力肺活量百分比):正常时通常可排除阻塞性通气功能障碍。FEV_1/FVC正常或增高,结合FVC降低,常常提示限制性通气功能障碍。若有疑问可检查TLC,同时可以结合胸片检查有无TLC减少的依据。FEV_1/FVC降低,高度提示阻塞性通气功能障碍,是判断阻塞性通气功能障碍的重要指标。

(4) 呼气流量值:FEF_{25-75}(中期呼气流速)与FEV_1的改变一致,但更为敏感。

(5) MVV(每分钟最大通气量):MVV与FEV_1的改变一般一致,但更为敏感。临床上可以通过FEV_1来计算MVV值。在正常情况下,预计$MVV=FEV_1×40$,在临床工作中可以利用MVV预计低限作为MVV是否适当的判断依据。MVV预计低限$=FEV_1×30$。若MVV$<FEV_1×30$,常常提示患者未用力、配合不佳、疲劳、神经肌肉疾患等,需要技术员认真甄别;若MVV显著$>FEV_1×30$,往往提示测定FEV_1时未尽全力或存在有严重的阻塞性通气功能障碍。引起MVV与FEV_1不协调降低改变的原因主要是大气道阻塞或神经肌肉疾患。

七、注意事项及常见问题

(1) 注意下述肺功能测定的局限性:

① 主要反映呼吸生理功能变化,不能单独据此确定病因。

② 某些检测指标个体差异大。

③ 某些指标受主观因素影响较大,重复性差。

(2) 注意调校各测试仪器,保证性能可靠、准确,严格清洗、消毒,严格各操作要领,以取最准确测定值。

测　试　题

1. 患者男,68岁。间断咳嗽、咳痰10余年,活动性气短2年。曾行胸片检查示:双肺纹理增粗、紊乱,膈肌低平。吸烟史40年,1包/日,已戒3年。为明确该患者是否为慢性阻塞性肺疾病,宜采取的检查措施为

   A. 胸部高分辨率CT

   B. TB血气分析

   C. 支气管黏膜活检

   D. 肺功能检查

   E. 痰培养

2. 以下肺功能检查中属于动态肺容量检查的

项目是

A. 肺活量

B. 最大通气量

C. 潮气量

D. 功能残气量

E. 肺总量

3. 肺功能检查内容包括

A. 肺通气与肺换气

B. 呼吸动度

C. 肺容积

D. 肺的血流

E. 以上全部

4. 肺功能检查不包括

A. 肺容量

B. 通气功能

C. 肺顺应性

D. 呼吸道阻力

E. 血气分析

5. 肺功能检查主要用于

A. 判断COPD气流受限情况

B. 判断呼吸衰竭程度

C. 判断哮喘程度

D. 判断支气管扩张程度

E. 肺炎病原学检查

6. 肺功能单位不包括

A. 肺泡管

B. 肺泡

C. 小气道

D. 呼吸性细支气管

E. 肺泡囊

7. 肺功能残气量是

A. 最大呼气后肺内存留的气量

B. 平静呼吸时呼气后肺内存留的气量

C. 深吸气时吸入的气量

D. 深吸气再平静呼气后肺内气量

E. 用力呼吸1 s后肺内存留的气量

8. 肺换气功能障碍包括

A. 肺弥散功能障碍与肺泡通气/血流比例失调

B. 肺限制性通气功能障碍

C. 肺阻塞性通气功能障碍

D. 肺内分流量增加

E. 包括以上全部

9. 哮喘患者的肺功能特点是

A. 限制性通气功能障碍

B. 阻塞性通气功能障碍

C. 两者皆有

D. 两者皆无

10. 肺通气功能的动态指标为

A. 功能余气量

B. 肺泡通气量

C. 肺活量

D. 用力肺活量

参考答案

1. D **2.** D **3.** E **4.** E **5.** A **6.** C **7.** B **8.** A **9.** B **10.** D

消化系统

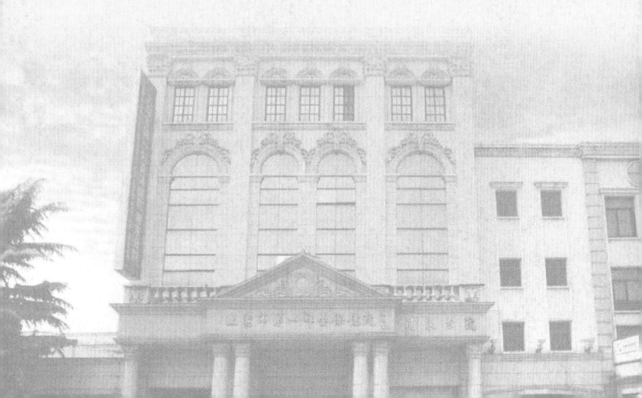

第四十二章

胃管置入术

一、目的

(1) 胃肠减压及胃手术后观察有否出血等情况。

(2) 对不能由口进食,如昏迷、口腔疾患及口腔手术后不能张口者,保证其摄入足够的营养。

二、适应证

(1) 急性胃扩张。

(2) 上消化道穿孔或胃肠道有梗阻。

(3) 急腹症有明显胀气者或较大的腹部手术前等。

(4) 昏迷患者或不能经口进食者,如口腔疾患、口腔和咽喉手术后的患者。

(5) 不能张口的患者,如破伤风患者。

(6) 早产儿和病情危重的患者,以及拒绝进食的患者。

三、禁忌证

(1) 鼻咽部有癌肿或急性炎症的患者。

(2) 食管静脉曲张、上消化道出血、心力衰竭和重度高血压患者。

(3) 吞食腐蚀性药物的患者。

四、术前准备

治疗盘内置无菌换药碗 1 个(内盛已灭菌的胃管 1 根,应检查胃管有无破损,是否通畅,粗细软硬是否合适,并用纱布盖上)、弯盘、50 ml注射器、血管钳、纱布 2 块、消毒液状石蜡、压舌板、棉签、胶布、治疗巾、橡皮圈、别针、听诊器、温开水。

五、操作步骤

(1) 用物带至床旁,核对床号、姓名。

(2) 患者取坐位或半坐卧位,昏迷者取平卧位,头稍后仰。

(3) 患者颌下铺治疗巾,用湿棉签检查和擦净鼻孔。

(4) 术者站患者左侧,按发际到剑突比量好胃管长度(成人 45～55 cm,婴幼儿 14～18 cm),做好标记,用液状石蜡棉签润滑胃管。

(5) 术者左手持纱布托住胃管,右手用血管钳夹住胃管前端,自患者鼻孔轻轻插入约 14 cm 处时,清醒患者,嘱其做吞咽动作,将胃管乘势送入所需长度;昏迷患者可将胃管末端置换药碗内,放在患者口角旁。当插入胃管 14～16 cm 时,应用压舌板助张口,检查胃管是否盘曲在口中,确认无盘曲后,术者用手托起患者头部使下颌贴近胸骨柄,加大咽部通道弧度,便于管端沿后壁滑行插入。

(6) 插管时如患者有恶心,应停止片刻,嘱患者做深呼吸;如插入不畅,应检查胃管是否盘曲;如出现呕吐、呼吸困难、发绀等情况,可能是误入气管,应立即拔出重插。

(7) 胃管插入至所定长度后,可用注射器抽出胃液;或将胃管开口端置于水中,检查有无气体逸出;或用注射器注入 10 ml 空气,同时用听诊器在胃部听到气过水声,证实胃管已进入胃内。然后夹紧胃管开口端,用胶布固定胃管于双侧鼻翼。

(8) 松开胃管开口端,注入少量温开水。

六、术后处理

(1) 将胃管开口端反折,用纱布包好、橡皮圈缠紧、别针固定于患者衣肩上。

(2) 整理床单,清理用物。

七、注意事项

(1) 插胃管动作应轻稳,特别是通过食管 3 个狭窄处时(环状软骨水平处、气管分叉水平处、食管通过膈肌处),以免损伤食管黏膜。

(2) 胃管应固定牢固,不让脱出,并保持胃管引流通畅,行胃肠减压时应定时记录抽吸量、颜色、性质。

(3) 鼻饲给食前必须检查胃管确在胃内时

方可喂食(检查方法前述)。每次喂食量不超过 200 ml,温度 38~40℃之间,间隔时间不少于 2 h。

(4) 经胃管给药者,应将药物研碎,溶解后再注入。

(5) 多次给食、给药后应注入温开水 100 ml,以免管腔堵塞。

(6) 长期胃管给食者应每日进行口腔护理,胃管应每周更换。

八、常见问题

(1) 如何提高昏迷患者插胃管的成功率?

昏迷者吞咽和咳嗽反射消失,不能合作,插管前应使患者头后仰,胃插管至 15 cm(会厌部)时再以左手托起头部,使下颌靠近胸骨柄以增大咽喉部通道的弧度,便于胃管沿后壁滑行至胃内。

(2) 如何证明胃管在胃内?

① 胃管末端接注射器抽吸胃液;

② 用注射器从胃管内注入空气,同时置听诊器于胃部可听到气过水声;

③ 将胃管末端置入盛水的碗内无气体逸出。

(3) 胃肠减压抽吸相隔时间是多长?

每隔 1~2 h 一次。

测 试 题

1. 鼻胃管的作用不包括

　A. 减轻由于手术、麻醉、术后胃肠运动抑制所引起的胃肠胀气

　B. 补充丢失的胃肠液

　C. 辅助呼吸

　D. 早期发现吻合口出血、急性胃黏膜病变等

　E. 促使术后胃肠蠕动的恢复

2. 关于经鼻胃管置入术,错误的是

　A. 常可用于胃肠减压、鼻饲食物和药物

　B. 成年人鼻胃管置入深度一般为 50~55 cm

　C. 置管时患者取坐位、斜坡位或仰卧位

　D. 置管后引起肺炎、鼻咽部黏膜损伤或感染,应加强抗感染治疗,鼻胃管继续留置

　E. 食管和胃腐蚀性损伤时应尽可能放置

鼻胃管

3. 插入胃管后,确认胃管在胃内的方法错误的是
   A. 胃管插入长度超过了 55 cm
   B. 从胃管内能抽吸出胃液
   C. 由胃管注入少量空气,在上腹部能听到气过水声
   D. 胃管末端放入水杯内无气体溢出

4. 胃管插入胃内的长度为
   A. 40 cm
   B. 45～50 cm
   C. 45～55 cm
   D. 60 cm
   E. 60 cm 左右

5. 插入胃管后检查证实胃管是否在胃内,其中错误的方法是
   A. 注入少量空气,同时听胃部有气过水声
   B. 抽吸出液体用石蕊试纸测试呈红色
   C. 注入少量温开水,同时听胃部有水泡声
   D. 胃管末端放入水杯内无气体溢出
   E. 抽吸出胃液

6. 长期鼻饲者,定期更换胃管(乳胶胃管)的时间是
   A. 1 天
   B. 3 天
   C. 7 天
   D. 10 天
   E. 14 天

7. 给患者插胃管时,胃管插入长度相当于患者

   A. 前发际至胸骨柄长度
   B. 前发际至胸骨剑突长度
   C. 眉心至胸骨剑突长度
   D. 眉心至胸骨柄长度
   E. 鼻尖至胸骨剑突长度

8. 为昏迷患者插胃管时为避免胃管误入气管应该
   A. 和清醒患者一样,没有特殊
   B. 快速插入
   C. 头偏向一侧
   D. 头向后仰
   E. 托起头部

9. 胃肠道手术留置胃管时,拔胃管的指征是
   A. 肠鸣音恢复
   B. 引流胃液转清
   C. 术后 48～72 h
   D. 肛门排气后
   E. 无腹胀、呕吐

10. 给鼻饲患者更换胃管,要求
   A. 每天更换,晚上拔管,次晨插管
   B. 每周更换,晚上拔管,次晨插管
   C. 每周更换,上午拔管,晚上插管
   D. 每天更换,上午拔管,晚上插管
   E. 每天更换,上午拔管,次晨插管

参考答案

1. C　**2.** D　**3.** A　**4.** C　**5.** C　**6.** C　**7.** B
8. D　**9.** D　**10.** B

第四十三章

洗 胃 术

一、目的

(1) 清除胃内毒物或刺激物,避免毒物吸收。

(2) 幽门梗阻患者饭后常有食物滞留现象,而致上腹闷胀、恶心呕吐等不适,通过洗胃将潴留食物洗出。

(3) 为某些手术或检查做准备。

二、适应证

(1) 胃中摄入毒物,为防止吸收或进入肠腔造成危害,而予以紧急洗胃,用作急救手段,在 6 h 以内凡摄取有害剂量的毒物,如有机磷、安眠药、重金属、生物碱以及其他毒物,应尽早予以洗胃,以排除这些毒物。

(2) 做胃部手术(胃切除、肠吻合等),为减少术中并发症和便于操作,而作为术前准备的一项操作。

(3) 因消化性溃疡、胃癌、粘连等造成胃幽门梗阻,胃中有大量食物或分泌液潴留,伴发频繁呕吐,易产生严重的水电解质代谢紊乱,并产生上腹部饱胀、疼痛等症状。洗胃可减缓上述症状,因此可作为一有效的治疗措施。

(4) 少数情况下,洗胃还可作为一种简单易行的透析疗法,用作解除尿毒症时的氮质血症。

三、禁忌证

(1) 腐蚀性胃炎(吞服强酸或强碱),因已引起了口腔、食管、胃黏膜的化学性灼伤(腐蚀性炎症),如插入胃管注入大量液体,易诱发内脏穿孔,造成严重并发症,故不宜行洗胃术。

(2) 肝硬化并门脉高压者,常有食管静脉或胃底静脉曲张,洗胃易损伤血管,造成上消化道大出血。

(3) 消化道出血、胃穿孔、穿壁性胃溃疡者,洗胃均有引起胃穿孔和腹膜炎的危险。

(4) 食管狭窄、贲门狭窄或梗阻者,一则不易达到洗胃目的,二则有诱发食管穿孔和纵隔炎的危险,故不应进行。

(5) 极度衰竭的患者,不能承受刺激或不得合作。

(6) 急性心肌梗死、重症心力衰竭、严重心律失常的患者,亦不宜行洗胃术。

四、术前准备

1. 用物准备

(1) 洗胃液最常用 37～40℃温开水,也可用生理盐水、1：5 000 高锰酸钾液、2% 碳酸氢钠液等。

(2) 洗胃盘 1 套,包括粗号胃管或漏斗式洗胃器,50 ml 或 100 ml 注射器、开口器、舌钳、石蜡油、纱布、治疗巾、橡皮布。

（3）其他量杯、水桶、检验标本瓶。有条件者准备电动洗胃器。

2. 患者准备　患者应取下活动义齿，清理口腔。清醒患者应向其说明洗胃目的和简要程序，取得合作。

五、操作步骤

1. 口服催吐法　一般情况较好的清醒患者，让患者口服洗胃液（1 000～1 500 ml），用压舌板刺激咽喉部引起呕吐。如此反复进行，直至胃内容物洗净为止。

2. 胃管洗胃法　洗胃术可分为胃管法、洗胃器法和电动洗胃机法等数种。

（1）患者卧位靠近床边，头偏斜，将橡皮布、治疗巾分别铺于颈肩后和颌下胸部。

（2）向胃内置入导管及灌洗。

① 胃管法：成人用大型号胃管，小儿可用导尿管。一般可经鼻插入，具体程序可见鼻饲胃管置入法。确认导管进入胃内后即可用注射器注入洗胃液，每次 300～500 ml，如此反复进行，直至毒物洗净。

② 漏斗洗胃器法：洗胃器尾端有一漏斗，中段装备一橡皮球，前段为胃导管，对意识不清、不易合作者可用开口器打开口腔、舌钳轻轻拉出舌头，再将导管置入胃内。然后提高洗胃器漏斗距口腔 30～40 cm 高度，经漏斗缓缓灌入洗胃液，1 次约 500 ml。当漏斗内液体灌注将毕时，再将漏斗放低于胃水平以下，并倒置漏斗，利用虹吸作用可将胃内液体引出，如引流不畅可用手捏橡皮球以加强虹吸向外引流。同样，灌注时如速度太慢，也可手捏皮球加快灌注速度。上述操作宜反复多次，以清洗彻底为止。

③ 电动洗胃机法：洗胃机装有两个有刻度可计量的大玻璃瓶（一个用于装洗胃液，另一个为收集胃内抽出液）和一正一负双向电动机，打开正压向胃内灌注洗胃液，达预定量（一般每次 500 ml）后关闭正压，改用负压吸引即可抽出胃内液体。如此反复多次直至清洗干净为止。其

插入胃内的导管宜选用较粗胃管或其他胶管，多需经口插入。

（3）拔管：上述任一方法均应反复灌洗，直至抽出液清亮，与洗胃液色泽透亮度基本相同，无异味（如农药中毒的大蒜味），即可考虑停止洗胃，拔出导管。一般洗胃液量多需在 5 000 ml 甚至 10 000 ml。拔管前可向胃内注入导泻剂，如 50％硫酸镁 60 ml 或甘露醇 250 ml，以通过腹泻清除已进入肠道内的毒物。因镁离子对中枢神经系统有抑制作用，对昏迷患者会使其昏迷加重，且甘露醇导泻效果、口感均优于硫酸镁，故常规推荐使用 20％甘露醇进行导泻。

六、术后处理

（1）洗胃完毕可用清水或 0.9％氯化钠溶液反复清洁口腔。

（2）清洁床铺，整理用物。

（3）因插管洗胃患者的咽喉部、食管、胃黏膜均有损伤，应暂禁食，待症状缓解或消失后给予流质或半流质等易消化的食物。

七、注意事项及常见问题

（1）洗胃术多用于急性中毒，要求一个"快"字，因为延误时间则毒物吸收增多，会危及生命，因此要争取时间，分秒必争，迅速准备物品，立即实施洗胃术。

（2）洗胃时间掌握总的原则为愈早愈好，尽快实施。一般原则为服毒后 4～6 h 内洗胃最有效，但有些患者就诊时已超过 6 h，仍可考虑洗胃。以下因素可使毒物较长时间留在胃内：①患者胃肠功能差，使毒物滞留胃内时间长；②毒物吸收后的再吸收；③毒物进入胃内较多；④有的毒物吸收慢，如毒物本身带有胶囊外壳等。

（3）向胃内置入导管应轻柔、敏捷、熟练，并确认导管已进入胃内（以抽出胃液最可靠）后开始灌洗，切忌将导管误入呼吸道而进行灌洗。

置管时如出现剧咳、呼吸急促或发绀挣扎等表明误入气道,应迅速拔出重新插管。昏迷和插管时伴呕吐者易发生吸入性肺炎,应予以警惕预防。

(4) 洗胃液以温开水最常用且有效安全,2%碳酸氢钠液常用于有机磷农药等中毒,但应注意不宜用作敌百虫、水杨酸盐和强酸类中毒;1:5 000高锰酸钾溶液对生物碱、毒蕈碱类有氧化解毒作用,但禁用于对硫磷中毒者洗胃。故洗胃液的选择应根据不同的毒物考虑,唯有清水最广泛。

(5) 洗胃时每次灌注量不宜过多,一般每次灌入300~500 ml即应进行抽吸。尤其是用电动机正压送入洗胃液时应严密观察,当达到500 ml时即关闭正压,改为负压吸引,切忌开机后操作者离开现场,以防灌注量过大引起急性胃扩张甚至胃穿孔。一次灌注量过多还易造成多量毒物进入肠内,致毒物吸收增多。应用电动洗胃机还应随时向瓶内添加洗胃液,以免向胃内送入多量空气。溃疡病合并幽门梗阻洗胃时,一次灌洗量应少,压力应低,防止出现穿孔或出血。

(6) 如为强腐蚀性毒物,洗胃会造成一定损害,插管时有可能引起穿孔,一般不宜进行洗胃,且当大量液体进入时极易造成胃穿孔、撕裂。惊厥患者进行插管时可能诱发惊厥。昏迷患者插管易导致吸入性肺炎,洗胃应慎重,必须洗胃时应去枕平卧,头偏向一侧,防止误吸而引起窒息。食管静脉曲张患者不宜洗胃。

(7) 水中毒及电解质紊乱。由于洗胃及其他各种原因使体内水分过多引起水平衡失调而发生水中毒。洗胃时大量的钾离子及氯离子丧失,且在补液时输入过多的糖、脱水治疗及激素的应用多会使钾离子丢失更严重。因此,洗胃时应注意低钾血症和低氯性碱中毒。

(8) 凡呼吸停止、心脏停搏患者应先行心肺复苏,再行洗胃术。洗胃前应检查生命体征,如有缺氧或呼吸道分泌过多,应先吸取痰液,保持呼吸道通畅,再行洗胃术。在洗胃过程中应随时观察患者生命体征的变化,如患者感觉腹痛、流出血性灌洗液或出现休克现象,应立即停止洗胃。

(9) 首次灌洗后抽出液应留取标本送检,以鉴定毒物品种,便于指导治疗。

测 试 题

1. 洗胃术在下列患者中不能施用的是
   A. 有食管胃底静脉曲张者
   B. 有食管或贲门狭窄或梗阻者
   C. 口服强酸或强碱中毒者
   D. 有幽门梗阻者
   E. 以上都是

2. 昏迷患者洗胃插管时
   A. 易导致吸入性肺炎
   B. 洗胃时应去枕平卧
   C. 洗胃时头应偏向一侧
   D. 应防止误吸而引起窒息
   E. 以上都是

3. 关于洗胃术,下列错误的是
   A. 适用于口服毒物中毒
   B. 有食管胃底静脉曲张的患者禁忌洗胃
   C. 任何毒物中毒,洗胃液宜选用清水
   D. 伴有心跳呼吸骤停者应先行复苏
   E. 洗胃后可并发吸入性肺炎,应注意防治

4. 一般情况下,服毒后行洗胃术不应超过
   A. 2 h
   B. 3 h
   C. 4 h
   D. 5 h

E. 6 h

5. 男性,12 岁,误入有机磷农药一口,急送医院就诊,当时测定胆碱酯酶活力为 54%。行急诊洗胃,洗胃液忌用
　A. 肥皂水
　B. 冰水
　C. 生理盐水
　D. 高锰酸钾
　E. 2%碳酸氢钠

6. 女,26 岁,务农。口服敌敌畏 30 ml。1 h 后入院。体检:神志昏迷,蓝色苍白,皮肤湿冷,面部肌肉抽搐,一侧瞳孔缩小,两肺散在湿啰音,全血胆碱酯酶活力为零。入院后确诊为急性有机磷中毒。患者急诊洗胃,洗胃液最优选用
　A. 肥皂水
　B. 碳酸氢钠
　C. 清水
　D. 冰水
　E. 生理盐水
　F. 高锰酸钾溶液

7. 下列药物中毒禁忌洗胃的是
　A. 磷化锌
　B. 敌百虫
　C. 氰化物
　D. 盐酸
　E. 敌敌畏

8. 患者男性,41 岁,因家庭纠纷服用"乐果"

300 ml 后 1 h 入院。查体:中度昏迷,血压 120/80 mmHg,皮肤潮湿多汗,口中有大蒜味,心率 52 次/分,双肺底可闻及湿啰音。洗胃结束时,判断洗胃是否彻底可参考
　A. 洗胃液量
　B. 洗出液是否澄清无味
　C. 临床症状是否好转
　D. 胆碱酯酶是否正常
　E. 是否醒转

9. 患者女,27 岁。因欲自杀口服有机磷农药,被发现后急送医院。体格检查:昏迷状态,皮肤湿冷,双侧瞳孔如针尖样大小。该患者入院给予洗胃,洗胃液最好选用
　A. 1:5 000 高锰酸钾液
　B. 硫酸铜溶液
　C. 2%碳酸氢钠溶液
　D. 0.9%氯化钠溶液
　E. 温清水

10. 洗胃时每次注入的洗胃液的量为
　A. 100～150 ml
　B. 200～300 ml
　C. 300～500 ml
　D. 500～600 ml
　E. 700～800 ml

参考答案

1. E　2. E　3. C　4. E　5. D　6. B　7. D
8. B　9. E　10. C

第四十四章

三腔二囊管置管术

一、目的

（1）抢救门静脉高压合并上消化道大出血。

（2）胃减压管为胃减压作用。

（3）胃囊管经充气后可压迫胃底，达到止血作用。

（4）食管囊管经充气后可压迫食管下段，达到止血作用。

二、适应证

对食管、胃底静脉曲张破裂大出血者压迫止血。

三、禁忌证

严重冠心病、高血压、心功能不全、胃穿孔、食管狭窄梗阻等。

四、术前准备

（1）了解、熟悉患者情况。与患者或家属谈话，用通俗的语言简略讲清楚操作目的及如何配合，也讲清楚操作过程中的风险及意外，争取清醒患者配合。

（2）检查有无鼻息肉、鼻甲肥厚和鼻中隔偏曲，选择鼻腔较大侧插管，清除鼻腔内的结痂及分泌物。

（3）用物准备：三腔二囊管、50 ml 注射器、止血钳 3 把、治疗盘、无菌纱布、液状石蜡、0.5 kg 重沙袋（或盐水瓶）、血压表、绷带、宽胶布。

（4）操作者准备：洗手、戴口罩、帽子。

五、操作步骤

（1）认真检查三腔二囊管气囊有无松脱、漏气，充气后膨胀是否均匀，通向食管囊、胃囊和胃腔的管道是否通畅。找到管壁上45 cm、60 cm、65 cm 三处的标记及三腔通道的外口。

（2）对躁动不安或不合作患者，可肌肉注射地西泮 5～10 mg。

（3）清除鼻腔内的结痂及分泌物。

（4）抽尽双囊内气体，将三腔管之前端及气囊表面涂以液状石蜡。将三腔管从患者鼻腔送入，达咽部时嘱患者吞咽，使三腔管顺利送入至 65 cm 标记处，如能由胃管腔抽出胃内容物，表示管端已至幽门。

（5）用注射器先向胃气囊注入空气 250～300 ml（囊内压 5.33～6.67 kPa，即 40～50 mmHg），使胃气囊充气，用血管钳将此管腔钳住，然后将三腔管向外牵拉，感觉有中等度弹性阻力时，表示胃气囊已压于胃底部。再以 0.5 kg 重沙袋通过滑车持续牵引三腔管，以达到充分压迫之目的。

（6）经观察仍未能压迫止血者，再向食管囊内注入空气 100～200 ml（囊内压 4～5.33 kPa，即 30～40 mmHg），然后钳住此管腔，以直接压迫食管下段的曲张静脉。

（7）定时由胃管内抽吸胃内容物，以观察有否继续出血，并可自胃管进行鼻饲和有关治疗。

（8）每 2～3 h 检查气囊内压力一次，如压力不足应及时注气增压。每 8～12 h 食管囊放气并放松牵引一次，同时将三腔管再稍深入，使胃囊与胃底黏膜分离，放气前先口服液状石蜡 15～20 ml，以防胃底黏膜与气囊粘连或坏死。30 min 后再使气囊充气加压。

（9）出血停止 24 h 后，取下牵引沙袋并将食管气囊和胃气囊放气，继续留置于胃内观察 24 h，如未再出血，可嘱患者口服液状石蜡 15～20 ml，然后抽尽双囊气体，缓缓将三腔管拔出。

六、术后处理

（1）密切观察：

① 经常抽吸胃内容物，如见新鲜血液，应考虑是否因牵引不紧或气囊充气不足，造成压迫止血失败，应给予适当调整。

② 患者感胸骨下不适，出现恶心或频繁期前收缩，应考虑是否有胃气囊进入食管下端挤压心脏的可能，应该给予适当调整。

③ 如提拉不慎，将胃气囊拉出而阻塞咽喉部引起窒息，此时应立即将气囊口放开或剪除三腔管放出气体。

（2）注意口鼻清洁，嘱患者不要将唾液、痰液咽下，以免误入气管引起吸入性肺炎，每日 2 次向鼻腔滴入少量石蜡油，以防三腔管黏附于鼻黏膜。

（3）一般情况下三腔管放置 12 h 后，食管气囊应放气 10～20 min，同时放松牵引，并将三腔管向胃内送入少许，以解除胃底贲门压力，然后再充气牵引，以免局部黏膜因受压过久发生糜烂坏死。

（4）出血停止后，按医嘱定时从胃管内注入流质饮食，但必须确认在胃管腔后再注入，以免误入气囊发生意外。

（5）三腔管压迫 2～3 天后若出血停止，可先放去食管气囊内气体，并放松牵引，观察 12 h 后仍无出血，可放去胃气囊气体后拔管。拔管前应吞服石蜡油 20～30 ml，以防囊壁与黏膜粘住。

（6）拔管后 24 h 内仍需严密观察，如发现出血征象，仍可用三腔管止血。

七、注意事项及常见问题

（1）操作前做好患者的思想工作，争取配合。

（2）用前应该检查管和囊的质量。橡胶老化或气囊充盈后囊壁不均匀者不宜使用。

（3）操作时手法要温柔，避免咽腔及食道撕裂伤。

（4）三腔二囊管下至咽腔时，要让患者做吞咽动作，以免误入气管造成窒息。

（5）防止三腔管被牵拉出来，必须先向胃气囊内充气，再向食管囊充气。充气量太少达不到止血目的；充气量过多，食道易发生压迫性溃疡。

（6）为了避免食道与胃底发生压迫性溃疡，食管气囊每隔 12 h 放气 1 次，同时将三腔管向内送入少许。若出血不止。30 min 后仍按上法充气压迫。

（7）观察气囊有无漏气，每隔 2～3 h 测食管气囊压力 1 次，胃气囊只要向外牵拉感到有阻力即可断定无漏气。

（8）气囊压迫期间，须密切观察脉搏、呼吸、血压、心律的变化。因食管气囊压力过高或胃气囊向外牵拉过大压迫心脏，可能出现频繁性期前收缩。此时应放出囊内气体，将管向胃内送入少许后再充气。胃气囊充气不足或牵引过大，会出现双囊向外滑脱，压迫咽喉，出现呼吸困难甚至窒息，应立即放气处理。

（9）三腔管用后，必须冲净擦干，气囊内留少量气体，管外涂滑石粉并置阴凉处保存，以防气囊粘连。

测 试 题

1. 三腔二囊管的护理要点不包括
   A. 使用前检查管路是否漏气
   B. 先向胃气囊充气
   C. 胃气囊充气量为 150~200 ml
   D. 每隔 12 h 气囊放气 20~30 min
   E. 若出血停止可立即拔管

2. 三腔二囊管压迫止血时注入胃囊内的气体压力约为
   A. 30 mmHg
   B. 40 mmHg
   C. 45 mmHg
   D. 50 mmHg
   E. 80 mmHg

3. 下列对三腔二囊管的护理中不正确的是
   A. 观察、记录引流液的颜色及量
   B. 胃囊的压力为 50 mmHg
   C. 出血停止后立即拔管
   D. 禁食、禁水
   E. 拔管前口服液状石蜡 20~30 ml

4. 三腔二囊管的并发症不包括
   A. 吸入性肺炎
   B. 食管破裂
   C. 窒息
   D. 感染

5. 三腔二囊管的使用目的是
   A. 压迫食管下段曲张静脉,达到止血目的
   B. 压迫胃底曲张静脉达到止血目的
   C. 吸去胃内积血,冲洗胃腔,观察止血效果
   D. 注入各种药物,如止血药
   E. 以上都对

6. 三腔二囊管每次放气时间为
   A. 5~10 min
   B. 10~15 min
   C. 20~30 min
   D. 30~60 min
   E. 60~120 min

7. 三腔二囊管压迫止血时,气囊充气量不正确的是
   A. 牵引重量 0.25 kg
   B. 放置时间一般为 24~72 h
   C. 每 12 h 排空气囊一次
   D. 先充食管囊,再充胃囊
   E. 胃囊充气量为 150~200 ml,食管囊充气量为 100~150 ml

8. 使用三腔二囊管,有关并发症是
   A. 胃底、食管黏膜糜烂
   B. 呼吸困难
   C. 窒息
   D. 吸入性肺炎
   E. 以上都是

9. 三腔二囊管压迫止血,出血停止后,观察多少时间可拔管?
   A. 6 h
   B. 10 h
   C. 8 h
   D. 24 h
   E. 12 h

10. 三腔二囊管禁用于
    A. 严重冠心病
    B. 高血压
    C. 心功能不全者

D. 胃穿孔食道狭窄梗阻

E. 以上都有

8. E　9. D　10. E

参考答案

1. E　2. D　3. C　4. D　5. E　6. C　7. D

第四十五章

腹 腔 穿 刺 术

一、目的

(1) 明确腹腔积液的性质,找出病原,协助诊断。

(2) 适量的抽出腹水,以减轻患者腹腔内的压力,缓解腹胀、胸闷、气急、呼吸困难等症状,减少静脉回流阻力,改善血液循环。

(3) 向腹膜腔内注入药物。

(4) 人工气腹。

(5) 施行腹水浓缩回输术。

(6) 诊断性(如腹部创伤时)或治疗性(如重症急性胰腺炎时)腹腔灌洗。

二、适应证

(1) 腹水原因不明,或疑有内出血者。

(2) 大量腹水引起难以忍受的呼吸困难及腹胀者。

(3) 需腹腔内注药或腹水浓缩再输入者。

三、禁忌证

(1) 广泛腹膜粘连者。

(2) 有肝性脑病先兆、包虫病及巨大卵巢囊肿者。

(3) 大量腹水伴有严重电解质紊乱者禁忌大量放腹水。

(4) 精神异常或不能配合者。

(5) 妊娠。

四、术前准备

(1) 操作室消毒。

(2) 核对患者姓名,查阅病历、腹部平片及相关辅助检查资料。

(3) 清洁双手(双手喷涂消毒液或洗手)。

(4) 做好患者的思想工作,向患者说明穿刺的目的和大致过程,消除患者顾虑,争取充分合作。

(5) 测血压、脉搏、量腹围、检查腹部体征。

(6) 术前嘱患者排尿,以防刺伤膀胱。

(7) 准备好腹腔穿刺包、无菌手套、口罩、帽子、2%利多卡因、5 ml注射器、20 ml注射器、50 ml注射器、消毒用品、胶布、盛器、量杯、弯盘、500 ml生理盐水、腹腔内注射所需药品、无菌试管数只(留取常规、生化、细菌、病理标本)、多头腹带、靠背椅等。

(8) 戴好帽子、口罩。

(9) 引导患者进入操作室。

五、操作步骤

1. 部位选择

(1) 脐与耻骨联合上缘间连线的中点上方1 cm、偏左或右 1～2 cm,此处无重要器官,穿刺较安全且容易愈合。

（2）左下腹部穿刺点：脐与左髂前上棘连线的中 1/3 与外 1/3 交界处，此处可避免损伤腹壁下动脉，肠管较游离不易损伤。放腹水时通常选用左侧穿刺点，此处不易损伤腹壁动脉。

（3）侧卧位穿刺点：脐平面与腋前线或腋中线交点处。此处穿刺多适于腹膜腔内少量积液的诊断性穿刺。

2. 体位参考　根据病情和需要可取坐位、半卧位、平卧位，并尽量使患者舒服，以便能够耐受较长的操作时间。对疑为腹腔内出血或腹水量少者行实验性穿刺，取侧卧位为宜。

3. 穿刺层次

（1）下腹部正中旁穿刺点层次：皮肤、浅筋膜、腹白线或腹直肌内缘（如旁开 2 cm，也有可能涉及腹直肌鞘前层、腹直肌）、腹横筋膜、腹膜外脂肪、壁腹膜，进入腹膜腔。

（2）左下腹部穿刺点层次：皮肤、浅筋膜、腹外斜肌、腹内斜肌、腹横肌、腹横筋膜、腹膜外脂肪、壁腹膜，进入腹膜腔。

（3）侧卧位穿刺点层次：同左下腹部穿刺点层次。

4. 穿刺过程

（1）消毒、铺巾：①用聚维酮碘在穿刺部位自内向外进行皮肤消毒，消毒范围直径约 15 cm，待聚维酮碘干后，再重复消毒一次；②解开腹穿包包扎带，戴无菌手套，打开腹穿包（助手），铺无菌孔巾，并用无菌敷料覆盖孔巾有孔部位；③术前检查腹腔穿刺包物品是否齐全：8 或 9 号带有乳胶管的腹腔穿刺针、小镊子、止血钳、输液夹子、纱布、孔巾。

（2）局部麻醉：术者核对麻药名称及药物浓度，助手撕开一次性使用注射器包装，术者取出无菌注射器，助手掰开麻药安瓿，术者以 5 ml 注射器抽取麻药 2 ml，自皮肤至腹膜壁层以 2% 利多卡因作局部麻醉。麻醉皮肤局部应有皮丘，注药前应回抽，观察无血液、腹水后，方可推注麻醉药。

（3）穿刺：术者左手固定穿刺部位皮肤，右手持针经麻醉处垂直刺入腹壁，待针锋抵抗感突然消失时，示针尖已穿过腹膜壁层，助手戴手套后，用消毒血管钳协助固定针头，术者抽取腹水，并留样送检。诊断性穿刺，可直接用 20 ml 或 50 ml 注射器及适当针头进行。大量放液时，可用 8 号或 9 号针头，并于针座接一橡皮管，以输液夹子调整速度，将腹水引入容器中计量并送化验检查。

六、术后处理

（1）抽液完毕，拔出穿刺针，穿刺点用聚维酮碘消毒后，覆盖无菌纱布，稍用力压迫穿刺部位数分钟，用胶布固定，测量腹围、脉搏、血压、检查腹部体征。如无异常情况，送患者回病房，嘱患者卧床休息。观察术后反应。

（2）书写穿刺记录。

七、注意事项及常见问题

（1）术中密切观察患者，如有头晕、心悸、恶心、气短、脉搏增快及面色苍白等，应立即停止操作，并进行适当处理。

（2）放液不宜过快、过多，肝硬化患者一次放液一般不超过 3 000 ml，过多放液可诱发肝性脑病和电解质紊乱。放液过程中要注意腹水的颜色变化。

（3）放腹水时若流出不畅，可将穿刺针稍做移动或稍变换体位。

（4）术后嘱患者平卧，并使穿刺孔位于上方以免腹水继续漏出；对腹水量较多者，为防止漏出，在穿刺时即应注意勿使自皮肤到腹膜壁层的针眼位于一条直线上，方法是当针尖通过皮肤到达皮下后，即在另一手协助下，稍向周围移动一下穿刺针头，而后再向腹腔刺入。如遇穿刺孔继续有腹水渗漏时，可用蝶形胶布或火棉胶粘贴。大量放液后，需束以多头腹带，以防腹压骤降；内脏血管扩张引起血压下降或休克。

（5）注意无菌操作，以防止腹腔感染。

（6）放液前后均应测量腹围、脉搏、血压，检查腹部体征，以视察病情变化。

（7）腹水为血性者于取得标本后,应停止抽吸或放液。

（8）①对诊断性穿刺及腹膜腔内药物注射,选好穿刺点后,穿刺针垂直刺入即可。但对腹水量多者的放液,穿刺针自穿刺点斜行方向刺入皮下,然后再使穿刺针与腹壁呈垂直方向刺入腹膜腔,以防腹水自穿刺点滑出;②穿刺一定要准确,左下腹穿刺点不可偏内,避开腹壁下血管,但又不可过于偏外,以免伤及旋髂深血管;③进针速度不宜过快,以免刺破漂浮在腹水

中的乙状结肠、空肠和回肠,术前嘱患者排尿,以防损伤膀胱;④放腹水速度不宜过快,量不宜过大。初次放腹水者,一般不要超过 3 000 ml(但有腹水浓缩回输设备者不限此量),并在 2 h 以上的时间内缓慢放出,放液中逐渐紧缩已置于腹部的多头腹带;⑤注意观察患者的面色、呼吸、脉搏及血压变化,必要时停止放液并及时处理;⑥术后卧床休息 24 h,以免引起穿刺伤口腹水外渗。

测 试 题

1. 腹部闭合性损伤、实质脏器破裂和空腔脏器穿孔最好的鉴别方法是
   A. 休克出现的早晚
   B. 腹膜刺激征的轻重
   C. 暴力作用的部位
   D. 腹腔诊断性穿刺
   E. 超声波检查

2. 患者男,17 岁。上腹部撞伤 7 h,腹部剧烈疼痛 2 h 伴恶心、呕吐。查体:神清,血压 75/45 mmHg,全腹压痛,有腹膜刺激征,肝区叩痛(＋),移动性浊音(＋)。首先应行
   A. 选择性动脉造影
   B. B 超或 CT 检查
   C. 诊断性腹腔穿刺
   D. 纤维胃镜检查
   E. 腹透或腹平片

3. 下列情况禁用诊断性腹腔穿刺术的是
   A. 小儿及老人
   B. 精神状态不正常者
   C. 严重腹胀者
   D. 昏迷者
   E. 病史不清者

4. 男,37 岁。方向盘挤压上腹部 6 h,上腹、腰部、左肩疼痛,持续性,伴恶心、呕吐。查体:体温 38.4℃, BP 90/60 mmHg, P 110 次/分,上腹肌紧张,有压痛,轻度反跳痛,移动性浊音(—),肠鸣音正常。实验室检查:白细胞计数 $18.4×10^9/L$,中性粒细胞 89％,淋巴细胞 11％。对诊断实质性脏器损伤帮助最大的检查项目是
   A. 腹部 CT
   B. 腹部 B 超
   C. 腹部 MRI
   D. 腹部 X 线片
   E. 诊断性腹腔穿刺术或灌洗术

5. 男,33 岁。右上腹外伤 2 h。查体:P 120 次/分,R 28 次/分, BP 90/60 mmHg。全腹有压痛、反跳痛,以右上腹为著,移动性浊音(＋)。最有意义的辅助检查是
   A. 腹部 B 超
   B. 腹部立位 X 线片
   C. 腹部 CT
   D. 诊断性腹腔穿刺术
   E. 腹部 MRI

6. 女性,34 岁。突然腹痛 2 h,肝右肋下 2 cm,

质硬,触痛,脾未及,腹部弥漫性压痛,腹腔积液征阳性,应首先采取的诊断方法是

A. 胸片检查

B. B超检查

C. 血常规检查

D. 胃钡餐透视

E. 腹腔穿刺抽液检查

7. 男,21岁,车祸外伤后1 h入院,查体血压75/55 mmHg,心率110次/分,呼吸27次/分,患者面色苍白,右上腹压痛反跳痛明显,伴右肩部放射痛,X线平片示右膈升高,无膈下游离气体。其下一步辅助检查手段应选择

A. 诊断性腹腔穿刺

B. 腹部B超

C. 腹部立位X线片

D. 腹部CT

E. 腹部血管造影

8. 腹腔穿刺不用于

A. 腹腔积液

B. 治疗腹膜炎

C. 治疗肠便秘

D. 腹腔注射

E. 治疗肠套叠

9. 腹腔内出血,腹腔穿刺液性质为

A. 黄色浑浊,含胆汁,无臭味

B. 稀薄无臭味,镜检有革兰氏阳性球菌

C. 不凝鲜血

D. 血性臭味重

E. 血性淀粉酶含量高

10. 患者男性,29岁,汽车司机。3 h前因两辆车相撞,上腹部被方向盘装撞伤,出现腹部剧烈疼痛被救护车送入院。诊断性腹腔穿刺可选择的穿刺点有

A. 脐和髂前上棘连线的中、外1/3交界处

B. 脐和髂前上棘连线的中、下1/3交界处

C. 脐和髂前上棘连线的下、外1/3交界处

D. 经脐水平线与腋中线相交处

参考答案

1. D　2. C　3. C　4. E　5. D　6. E　7. A

8. C　9. C　10. A

第四十六章

灌　肠

一、适应证

（1）便秘、肠腔胀气。

（2）肠道手术前准备,肠镜、造影等肠道检查前准备。

（3）中毒性痢疾及各种原因的中毒。

（4）惊厥、抽搐及特殊检查前镇静、催眠。

（5）肠道疾病,用于保留、不保留灌肠患者的药物治疗。

二、禁忌证

（1）妊娠、急腹症患者。

（2）消化道出血患者。

（3）严重心血管疾病患者。

大量不保留灌肠法

一、目的

（1）解除便秘、肠胀气。

（2）清洁肠道,为肠道手术、检查或分娩做准备。

（3）稀释并清除肠道内的有害物质,减轻中毒。

（4）为高热患者降温。

二、术前准备

1. 操作者准备

（1）着装整齐,戴口罩,剪指甲,洗手。

（2）熟悉大量不保留灌肠的操作程序,向患者解释大量不保留灌肠的目的及注意事项。

2. 用物准备

（1）治疗盘内备灌肠筒一套（橡胶管全长约 120 cm,玻璃接管,筒内盛灌肠液）、肛管、血管钳（或液体调节开关）、润滑剂、棉签、手套。

（2）治疗盘外备卫生纸、橡胶或塑料单、治疗巾、弯盘、便盆、便盆巾、输液架、水温计、屏风。

（3）灌肠溶液常用 0.1%～0.2%肥皂液或 0.9%氯化钠溶液。成人每次用量为 500～1 000 ml,小儿 200～500 ml。溶液温度一般为 39～41℃,降温时用 28～32℃,中暑用 4℃的 0.9%氯化钠溶液。

3. 患者准备　了解灌肠的目的、过程和注意事项,并配合操作,灌肠前协助患者排尿。

4. 环境准备　关闭门窗,屏风遮挡。

三、操作步骤

（1）核对：将用物携至患者床旁,确认患者并解释,关闭门窗。

（2）准备体位：协助患者取左侧卧位,双腿屈膝,裤腿至膝部,臀部移至床沿。不能自我控制排便的患者可取仰卧位,臀部下垫便器。

（3）垫巾:垫橡胶单和治疗巾于臀部下,置弯盘于臀边。

（4）盖好被子,暴露臀部。

（5）准备灌肠管、戴手套。将灌肠筒挂于输液架上，筒内液面高于肛门 40～60 cm。

（6）连接肛管，润滑肛管前端，排尽管内气体，夹管。

（7）插肛管：一手垫卫生纸分开肛门，暴露肛门口，嘱患者深呼吸，一手将肛管轻轻插入直肠 7～10 cm，固定肛管。

（8）灌液：开放管夹，使液体缓缓流入。

（9）观察：密切观察筒内液面下降速度和患者的情况。

（10）拔管：待灌肠液即将流尽时夹管，用卫生纸包裹肛管轻轻拔出放入弯盘内，擦净肛门。

（11）保留灌肠液：取下手套，协助患者取舒适卧位，嘱其尽量保留 5～10 min 后再排便

（12）排便：对不能下床的患者，将卫生纸、呼叫器放于易取处。

四、术后处理

（1）整理用物：排便后及时取出便器，擦净肛门，协助患者穿裤，整理床单位，开窗通风。

（2）采集标本：观察大便性状，必要时留取标本送验。

（3）按相关要求处理用物。

（4）洗手，在体温单相应栏内记录灌肠结果。

五、注意事项及常见问题

（1）妊娠、急腹症、严重心血管疾病等患者禁忌灌肠。

（2）伤寒患者灌肠时溶液不得超过 500 ml，压力要低（液面不得超过肛门 30 cm）。

（3）为肝性脑病患者灌肠时，禁用肥皂水，以减少氨的产生和吸收；充血性心力衰竭和水钠潴留患者禁用 0.9％氯化钠溶液灌肠。

（4）准确掌握溶液的温度、浓度、流速、压力和溶液的量。

（5）灌肠时患者如有腹胀或便意时，应嘱

患者做深呼吸，以减轻不适。

（6）灌肠过程中应随时注意观察患者的病情变化，如发现脉速、面色苍白、出冷汗、剧烈腹痛、心慌气急时，应立即停止灌肠并采取急救措施。

小量不保留灌肠法

一、目的

（1）软化粪便，解除便秘。

（2）排除肠道内的气体，减轻腹胀。

二、术前准备

1. 操作者准备

（1）着装整齐，戴口罩，剪指甲，洗手。

（2）熟悉小量不保留灌肠的操作程序，向患者解释小量不保留灌肠的目的及注意事项。

2. 用物准备

（1）治疗盘内放注洗器、量杯或小容量灌肠筒、肛管、温开水 5～10 ml，遵医嘱准备灌肠液、止血钳、润滑剂、棉签、弯盘、卫生纸、橡胶单、治疗巾、手套。

（2）便盆、便盆巾、屏风。

（3）常用灌肠液："1、2、3"溶液（50％硫酸镁 30 ml、甘油 60 ml、温开水 90 ml），甘油 50 ml 加等量温开水，各种植物油 120～180 ml。溶液温度为 38℃。

3. 患者准备　同大量不保留灌肠法。

4. 环境准备　同大量不保留灌肠法。

三、操作步骤

（1）核对：用物携至患者床旁，核对患者并解释；关闭门窗。

（2）准备体位：协助患者取左侧卧位，双腿屈膝，裤腿至膝部，臀部移至床沿。

（3）垫巾：垫橡胶单和治疗巾于臀下，置弯盘于臀边。

（4）盖好被子，暴露臀部。

（5）连接肛管：戴手套，用注洗器抽吸灌肠液，连接肛管，润滑肛管前段，排气夹管。

（6）插肛管：一手垫卫生纸分开肛门，暴露肛门口，嘱患者深呼吸，一手将肛管轻轻插入直肠7～10 cm。放松夹子使溶液全部流入，灌毕再注入温开水5～10 ml。

（7）捏紧肛管并拔出，嘱患者保留10～20 min后再排便。

四、术后处理

（1）整理物品：取走便盆，协助穿好衣服，整理床单位，打开门窗进行通风。

（2）需送检者要留取标本送检，并观察大便形状、颜色。

（3）按相关要求处理用物，分类销毁。

（4）洗手，在体温单上记录灌肠结果（如灌肠后排便1次记作1/E，如灌肠后未排便记作0/E）。

五、注意事项及常见问题

同大量不保留灌肠法。

(附)小儿灌肠注意事项

（1）灌肠常用于各种原因的中毒（包括中毒性痢疾）、惊厥、降温及特殊检查前镇静、催眠。

（2）灌肠前需向患儿和家属讲述灌肠的目的、操作方法、注意事项及配合要点。

（3）根据小儿年龄选择合适管径的肛管，插入直肠深度为4～7 cm。

（4）根据灌肠目的选取灌肠液的种类、温度及灌肠液的量。通常用0.1%～0.2%的肥皂液或生理盐水，小儿用量200～500 ml（见下表）。溶液温度为39～41℃，降温时用28～32℃，中暑用4℃，镇静、催眠用10%水合氯醛，保留灌肠用0.5%～1%新霉素等。

不同年龄患儿灌肠液量

年龄	灌肠液量(ml)	年龄	灌肠液量(ml)
6个月以内	50	2～3岁	300
6个月～1岁	100	3～14岁	500
1～2岁	200		

（5）液体灌注速度宜慢，并注意观察患儿的情况，如小儿乏力，可暂停片刻再继续，以免虚脱，如果突然腹痛或腹胀加剧应立即停止灌肠，给予处理。

（6）小量保留灌肠时，根据灌肠目的和部位，采取合适卧位。肠道疾病患者，在晚间睡眠前灌入药液为宜；直肠、结肠手术后大便失禁不宜做保留灌肠。

测 试 题

1. 为肝性脑病患者灌肠时禁用
A. 生理盐水溶液
B. 肥皂水溶液
C. 蛋白水
D. 温水

2. 为6个月以内小儿清洁灌肠时液量不应超过

A. 100 ml
B. 50 ml
C. 200 ml
D. 150 ml

3. 为伤寒患者灌肠时应注意
A. 液温
B. 动作轻柔

C. 液量不超过 500 ml

D. 病情观察

4. 清洁灌肠时患者有便意应

   A. 转动肛管

   B. 停止灌液

   C. 嘱患者深呼吸

   D. 提高灌肠筒

5. 清洁灌肠时，如灌肠液流入受阻首先应采取的措施是

   A. 抬高灌肠筒

   B. 拔出肛管，重新插入

   C. 稍移动肛管

   D. 嘱患者放松腹肌

6. 不宜做清洁灌肠的患者是

   A. 肺炎患者

   B. 骨折患者

   C. 急腹症患者

   D. 肝炎患者

7. 下列除哪项外均是小量不保留灌肠的目的？

   A. 软化粪便

   B. 排除积气

C. 清除毒物

D. 为保胎孕妇解除便秘

8. 病变为回盲部保留灌肠时的体位是

   A. 左侧位

   B. 右侧位

   C. 平卧位

   D. 截石位

9. 大量不保留灌肠法不用于

   A. 直肠、结肠检查前

   B. 脏器造影、摄片术前准备

   C. 孕妇便秘

   D. 腹腔、盆腔手术前准备

10. 灌肠的压力是指

    A. 筒上缘距床沿的距离

    B. 筒底距床沿的距离

    C. 筒底距肛门的距离

    D. 液面距肛门的距离

参考答案

1. B　**2.** B　**3.** C　**4.** C　**5.** C　**6.** C　**7.** C

8. B　**9.** C　**10.** D

第四十七章

直 肠 指 诊

一、目的

及早发现肛门直肠的早期病变。

二、适应证

（1）便血、便频、肛门肿块脱出、肛门疼痛的患者。

（2）前列腺及精囊疾病。

（3）盆腔肿块及炎症、骶前肿瘤。

（4）妇产科检查及疾病，如了解宫颈、胎先露位置、胎膜、盆腔、子宫、附件、韧带、阴道直肠隔等状况。

三、禁忌证

（1）急性肛裂、急性感染及肛门狭窄患者。

（2）妇女月经期间。

四、术前准备

（1）术者衣帽、口罩穿戴整齐，修剪指甲、洗手。

（2）医患沟通：告之患者肛门指诊的目的、过程及不适，要求患者在检查过程中消除顾虑。保持放松状态及自然呼吸。

（3）检查应在检查室内进行，或在床边用屏风围起。

（4）备齐用物：无菌手套、指套、石蜡油、长棉签、草纸、标本固定液等。

五、操作步骤

（1）体位：取左侧卧位。

（2）戴无菌手套，示指外涂液状石蜡。

（3）指诊之前先进行肛门周围检查。

（4）进指方法：用右手示指的指腹轻轻按摩患者肛缘片刻后，嘱患者张口深呼吸，并做排便动作，以放松肛门，然后将示指缓缓滑入肛管及直肠。

（5）指诊方法：示指进入直肠后先测试肛管括约肌的松紧度，正常时可容一指并有环缩感。再将指腹平行贴于肠壁上，沿肛管直肠的周壁顺时针旋转 2 圈后，再逆时针旋转 2 圈，并可上下仔细触诊。直肠指诊可了解距肛门 8 cm之内的肛管直肠病变。

（6）手指轻轻退出肛门后，观察指套有无血迹或黏液，估计病变的位置、性质等，给出诊断意见及进一步检查的措施。

（7）擦净患者肛门外的液状石蜡及粪便，并将指套洗净后脱下置入消毒液中。

六、术后处理

（1）清理用物：用物处置合理，物品基本复原，废物废料销毁、丢弃到正确的位置。

（2）洗手。

（3）记录：先写明何种体位，再用时针定位法记录肛门直肠病变位置、形状、大小等情况。

（4）嘱咐患者注意事项。

七、注意事项及常见问题

（1）直肠指诊内容包括肛管直肠壁有无触痛、肿块、条索状物、波动感及狭窄。如触及肿块者应注意其大小、质地、表面光滑度、活动度等。

（2）直肠前壁距肛缘 4～5 cm 处，男性可触及前列腺，女性可触及宫颈，在肛管后方可触及肛管直肠环。

（3）直肠指诊时应充分尊重患者，当检查者手指缓慢插入肛门后，诊指的检查步骤应由前向后再由后向前环扫一周，切忌粗暴，尽量减少对肛管直肠生理状态的干扰。

测　试　题

1. 男性，55 岁，黏液稀便 2 个月，脐周及下腹部隐痛不适，腹平软，无压痛及肿块，便化验潜血（＋）。应先选择哪种检查？

　　A. 纤维结肠镜检查

　　B. 乙状结肠镜检查

　　C. 大便培养

　　D. 直肠指诊

2. 直肠指检，扪及质软可推动的圆形肿块，指套染有新鲜血迹者应考虑

　　A. 直肠癌

　　B. 肛瘘

　　C. 外痔

　　D. 直肠息肉

3. 直肠指检，肠壁上扪及高低不平硬块，肠腔狭窄，指套染有脓血和黏液者应考虑

　　A. 直肠癌

　　B. 肛瘘

　　C. 外痔

　　D. 直肠息肉

4. 直肠指检，扪及条索状物，伴有轻压痛，挤压时外口有脓性分泌物流出者应考虑

　　A. 直肠癌

　　B. 肛瘘

　　C. 外痔

　　D. 直肠息肉

5. 直肠肛管的检查体位中不常用的是

　　A. 胸膝位

　　B. 截石位

　　C. 蹲位

　　D. 右侧卧位

6. 禁做直肠指诊的是

　　A. 肛瘘

　　B. 肛裂

　　C. 内痔

　　D. 外痔

7. 直肠指诊时肛门部剧烈疼痛者为

　　A. 内痔

　　B. 外痔

　　C. 肛裂

　　D. 直肠息肉

8. 对中国人直肠癌，直肠指诊的发现率是

　　A. 40％

　　B. 50％

　　C. 69％

　　D. 70％

9. 直肠指诊基本正常的是

　　A. 老年人

　　B. 青壮年

　　C. 新生儿

　　D. 2 岁以内小儿

10. 无痛性便血,直肠指诊基本正常的是

　　A. 内痔

　　B. 外痔

　　C. 肛裂

　　D. 直肠癌

参考答案

1. D　**2.** D　**3.** A　**4.** B　**5.** D　**6.** B　**7.** C

8. D　**9.** C　**10.** A

泌 尿 系 统

第四十八章

导 尿 术

一、目的

（1）直接从膀胱导出无菌尿做细菌培养；测量膀胱容量、压力及检查残余尿量，鉴别是否因尿闭或尿潴留引起排尿困难，以协助诊断。

（2）为尿潴留患者放出尿液，以减轻患者不适。

（3）盆腔内器官手术前导尿，排空膀胱，避免手术中误伤。

（4）昏迷、尿失禁或会阴部有伤口时，留置导尿管以保持局部皮肤干燥、清洁，有利于伤口愈合。

（5）需正确记录尿量和比重的特殊患者，留置导尿以协助观察肾功能。

二、适应证

（1）无菌法取尿标本做检查或尿细菌培养。

（2）解除尿潴留，引流膀胱内尿液。

（3）测定膀胱内残余尿量。

（4）测定膀胱容量、膀胱压力的改变、膀胱对冷水刺激的感觉及膀胱本体觉。

（5）行膀胱注水试验，鉴别膀胱破裂。

（6）注入各种对比剂，进行各类膀胱造影。

（7）危重患者或昏迷患者观察尿量变化情况，指导液体疗法。

（8）产科手术前的常规导尿，大型手术中持续引流膀胱，防止膀胱过度充盈，且有利于观察尿量变化。

（9）进行下尿路动力学检查。

（10）做膀胱内药物灌注治疗。

三、禁忌证

急性尿道炎、急性前列腺炎、急性附睾炎时，以及女子月经期不应行导尿术。

四、术前准备

（1）明确患者病史及各项有关尿路检查的资料，了解患者排尿情况，并做必要的体格检查，明确本次导尿的目的及要求。

（2）向患者说明导尿术的目的及必要性，消除其顾虑，取得患者的良好合作。

（3）用物准备：持物钳、导尿包、无菌引流袋、胶布制作、0.1‰苯扎溴铵溶液、无菌试管，若导尿术的目的是为做下尿路的特殊治疗或检查时，还应根据具体要求做好相应的器械及药品的准备。

五、操作步骤

（1）患者取仰卧位，屈髋屈膝，大腿外展及外旋，臀下垫胶布单及棉片或置便器。

（2）术者戴好帽子及口罩，打开导尿包外层包布。

(3) 术者以持物钳打开导尿包内层包布,并夹取无菌钳一把,夹棉球以 0.1% 苯扎溴铵溶液消毒外阴部,男性患者应翻转包皮消毒;女性患者按:前庭、小阴唇、人阴唇、阴阜、大腿内侧 1/2、臀部、肛周及肛门的顺序消毒,即以尿道口为中心,按由内而外、自上而下的顺序消毒。

(4) 术者戴无菌手套,从导尿包中取无菌孔巾铺于已消毒好的外阴部。

(5) 取无菌弯盘置于会阴部无菌巾上,将无菌导尿管末端置于弯盘中,前端拟插入部涂无菌液状石蜡。对女性患者,以左手拇指及示指分开小阴唇(注意以无菌纱布缠绕手指),显露尿道口;对男性患者,以无菌纱布缠绕阴茎后,用左手无名指及中指夹持阴茎,并用拇指及示指分开尿道口,右手将另一把未污染过的无菌钳夹住导尿管前端轻轻插入尿道。

(6) 因男、女患者及不同个体尿道长度均有个体差异,导尿管插入深度应为有尿液自导尿管流出后,将导尿管缓慢拉出刚好无尿液时,再将导尿管向膀胱内送入 2.5 cm 为宜。

(7) 如需留尿送培养,应接中段尿液于无菌试管内。

(8) 导尿完毕,将导尿管慢慢抽出。

(9) 若需留置导尿管,应用胶布将导尿管妥善固定。

(10) 整理导尿包及用物,放置在指定位置,并填写好导尿术的记录。

六、术后处理

(1) 随时注意保持导尿管通畅,防止尿管脱出、扭曲、受压,以利尿液引流。

(2) 定时倾倒尿液,记录尿量,操作时注意不要将引流管末端提高,防止逆行感染。

(3) 定时更换尿袋或尿瓶。一般 2～3 天更换导尿管 1 次。防止尿盐沉积阻塞管腔。

(4) 保持尿道口清洁,每日用 0.1% 苯扎溴铵棉球擦洗尿道口及会阴部 1～2 次,防止感染。

(5) 鼓励患者经常变换体位,多饮水,以利排尿,必要时行膀胱冲洗。

(6) 长期留置导尿的患者,可作间歇性引流夹管,锻炼膀胱的反射功能,以预防因无尿液充盈而致膀胱挛缩。

七、注意事项及常见问题

(1) 严格遵守无菌操作,防止感染发生。

(2) 操作手法必须轻,避免损伤尿道。

(3) 导尿管前端拟插入部分涂抹足够润滑剂。

(4) 导尿管型号适当,不宜过粗,男性成年人以 F14～16 号为宜。

(5) 急性尿道炎、急性前列腺炎、急性附睾炎以及女子月经期不应行导尿术。

(6) 男性患者固定导尿管时,应防止嵌顿。

(7) 需长时间留置导尿管时,应注意尿道口护理,并定期更换导尿管(2～3 天更换一次)。

(8) 留置导尿管时,应接封闭式引流袋,防止尿路逆行感染。

(9) 留置导尿管时,应鼓励患者多饮水,并适当使用尿路抗炎药物。

(10) 膀胱过度充盈的患者,导尿时尿液放出速度不能过快,否则可能产生休克或膀胱出血。此时应缓慢而分次地放出尿液,每次 150～200 ml,反复多次,将膀胱放空。

测 试 题

1. 下列各项中,不属于术中导尿管作用的是

A. 术中观察尿量以监测肾功能

B. 反映全身微循环灌注状况

C. 便于术中暴露手术野,利于手术操作

D. 预防术后尿潴留

E. 观察有无血尿,了解判断有无输尿管、膀胱损伤

2. 行导尿术时,润滑导尿管用

    A. 无菌酒精棉球

    B. 无菌凡士林棉球

    C. 无菌生理盐水棉球

    D. 无菌液状石蜡棉球

    E. 无菌聚维酮碘棉球

3. 导尿术的目的是

    A. 盆腔手术前的准备

    B. 膀胱腔内化疗

    C. 解除尿潴留

    D. 留取无菌尿标本

    E. 以上都有

4. 导尿术的禁忌证包括

    A. 膀胱破裂

    B. 急性附睾炎

    C. 产科手术前

    D. 尿道狭窄

5. 男性患者实验导尿术时,导尿管应进入的适宜长度是

    A. 6～8 cm

    B. 9～11 cm

    C. 12～14 cm

    D. 15～20 cm

    E. 21～25 cm

6. 导尿术常见的并发症有

    A. 血尿

    B. 膀胱穿孔

    C. 尿道狭窄

D. 膀胱结石

E. 输尿管扩张

7. 关于导尿术的目的叙述错误的是

    A. 采集患者尿标本做细菌培养

    B. 为尿潴留患者引流尿液,减轻痛苦

    C. 为患者测定膀胱容量、压力及残余尿量

    D. 卧床患者留置导尿管以保持局部干燥、清洁

    E. 抢救休克或者危重患者,准确记录尿量

8. 下列不是术中导尿管的作用的是

    A. 反映全身微循环灌注状况

    B. 预防术后尿潴留

    C. 观察有无血尿,了解判断有无输尿管、膀胱损伤

    D. 术中观察尿量以监测肾功能

    E. 便于术中暴露手术野,利于手术操作

9. 导尿术不适用于下列哪种情况?

    A. 膀胱麻痹

    B. 膀胱括约肌痉挛

    C. 膀胱冲洗

    D. 尿道狭窄

    E. 膀胱炎

10. 为患者实施导尿术时错误的是

    A. 严格遵守无菌技术原则

    B. 导尿管污染后应立即更换

    C. 插管时动作应慢,防止损伤尿道黏膜

    D. 对尿潴留患者一次要放完全部尿液

    E. 插管遇到困难后,嘱患者做深呼吸再徐徐插入

参考答案

1. D　**2.** D　**3.** E　**4.** B　**5.** D　**6.** A　**7.** D

8. B　**9.** B　**10.** D

第四十九章

肾穿刺活检术

一、目的

了解肾脏组织形态学的改变。肾脏病理检查结果已经成为肾脏疾病诊断的"金指标"。

（1）明确诊断。通过肾穿刺活检术可以使超过1/3患者的临床诊断得到修正。

（2）指导治疗。通过肾穿刺活检术可以使将近1/3患者的临床治疗方案得到修改。

（3）评估预后。通过肾穿刺活检术可以更为准确的评价肾脏病患者的预后。

二、适应证

（1）肾病综合征：当肾病综合征的病因不明，考虑是否继发于全身性疾病者。

（2）肾小球肾炎：肾功能减退较快者。

（3）急进性肾炎综合征：肾活检可发现炎症及免疫沉积物的形态及其程度，对急进性肾炎的早期诊断和治疗非常重要。

（4）原发性肾病综合征：见于成人者，最好能在用激素前做肾活检以确定其组织类型，以免盲目使用激素引起不良反应，特别是治疗无效者更要进行肾活检。

（5）血尿患者：经过各种检查排除了非肾小球性血尿后，未能确立诊断者可考虑做肾活检，对于持续性血尿无临床表现以及血尿伴有蛋白尿，24 h尿蛋白定量大于1 g者应做肾活检。

（6）单纯蛋白尿：持续时间较长而无任何症状者。

（7）狼疮性肾炎、肾性高血压、急性肾衰竭、慢性肾功能衰竭不明原因者可进行肾活检以帮助诊断。

三、禁忌证

1. 绝对禁忌证

（1）明显出血倾向。

（2）重度高血压。

（3）精神病或不配合操作者。

（4）孤立肾。

（5）小肾。

2. 相对禁忌证

（1）活动性肾盂肾炎、肾结核、肾盂积水或积脓，肾脓肿或肾周围脓肿。

（2）肾肿瘤或肾动脉瘤。

（3）多囊肾或肾脏大囊肿。

（4）肾脏位置过高（深吸气肾下极也不达第12肋下）或游走肾。

（5）慢性肾衰竭。

（6）过度肥胖。

（7）重度腹水。

（8）心功能衰竭、严重贫血、低血容量、妊娠或年迈者。

四、术前准备

（1）做肾穿刺之前先对患者介绍肾穿刺的基本知识。

（2）患者做手术之前应了解肾功能。查同位素肾图了解分肾功能，肾脏 B 超检查了解肾脏大小、位置及肾活动度。

（3）查患者血型及有无严重贫血。

（4）做肾穿刺手术前 3 天口服或肌注维生素 K_1，做肾穿刺手术前 1 周不可以用抗凝药物。

（5）患有急性肾衰竭的患者做肾穿刺前除凝血酶原时间外应测定凝血活酶时间。除查血小板数量外，应不定期查血小板功能，若发现异常，均应在术前矫正。血小板数量及功能异常可于穿刺当日术前输注新鲜血小板。出血时间延长可输注富含凝血因子的冷沉淀物矫正。

（6）患者做完肾穿刺之后应及时检查有无并发症的出现，若有应及时做出处理。

五、操作步骤

（1）穿刺点定位：多选右肾下级外侧缘，第 12 肋下 2 cm 与正中线旁开 6～8 cm 交角处；少数患者右肾下级高于第 12 肋，而左肾下级位于 12 肋下，此时可选择左肾下级；经 B 超检查定位或在 B 超引导下进行操作。

（2）患者取俯卧位，铺腹带，腹下垫 10 cm 厚硬枕，以将肾顶向背侧，以定位穿刺点中心。常规 2% 碘酒、75% 酒精消毒，术者戴手套、口罩，铺无菌孔巾或手术单。以 2% 利多卡因局部麻醉，而后换接长 9.0 cm 细腰穿针作探针，垂直于皮面刺入，边注麻药边向深部推进约 3.0 cm。有 B 超条件下，则按超声所测皮肤至肾被膜深度及探头所示方向进针，然后嘱患者于深吸气或平静呼吸时屏气后继续推进。刺入肾周围脂肪囊时有落空感，再稍进针，当接近肾被膜时感到针尖有顶触感，且针尾随呼吸同步摆动，然后拔出针芯，注入 2% 利多卡因 1.0 ml 以麻醉肾被膜。记下针刺深度、拔针。用手术刀尖扩大皮肤穿刺针眼，按探针探查深度将活检针刺入肾周脂肪囊抵近肾被膜，核实活检针随呼吸摆动后，再令患者屏气将针刺入肾内完成取材操作。在有活检 B 超探头条件下，先将穿刺针刺如皮下，然后固定于探头上的针槽内，再按针槽方向及探头所示深度进针至肾被膜，此时无须观察穿刺针随呼吸摆动。

（3）将标本分别用 10% 福尔马林、2.5% 戊二醛，固定送光镜和电镜检查；免疫荧光检查则须将标本放于小瓶内生理盐水纱布上，−20℃ 冻存待检（72 h 内）。

（4）拔针后局部压迫止血 3～5 min，以碘酊消毒，敷无菌纱布固定，捆绑腹带，卧床 24 h，密切观察血压、脉搏，多饮水，每次排尿均留标本送检。继续肌注维生素 K_1 3 天，并给予抗生素预防感染。

六、术后处理

（1）患者肾活检后，局部伤口按压数分钟，平车推入病房。

（2）每半小时测血压、脉搏 1 次，4 h 后血压平稳可停止测量。若患者血压波动大或偏低应测至平稳，并给予对症处理。

（3）平卧 24 h 后，若病情平稳、无肉眼血尿，可下地活动。若患者出现肉眼血尿，应延长卧床时间至肉眼血尿消失或明显减轻。必要时给静脉输入止血药或输血。

（4）术后嘱患者多饮水，以尽快排出少量凝血块。同时留取尿标本 3 次常规送检。术后无特殊情况可正常进食。

（5）卧床期间，嘱患者安静休息，减少躯体的移动，避免引起伤口出血，同时应仔细观察患者伤口有无渗血并加强生活护理。

（6）应密切观察患者生命体征的变化，询问有无不适主诉，发现异常及时处理。

七、注意事项及常见问题

（1）血尿。有 60%～80% 的患者出现不同程度的镜下血尿,部分患者可出现肉眼血尿。为了使少量出血尽快从肾脏排出,除绝对卧床外,应嘱患者大量饮水,应观察每次尿颜色的变化以判断血尿是逐渐加重还是减轻。血尿明显者,应延长卧床时间,并及时静脉输入止血药,必要时输血。

(2)肾周围血肿。肾活检后24 h内应绝对卧床。在无肉眼血尿且卧床24 h后,开始逐渐活动,切不可突然增加活动量,以避免没有完全愈合的伤口再出血。术后B超检查发现肾周围血肿的患者应延长卧床时间。

(3)腰痛及腰部不适。多数患者有轻微的同侧腰痛或腰部不适,一般持续1周左右。多数患者服用一般止痛药可减轻疼痛,但合并有肾周围血肿的患者腰痛剧烈,可给予麻醉性止痛药止痛。

(4)腹痛、腹胀。个别患者肾活检后出现腹痛,持续1～7天,少数患者可有压痛及反跳痛。由于生活习惯的改变加之腹带的压迫,使患者大量饮水或可出现腹胀,一般无须特殊处理,对腹胀、腹痛明显者可给予乳酶生及解痉药等以缓解症状。

(5)发热。伴有肾周围血肿的患者,由于血肿的吸收,可有中等度发热,应按发热患者护理,并给予适当的药物处理。

测 试 题

1. 男,40岁。发现血尿、蛋白尿5年。查体:BP 150/90 mmHg,双下肢轻度凹陷性水肿。实验室检查:尿蛋白1.0～1.7 g/d,尿红细胞5～15/HP,Scr 100 μmol/L。B超检查示双肾大小正常。该患者应首选的进一步检查项目是
   A. 肾活检病理检查
   B. 尿液找肿瘤细胞
   C. 肾动脉造影
   D. 24 h尿钠测定
   E. 双肾CT检查

2. 肾活检免疫荧光检查
   A. 循环免疫复合物
   B. 抗红细胞抗体
   C. 抗白细胞抗体
   D. 抗血小板抗体
   E. 抗肾小球基底膜抗体

3. 肾活检禁忌证不包括
   A. 凝血机制障碍,有严重出血倾向的患者
   B. 孤立肾

   C. 高血压、肾周腹水、严重咳嗽等症状未能控制
   D. 患者一般情况差,无法配合穿刺活检术
   E. 肾病的诊断与分型

4. 肾活检标本的取材要求是
   A. 动作要快
   B. 应避免组织自溶
   C. 固定液应新鲜配制
   D. 应含有肾小球
   E. 以上全都是

5. 下列情况不适合行肾活检的是
   A. 原发性肾病综合征
   B. 原因不明的肾小球性蛋白尿
   C. 原因不明的急性肾衰竭少尿期延迟
   D. 持续肾小球源性血尿
   E. 孤立肾

6. 肾活检的石蜡切片和电镜标本必须含有
   A. 肾间质
   B. 肾小球

C. 肾小管
D. 脂肪
E. 结缔组织

7. 肾穿刺活检术的指征不包括
A. 中老年肾病综合征，儿童肾病综合征激素治疗无效、激素依赖或频繁复发者
B. 急性肾炎综合征临床症状不典型、病程迁延或伴有肾功能受损者
C. 原因不明的血尿、蛋白尿，疑为急进性肾小球肾炎者；急性肾衰原因不明者
D. 继发性肾小球疾病；慢性肾衰竭原因不明，双肾未缩小等
E. 先天性多囊肾

8. 急性肾炎综合征患者需进行肾活检以明确诊断时，下列哪项不作为肾活检的指征？
A. 少尿1周以上者
B. 进行性尿量减少伴肾功能恶化者
C. 病程超过两个月而无好转趋势者
D. 伴肾病综合征者
E. 严重高血压者

9. 下列关于经皮肾穿刺活检的叙述错误的是
A. 有助于明确各类原发性肾小球疾病的病理类型
B. 持续性镜下血尿应该行肾穿刺活检
C. 孤立肾不宜行肾穿刺活检
D. 活检时患者取仰卧位
E. 穿刺时嘱患者屏气

10. 急性肾小球肾炎肾活检电镜检查的典型变化为
A. 上皮细胞足突广泛融合
B. 上皮下多数电子致密物
C. 系膜区、内皮下伴上皮电子致密物
D. 上皮细胞下驼峰状电子致密物
E. 系膜区，有时还可在内皮下见到电子致密物

参考答案

1. A **2.** E **3.** E **4.** E **5.** E **6.** B **7.** E **8.** E **9.** D **10.** D

血液系统

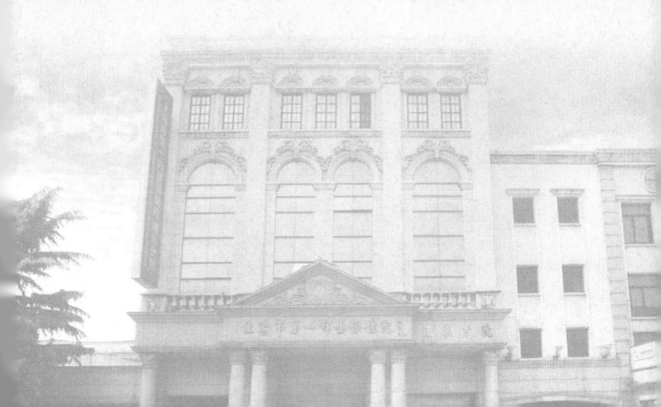

第五十章

骨髓穿刺术

一、目的

主要是检查细胞形态学,其次是检查寄生虫和细菌学,以协助诊断血液病、传染病和某些寄生虫病。

二、适应证

(1) 各种原因所致的贫血和各类型的白血病、血小板减少性紫癜、多发性骨髓瘤、转移瘤、骨髓发育异常综合征、骨髓纤维化、恶性组织细胞病等。

(2) 检测寄生虫:某些寄生虫病,如疟疾、黑热病等。

(3) 明确诊断:长期发热,肝、脾、淋巴结肿大均可行骨髓穿刺检查,以明确诊断。

(4) 观察某些疾病的疗效。

三、禁忌证

(1) 严重出血的血友病禁忌做骨髓穿刺。有出血倾向或凝血时间明显延长者不宜做骨髓穿刺,但为明确诊断疾病也可做,穿刺后必须局部压迫止血5～10 min。

(2) 晚期妊娠的妇女慎做骨髓穿刺,小儿及不合作者不宜做胸骨穿刺。

四、术前准备

(1) 了解、熟悉患者病情。

(2) 与患者及家属谈话,交代检查目的、检查过程及可能发生的情况,并签字。

(3) 器械准备:无菌骨髓穿刺包、75％酒精、2％碘酊或聚维酮碘、2％利多卡因、治疗盘、无菌棉签、手套、洞巾、注射器、纱布以及胶布。

(4) 操作者熟悉操作步骤,戴口罩、帽子。

五、操作步骤

(1) 穿刺部位选择。①髂前上棘:常取髂前上棘后上方1～2 cm处作为穿刺点,此处骨面较平,容易固定,操作方便安全;②髂后上棘:位于骶椎两侧、臀部上方骨性突出部位;③胸骨柄:此处骨髓含量丰富,当上述部位穿刺失败时,可作胸骨柄穿刺,但此处骨质较薄,其后有心房及大血管,须严防穿透发生危险,较少选用;④腰椎棘突:位于腰椎棘突突出处,极少选用。

(2) 体位:胸骨及髂前上棘穿刺时取仰卧位,前者还需用枕头垫于背后,以使胸部稍突出。髂后上棘穿刺时应取侧卧位。腰椎棘突穿刺时取坐位或侧卧位。

(3) 常规消毒皮肤,戴无菌手套、铺消毒洞巾,用2％利多卡因作局部浸润麻醉直至骨膜。

(4) 将骨髓穿刺针固定器固定在适当长度上(髂骨穿刺约1.5 cm,肥胖者可适当放长,胸骨柄穿刺约 1.0 cm),以左手拇指、示指固定穿刺部位皮肤,右手持针于骨面垂直刺入(若为胸骨柄穿刺,穿刺针与骨面呈 30°～40°角斜行刺入)。当穿刺针接触到骨质后则左右旋转,缓缓钻刺骨质,当感到阻力消失,且穿刺针已固定在骨内时,表示已进入骨髓腔。

(5) 用干燥的 20 ml 注射器,将内栓退出1 cm,拔出针芯,接上注射器,用适当力度缓慢抽吸,可见少量红色骨髓液进入注射器内,骨髓液抽吸量以 0.1～0.2 ml 为宜,取下注射器,将骨髓液推于玻片上,由助手迅速制作涂片5～6张,送检细胞形态学及细胞化学染色检查。

(6) 如需作骨髓培养,再接上注射器,抽吸骨髓液 2～3 ml 注入培养液内。

(7) 如未能抽得骨髓液,可能是针腔被皮肤、皮下组织或骨片填塞,也可能是进针太深或太浅,针尖未在髓腔内。此时应重新插上针芯,稍加旋转、再钻入少许或再退出少许,拔出针芯,如见针芯上带有血迹,再行抽吸可望获得骨髓液。

(8) 抽吸完毕,插入针芯,轻微转动拔出穿刺针,随后将消毒纱布盖在针孔上,稍加按压,用胶布加压固定。

六、术后处理

(1) 术后应嘱患者静卧休息,同时做好标记并送检骨髓片,清洁穿刺场所,做好穿刺记录。

(2) 抽取骨髓和涂片要迅速,以免凝固。需同时作周围血涂片,以做对照。

七、注意事项及常见问题

(1) 穿刺针进入骨质后避免摆动过大,以免折断。

(2) 胸骨柄穿刺不可垂直进针,不可用力过猛,以防穿透内侧骨板。

(3) 抽吸骨髓液时,逐渐加大负压,作细胞形态学检查时,抽吸量不宜过多,否则使骨髓液稀释,但也不宜过少。

(4) 骨髓液抽取后应立即涂片。

(5) 多次干抽时应进行骨髓活检。

(6) 注射器与穿刺针必须干燥,以免发生溶血。

(7) 术前应做出、凝血时间,血小板等检查。

(8) 针孔出现红、肿、热、痛时,可用 2%碘酊或 0.5%聚维酮碘等涂搽局部,每天 3～4 次。若伴有全身发热,根据病情适当选用抗生素。

测 试 题

1. 关于骨髓穿刺术的护理,不妥的是
   A. 穿刺部位为髂前上棘时,患者宜取侧卧位
   B. 嘱患者术后当天不要沐浴,保持局部干燥,避免感染
   C. 血友病、局部皮肤感染者禁忌
   D. 操作过程中密切观察患者的面色、呼吸、脉搏、血压,告诉患者勿动,以防穿刺针折断
   E. 拔针后局部加压,血小板减少者至少按压 3～5 min

2. 下列关于骨髓穿刺术的部位选择说法中,正确的是
   A. 腰椎棘突处,一般取第 4、5 腰椎棘突为穿刺点
   B. 髂前上棘后 1～2 cm 处,此处虽易于固定,便于穿刺,但有伤及内脏危险
   C. 由于髂后上棘处骨质皮厚,所以不便刺入
   D. 虽然胸骨较薄,但其内骨髓含量丰富,当其他部位穿刺失败时,仍需做胸骨穿刺

E. 胸骨穿刺点为胸骨柄、胸骨体,相当于第 2、3 肋间隙的部位

3. 男性患者,24 岁,鼻出血 6 天,发热、咳嗽、胸痛 3 天来院就诊。实验室检查:HB 50 g/L,RBC $1.6×10^{12}$/L,WBC $8×10^9$/L,分类计数发现原始和早幼粒细胞。为进一步确诊,下列哪项不是常用穿刺部位?
   A. 髂前上棘穿刺点
   B. 髂后上棘穿刺点
   C. 胸骨穿刺点
   D. 骶骨穿刺点

4. 不宜做骨髓检查的疾病是
   A. 多发性骨髓瘤
   B. 脾功能亢进
   C. 戈谢病
   D. 血友病
   E. 骨髓增生异常综合征

5. 骨髓检查不能确诊的疾病是
   A. 白血病
   B. 再生障碍性贫血
   C. 巨幼细胞贫血
   D. 溶血性贫血
   E. 恶性组织细胞病

6. 骨髓穿刺时,错误的是
   A. 穿刺针进入骨质后不可摆动
   B. 抽吸骨髓量不可过多
   C. 玻片必须干燥
   D. 抽出骨髓后,不可立即涂片
   E. 涂片时要厚薄适宜

7. 骨髓分为红骨髓和黄骨髓,红骨髓由网状结缔组织的网状细胞和网状纤维构成支架,网眼中充满
   A. 红细胞
   B. 巨核细胞
   C. 少数脂肪细胞

D. 白细胞
E. 以上全是

8. 骨髓穿刺检查的临床用途为
   A. 血液病的诊断或观察治疗效果
   B. 查找某些寄生虫
   C. 用于造血干细胞培养
   D. 采集骨髓液做细菌培养,提高阳性率
   E. 以上都包括

9. 骨髓检查的适应证有
   A. 白血病的疗效判定与多发性骨髓瘤疗效判定
   B. 某些代谢性疾病,如戈谢病、尼曼匹克病
   C. 某些原发或转移性癌肿
   D. 原虫病如疟疾、黑热病
   E. 以上都包括

10. 婴幼儿骨穿宜选用哪一部位?
    A. 髂后上棘
    B. 髂前上棘
    C. 胫骨内侧
    D. 胸骨
    E. 腓骨

参考答案

1. A　**2.** D　**3.** D　**4.** D　**5.** D　**6.** D　**7.** A
8. E　**9.** E

10. C　婴幼儿骨穿步骤:患儿仰卧,助手立于患儿头侧,用两臂夹住患儿上肢及躯干,双手固定下肢,穿刺侧小腿稍向外展;术者立于穿刺肢体对侧,戴无菌手套,以胫骨粗隆为中心,上下严密消毒,铺无菌孔巾;1%普鲁卡因局部麻醉至骨膜(一般婴儿用 1 ml 麻药);由胫骨粗隆下 1 cm 前内侧垂直骨面方向刺入,再旋转进针,直至有落空感,拔除针芯,接紧空针,抽取足量骨髓,消毒棉球压迫拔针。

第五十一章

骨髓活体组织检查术

一、目的

弥补骨髓穿刺术的不足,了解骨髓内的细胞成分,而且能保持骨髓结构,较易认识恶性细胞,便于病理诊断;了解再生障碍性贫血骨髓造血组织有多少;观察骨髓活检组织切片的原始细胞分布异常(ALIP)现象。

二、适应证

(1) 血细胞减少症。

(2) 怀疑罹患骨髓纤维化、真性红细胞增多症、原发性血小板增多症、骨髓增生异常综合征、慢性粒细胞白血病、恶性淋巴瘤、多发性骨髓瘤、淀粉样变性、肉芽肿病、转移瘤和再生障碍性贫血等疾病的患者。

(3) 骨病本身和某些骨髓疾患。例如囊状纤维性骨炎、骨纤维发育异常症、变应性骨炎、骨软化症、骨质疏松症等。

三、禁忌证

除血友病外,骨髓活检目前尚无绝对的禁忌证。

四、术前准备

清洁盘,消毒骨髓活检针一个,消毒骨髓穿刺包一个,消毒橡皮手套一双,消毒碘酊、酒精棉球若干,2%普鲁卡因或利多卡因 4ml,标本瓶一个,内装 2.5(3.8)%戊二醛固定液 3~4ml;如拟进行酶组化染色,另准备装有 PGA 复合醛固定剂玻璃瓶一个,并标明姓名、性别、年龄、床位、日期、所取部位。

五、操作步骤

(1) 按骨髓穿刺技术所述常规消毒、铺巾、局麻、安排受术者体位。

(2) 用手术刀切开穿刺部位(髂后上棘或髂前上棘)的皮肤约 2 mm 也可不必切开皮肤,直接将套上针芯的活检针加压刺过皮肤进入骨皮质,旋转用力向前推进,当阻力突然减弱时,活检针固定不再摇动,表明活检针已进入骨髓腔。

(3) 抽出针芯,再旋转轻轻用力把活检针推进约 1.5~2 cm,并以针套沿顺时针及逆时针方向各旋转 3~5 圈,以保证骨髓活组织与周围组织分离。如用国产活检针,抽出针芯后应套上 1# 或 2# 活动套管,插回针芯再旋转用力推进活检针。

(4) 拔出活检针时应沿一个方向旋转退针,从针套进针口插入针芯(如国产活检针应取下活动套管后再插入针芯),将骨髓组织块推出针外,一般可取得组织块约(1.5~2.5)mm×(15~20)mm。立即将骨髓组织放入固定液内,随同申请检查单一起送检。

六、术后处理

取骨髓组织时必须左右旋转以保证其与周围组织分离，拔针时不宜左右摇动，以防已取下组织遗留在原位造成操作失败。术后 72 h 忌洗澡以免局部污染。

七、注意事项及常见问题

（1）术前应向患者说明检查目的与方法，以取得配合。

（2）检查活检针有无钝口等异常。

（3）严格无菌操作以防感染。取针后压迫止血。

（4）充分麻醉局部骨膜，范围可稍宽。

（5）穿刺针经皮肤达骨膜后，针应与骨面垂直，缓慢旋转进针，持针须稳妥，切忌用力过猛或针头在骨面上滑动。如已刺入骨髓腔，此时针头应固定不动。

（6）抽取骨髓涂片检查时，应缓慢增加负压，当注射器内见血后应立即停止抽吸，以免骨髓稀释。同时要做涂片及培养者，应先抽骨髓少许涂片，再抽骨髓培养，不可并做一次抽出。取下注射器时，应迅速插回针芯，以防骨髓外溢。

测　试　题

1. 骨髓增生异常综合征骨髓活组织检查不符合的是
   A. 巨核系细胞定位异常
   B. 骨髓造血组织超常增生
   C. 巨核系细胞形态异常
   D. 不成熟粒细胞增多
   E. 未成熟前体细胞聚集成簇位于骨内膜表面

2. 骨髓增生异常综合征的骨髓活组织检查显示，聚集成簇并位于骨髓中央的细胞是
   A. 原始粒细胞和早幼粒细胞
   B. 早幼粒细胞和中幼粒细胞
   C. 中幼粒细胞和晚幼粒细胞
   D. 晚幼粒细胞和杆状核粒细胞
   E. 成熟中性粒细胞

3. 骨髓活检示造血组织减少，脂肪组织增加，最可能的情况是
   A. 再生障碍性贫血
   B. 溶血性贫血

C. 缺铁性贫血
D. 巨幼细胞贫血
E. 急性粒细胞白血病

4. 骨髓穿刺检查阴性不能排除诊断的疾病是
   A. 巨幼细胞性贫血
   B. 原发性血小板减少性紫癜
   C. 骨髓增生异常综合征
   D. 淋巴瘤
   E. 再生障碍性贫血

5. 骨髓象检查的报告单内容不包括
   A. 有核细胞增生程度
   B. 粒/红比例
   C. 各系统细胞比例和形态描述
   D. 其他血细胞改变
   E. 染色体检查的结果

6. 下列疾病通过骨髓涂片检查不能确诊的是
   A. 缺铁性贫血
   B. 特发性血小板减少性紫癜

C. 淋巴瘤骨髓浸润

D. 骨髓增生异常综合征

E. 以上均不能

7. 下列疾病中,不宜做骨髓检查的是

A. 多发性骨髓瘤

B. 脾功能亢进

C. 戈谢病

D. 血友病

E. 骨髓增生异常综合征

8. 骨髓检查对下列哪种疾病的确诊无意义?

A. 不稳定血红蛋白病

B. 慢性粒细胞白血病

C. 多发性骨髓瘤

D. 恶性组织细胞瘤

E. 巨幼红细胞性贫血

9. 若骨髓检查提示发现成堆的异常组织细胞,该患者最可能的诊断为

A. 反应性组织细胞增多症

B. 恶性组织细胞病

C. 多发性骨髓瘤

D. 噬血细胞性组织细胞增多症

E. 单克隆免疫球蛋白血症

10. 巨幼细胞性贫血,行骨髓检查,下列哪项不符合骨髓象改变?

A. 骨髓增生明显活跃,红系占 0.40(40%)

B. 红系细胞巨幼样变,幼红细胞质的发育落后于核

C. 粒系常见巨杆状核及巨晚幼粒,中性粒细胞分叶过多

D. 亚铁氰化钾染色示骨髓外铁增加

E. 巨核细胞数正常,可见核分叶过多现象

参考答案

1. E 2. A 3. A 4. D 5. E 6. E 7. D
8. A 9. B 10. B

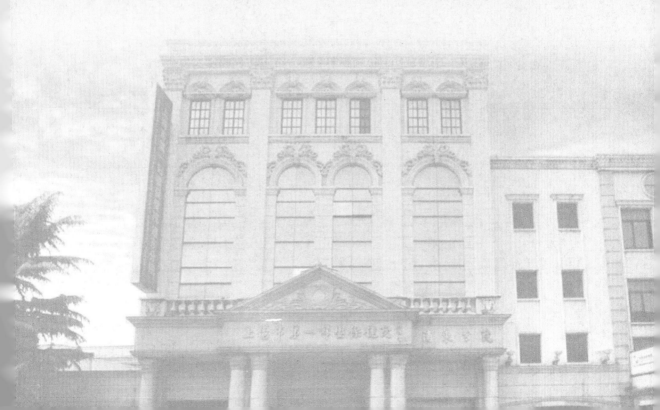

内分泌与代谢系统

第五十二章

指测血糖

一、目的

反映实时血糖水平,发现高血糖,防控低血糖,评估生活事件和降糖药物对血糖的影响,及时掌握病情变化。

二、适应证

(1) 住院患者的床旁血糖监测。

(2) 糖尿病患者的自我血糖监测。

三、术前准备

1. 用物准备　注射盘、75%酒精棉签(棉片)、污物杯、锐器盒、手套、血糖仪、血糖试纸。

2. 环境准备　符合无菌技术原则,选择清洁干燥的工作台。

3. 操作者准备　规范洗手、戴口罩。

4. 患者准备　评估患者进食时间;评估手指情况,有无感染、瘢痕、硬茧及严重水肿等。

四、操作步骤

(1) 确认患者身份,做好解释。清洁患者双手,取舒适体位。戴手套。

(2) 取出试纸条,插入血糖仪试纸槽,血糖仪自动开机。核对并调整条码,应使血糖仪条码与试纸条码一致。

(3) 采血部位:采用指尖两侧的末梢毛细血管全血。

(4) 用75%酒精医用棉签(或棉片)擦拭采血部位,待自然干燥后进行皮肤穿刺。

(5) 皮肤穿刺后,在手指两侧朝着指尖轻轻按摩手指以确保血样充足,避免在局部用力挤压;为确保采血顺利,应使手温暖、清洁和干燥,以保证卫生并刺激血液流动。

(6) 弃去第1滴血液,将第2滴血液置于试纸上指定区域。应一次添加足够的血液,避免再次加量。

五、术后处理

结果分析:正常的空腹血糖在 $3.9\sim6.1\,mmol/L$(餐后 $2\,h$ 应恢复至空腹血糖水平),空腹血糖达 $6.1\sim7.0\,mmol/L$ 为空腹血糖受损,餐后 $2\,h$ 血糖在 $7.8\sim11.1\,mmol/L$ 为糖耐量减低,若空腹血糖高于 $7.0\,mmol/L$,和/或餐后 $2\,h$ 血糖高于 $11.1\,mmol/L$ 即为糖尿病。

六、注意事项及常见问题

(1) 每次取出一张试纸后,应立即盖上试纸瓶盖,以免试纸受潮、氧化。

(2) 使用时不要触摸试纸条的测试区和滴血区。

(3) 水肿、感染或疤痕硬茧的部位不宜采血,多次血糖监测的患者应轮换采血部位。

（4）用75%酒精棉签（或棉片）消毒，待酒精干透以后再取血，以免酒精混入血液导致监测结果错误，切勿用碘酊消毒。

测 试 题

1. 患者,男性,52岁,糖尿病。注射胰岛素后,出现心慌、手抖、出汗、头晕烦躁、焦虑、全身无力症状。低血糖是指血糖低于
   A. 1.0 mmol/L
   B. 1.5 mmol/L
   C. 2.0 mmol/L
   D. 2.5 mmol/L
   E. 3.0 mmol/L

2. 高血糖是指空腹血糖超过
   A. 4.4 mmol/L
   B. 7.0 mmol/L
   C. 8.0 mmol/L
   D. 9.0 mmol/L
   E. 11.1 mmol/L

3. 指测血糖的注意事项不正确的是
   A. 保存试纸时应使试纸免受潮和氧化
   B. 使用时不要触摸试纸条的测试区和滴血区
   C. 水肿、感染或疤痕硬茧的部位不宜采血,多次血糖监测的患者应轮换采血部位
   D. 用75%酒精棉签（或棉片）消毒后立即取血

4. 以下关于指测血糖的操作正确的是
   A. 用75%酒精医用棉签擦拭采血部位后立即进行皮肤穿刺
   B. 皮肤穿刺后,在局部用力挤压取血
   C. 弃去第1滴血液,将第2滴血液置于试纸上指定区域
   D. 应一次采血不足时,可再次加量

5. 指测血糖的目的是
   A. 反映实时血糖水平
   B. 发现高血糖,防控低血糖
   C. 评估生活事件和降糖药物对血糖的影响
   D. 以上都有

6. 血糖试纸开启后,多长时间不能再使用?
   A. 1个月
   B. 2个月
   C. 3个月
   D. 半年
   E. 无具体规定

7. 关于试纸的保存,以下正确的是
   A. 血糖试纸应保持干燥、避光和密封保存
   B. 温度应在2℃以上、30℃以下
   C. 每次取出试纸后都应该立即盖紧盖子,以免试纸受潮或干燥剂失效
   D. 以上都正确

8. 监测血糖时,以下说法不正确的是
   A. 采血时不能补取血液,要一次取够
   B. 手指不能接触试纸测试区
   C. 保持血糖仪稳定,不能振动
   D. 血糖试纸应保持干燥、避光和密封保存
   E. 采血时应把指尖贴在试纸测试区上

9. 监测血糖时,以下说法正确的是
   A. 手指消毒时使用碘酊
   B. 任何血糖试纸都适用同一个血糖仪
   C. 采血针可以重复使用
   D. 过期试纸不能使用

10. 监测血糖时,以下说法不正确的是
    A. 测血糖前,确认血糖仪上的号码和试纸号码一致
    B. 患者手指消毒必须在酒精干透后再实施采血
    C. 避免试纸发生污染
    D. 试纸可以放冰箱内保存,血糖仪放置地点无限制

参考答案

1. D 2. B 3. D 4. C 5. D 6. C 7. D
8. E 9. D 10. D

第五十三章

口服糖耐量试验

一、目的

测定胰岛细胞功能,确诊糖尿病。

二、适应证

对血糖高于正常值而又未达到诊断糖尿病标准时才行此试验。

三、禁忌证

患者已被确诊为糖尿病时不宜做此项试验。

四、操作前准备

(1) 试验前 3 天每天摄入足够的碳水化合物 300 g 以上。

(2) 胃肠功能正常,禁食至少 10 h,戒烟。

五、操作步骤

(1) 清晨空腹进行,口服溶于 250~300 ml 水内的无水葡萄糖粉 75 g 或标准馒头 2 两,如用 1 分子水葡萄糖则为 82.5 g。儿童则予每千克体重 1.75 g,总量不超过 75 g。糖水在 5 min 之内服完。

(2) 从服糖第一口开始计时,于服糖前和服糖后半小时、1 h、2 h、3 h 分别在前臂采血测血糖。

(3) 试验过程中,受试者不喝茶及咖啡,不吸烟,不做剧烈运动,但也无须绝对卧床。

(4) 血标本应尽早送检。

六、操作后处理

结果分析:正常的空腹血糖在 3.9~6.1 mmol/L(餐后 2 h 应恢复至空腹血糖水平);空腹血糖达 6.1~7.0 mmol/L,且 OGTT 2 h 血糖小于 7.8 mmol/L 为空腹血糖受损;空腹血糖小于 7.0 mmol/L,且 OGTT 2 h 血糖在 7.8~11.1 mmol/L 为糖耐量减低;若空腹血糖高于 7.0 mmol/L,OGTT 2 h 血糖或者随机血糖高于 11.10 mmol/L 即为糖尿病。

七、注意事项及常见问题

(1) 非应激状态。

(2) 不应绝对卧床,也不宜剧烈运动。

(3) 务必在上午进行。排除药物影响(如避孕药、利尿剂、苯妥英钠)。

测　试　题

1. 糖耐量试验属于
   A. 兴奋试验
   B. 抑制试验
   C. 中和试验
   D. 诱发试验
   E. 负荷试验

2. 口服葡萄糖耐量试验
   A. 反映测定前 8 周左右患者血糖的总体
      变化
   B. 反映测定前 2~3 周前的血糖控制水平
   C. 是一种葡萄糖负荷试验
   D. 可以了解患者的肾糖阈

3. 关于糖耐量试验说法错误的是
   A. 用静脉血测定为宜
   B. 试验时原则上用口服法给患者葡萄糖
   C. 葡萄糖剂量成人无论男女均为 75 g 无
      水葡萄糖
   D. 葡萄糖剂量儿童无论胖瘦均按 1.75 g/
      kg 计算无水葡萄糖量后服用
   E. 总共测定 4 次血糖和尿糖

4. 关于糖耐量试验正确的是
   A. 是检测机体对葡萄糖负荷能力强弱的
      试验
   B. 用于诊断症状不明显的可疑糖尿病
   C. 用于诊断血糖降低的低糖血症
   D. 口服葡萄糖后,间隔一定时间测定尿糖
      水平
   E. 服糖后 1~2 h 血糖达到峰值,应<
      11.1 mmol/L

5. 糖耐量试验前禁食的时间是
   A. 5 h

   B. 24 h
   C. 8~16 h
   D. 3 h
   E. 18 h

6. 对糖耐量试验的描述正确的是
   A. 对诊断糖尿病的患者需进一步做糖耐
      量试验
   B. 对非妊娠成人葡萄糖负载量为 100 g
   C. 试验前数天患者应该严格糖尿病饮食
   D. 不需停用糖皮质激素、胰岛素等药物
   E. 对不能耐受口服葡萄糖或胃切除后的
      患者,可采用静脉葡萄糖耐量试验

7. 糖耐量试验主要用于诊断
   A. 严重糖尿病
   B. 酮症酸中毒
   C. 血糖是否回复到正常水平
   D. 隐性糖尿病
   E. 糖尿病合并高渗昏迷

8. 关于糖耐量试验,叙述正确的有
   A. 试验当日需自 0 时起禁食
   B. 在清晨按 1.75 g/kg 口服葡萄糖,最大
      量不超过 100 g
   C. 正常儿童口服葡萄糖后 60 min 时血糖
      应<11.0 mmol/L
   D. 口服葡萄糖后 120 min 时血糖 >
      7.8 mmol/L,可确诊为糖尿病患儿
   E. 试验前可以做剧烈运动

9. 口服葡萄糖耐量试验的采血时间为
   A. $0 - 15' - 30' - 45' - 60'$
   B. $0 - 15' - 30' - 60' - 120'$
   C. $0 - 30' - 60' - 90' - 120'$

D. $0-30'-60'-120'-180'$

E. $0-60'-120'-180'-240'$

10. 空腹血糖、糖耐量试验正常,空腹尿糖阳性,应考虑

A. 嗜铬细胞瘤

B. 库欣综合征

C. 家族性糖尿病

D. 甲状腺功能亢进

E. 垂体前叶功能亢进

参考答案

1. E **2.** C **3.** D **4.** A **5.** C **6.** E **7.** D **8.** A **9.** D **10.** C

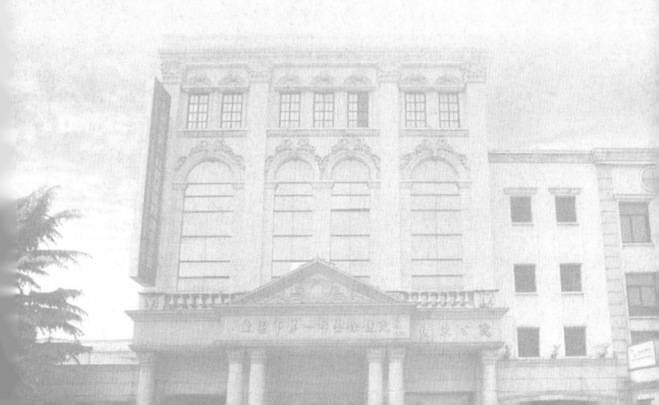

神经系统

第五十四章

腰 椎 穿 刺 术

一、目的

取脑脊液并进行脑脊液压力检查；椎管内注入氧气或碘注射剂进行脑和脊髓造影，以助诊断；椎管内注入药物进行治疗；从椎管内引流炎性分泌物、血性脑脊液或造影剂，放出适量脑脊液，以改善临床症状。

二、适应证

（1）中枢神经系统炎症性疾病的诊断与鉴别诊断：化脓性脑膜炎、结核性脑膜炎、病毒性脑膜炎、霉菌性脑膜炎、乙型脑炎等。

（2）脑血管意外的诊断与鉴别诊断：脑出血、脑梗死、蛛网膜下腔出血等。

（3）肿瘤性疾病的诊断与治疗：用于诊断中枢神经系统白血病，并通过腰椎穿刺鞘内注射化疗药物治疗中枢神经系统白血病。

（4）测定颅内压力和了解蛛网膜下腔是否阻塞等。

（5）椎管内给药。

三、禁忌证

（1）可疑颅内高压、脑疝。

（2）可疑颅内占位性病变。

（3）休克等危重患者。

（4）穿刺部位有炎症。

（5）有严重凝血功能障碍的患者，如血友病。

四、术前准备

（1）嘱患者侧卧于硬板床上，背部与床面垂直，头向前胸部屈曲，两手抱膝紧贴腹部，使躯干呈弓形；或由助手在术者对面用一手抱住患者头部，另一手挽住双下肢腘窝处并用力抱紧，使脊柱尽量后凸以增宽椎间隙，便于进针。

（2）确定穿刺点，以髂嵴连线与后正中线的交会处为穿刺点，一般取第3～4腰椎棘突间隙，有时也可在上一或下一腰椎间隙进行。

（3）常规消毒皮肤后戴无菌手套、盖洞巾，用2%利多卡因自皮肤到椎间韧带逐层做局部浸润麻醉。

五、操作步骤

（1）术者用左手固定穿刺点皮肤，右手持穿刺针以垂直背部的方向缓慢刺入，成人进针深度约为4～6 cm，儿童则为2～4 cm。当针头穿过韧带与硬脑膜时，可感到阻力突然消失，有落空感。此时可将针芯慢慢抽出（以防脑脊液迅速流出，造成脑疝），即可见脑脊液流出。

（2）在放液前先接上测压管测量压力。正常侧卧位脑脊液压力为0.69～1.764 kPa或40～50滴/分。若了解蛛网膜下腔有无阻塞，可做 Queckenstedt 试验。即在测定初压后，由助手先压迫一侧颈静脉约 10 s,然后再压另一侧,最后同时按压双侧颈静脉。正常时压迫颈静脉后,脑脊液压力立即迅速升高 1 倍左右,解除压迫后 10～20 s,迅速降至原来水平,称为梗阻试验阴性,提示蛛网膜下腔通畅。若压迫颈静脉后,不能使脑脊液压力升高,则为梗阻试验阳性,提示蛛网膜下腔完全阻塞;若施压后压力缓慢上升,放松后又缓慢下降,提示有不完全阻塞。凡颅内压增高者,禁做此试验。

(3) 撤去测压管,收集脑脊液 2～5 ml 送检;如需作培养时,应用无菌操作法留标本。

(4) 术毕,将针芯插入后一起拔出穿刺针,覆盖消毒纱布,用胶布固定。

(5) 术后患者去枕平卧 4～6 h,以免引起术后低颅压头痛。

六、术后处理

穿刺后嘱患者平卧 4～6 h,术后出现头痛且有体温升高者,应严密观察有无脑膜炎发生,术后患者有恶心、呕吐、头晕、头痛者,可让其平卧休息,必要时给予镇静、止吐、止痛等。

七、注意事项及常见问题

(1) 严格掌握禁忌证,凡疑有颅内压升高者必须先做眼底检查,如有明显视乳头水肿或有脑疝先兆者,禁忌穿刺。凡患者处于休克、衰竭或濒危状态以及局部皮肤有炎症、颅后窝有占位性病变者均禁忌穿刺。

(2) 穿刺时患者如出现呼吸、脉搏、面色异常等症状时,应立即停止操作,并行相应处理。

(3) 鞘内给药时,应先放出等量脑脊液,然后再等量转换性注入药液。

(4) 低颅压综合征,指侧卧位脑脊液压力在 0.58～0.78 kPa(60～80 mmH$_2$O)以下,较为常见。多因穿刺针过粗,穿刺技术不熟练或术后起床过早,使脑脊液自脊膜穿刺孔不断外流所致。患者于坐起后头痛明显加剧,严重者伴有恶心呕吐或眩晕、昏厥、平卧或头低位时头痛等即可减轻或缓解。少数尚可出现意识障碍、精神症状、脑膜刺激征等,约持续一至数日。故应使用细针穿刺,术后去枕平卧(最好俯卧) 4～6 h,并多饮水(忌饮浓茶、糖水),常可预防。如已发生,除嘱患者继续平卧和多饮水外,还可酌情静注蒸馏水 10～15 ml 或静滴 5% 葡萄盐水 500～1 000 ml,1～2 次/天,持续数日,常可治愈。也可再次行腰穿,在椎管内或硬脊膜外注入生理盐水 20～30 ml,消除硬脊膜外间隙的负压以阻止脑脊液继续漏出。

(5) 脑疝形成。在颅内压增高(特别是后颅凹和颞叶占位性病变)时,当腰穿放液过多、过快时,可在穿刺当时或术后数小时内发生脑疝,故应严加注意和预防。必要时,可在术前先快速静脉输入 20% 甘露醇液 250 ml 等脱水剂后,以细针穿刺,缓慢滴出数滴脑脊液进行化验检查。一旦出现,应立即采取相应抢救措施,如静脉注射 20% 甘露醇 200～400 ml 和高渗利尿脱水剂等,必要时还可自脑室穿刺放液和自椎管内快速推注生理盐水 40～80 ml,但一般较难奏效。

(6) 原有脊髓、脊神经根症状的突然加重。多见于脊髓压迫症,因腰穿放液后压力的改变,导致椎管内脊髓、神经根、脑脊液和病变之间的压力平衡改变。可致根性疼痛、截瘫及大小便障碍等症状加重,在高颈段脊髓压迫症则可发生呼吸困难与骤停。上述症状不严重者,可先向椎管注入生理盐水 30～50 ml;疗效不佳时应急请外科考虑手术处理。

测 试 题

1. 腰椎穿刺术不可用于
   - A. 检查颅内压是否增高
   - B. 协助诊断中枢神经系统病变
   - C. 检查椎管有无阻塞现象
   - D. 椎管内注射治疗性药物
   - E. 测定脑脊液压力

2. 腰椎穿刺术的禁忌证不包括
   - A. 颅内压增高
   - B. 颅后窝占位性病变
   - C. 脊柱结核
   - D. 穿刺部位有感染
   - E. 发热、菌血症

3. 腰椎穿刺术采用的体位是
   - A. 仰卧位
   - B. 俯卧位
   - C. 侧卧位
   - D. 半卧位
   - E. 截石位

4. 下列关于腰椎穿刺术的描述错误的是
   - A. 一般选择腰椎第 3～4 间隙
   - B. 穿刺部位皮肤软组织或脊柱有感染者，禁忌腰穿
   - C. 患者术后应去枕平卧 8～12 h
   - D. 术后常见不良反应为头痛、恶心、呕吐或眩晕等
   - E. 术中患者采取侧卧，背部齐床沿，头向前屈，膝关节屈曲，双手抱紧膝部的姿势

5. 下列关于腰椎穿刺术的描述，不正确的是
   - A. 术中注意患者的脊柱与床面保持平行，骨盆与床面保持垂直
   - B. 一般选择腰椎第 1～2 间隙
   - C. 穿刺部位皮肤软组织有感染者，禁忌腰穿
   - D. 术后去枕平卧 6 h
   - E. 术后常见不良反应为头痛、恶心、呕吐或眩晕等

6. 下列对腰椎穿刺术患者的护理不正确的是
   - A. 术后即可扶患者于床边活动
   - B. 术中密切观察患者的生命体征
   - C. 有颅内压增高表现者，不宜多饮水
   - D. 密切观察脑疝先兆
   - E. 采集标本及时送检

7. 如需行腰椎穿刺术，护士的配合不妥的是
   - A. 取侧卧位
   - B. 头部去枕使脊椎高于头位
   - C. 头部屈曲到胸
   - D. 双膝弯曲近腹，背呈弓形
   - E. 动作应轻柔

8. 腰椎穿刺术后引起头痛的原因是
   - A. 脑脊液压力过低
   - B. 刺激脑膜
   - C. 脑部缺血
   - D. 脑部充血
   - E. 脑细胞缺氧

9. 腰椎穿刺术后须去枕平卧 4～6 h，其目的是防止
   - A. 穿刺部位出血
   - B. 低颅压性头痛
   - C. 穿刺部位感染
   - D. 颅内感染
   - E. 脑脊液外漏

10. 关于腰椎穿刺术后的护理,不正确的是
    A. 穿刺后去枕平卧6 h
    B. 低颅压头痛者可多饮水或静脉输入生理盐水
    C. 颅内压较高者宜多饮水
    D. 密切观察意识、瞳孔及生命体征

E. 及早发现脑疝的前驱症状

参考答案

1. A **2.** E **3.** C **4.** C **5.** B **6.** A **7.** C
8. A **9.** B **10.** C

第五十五章

脑电图检查

一、目的

通过脑电图描记仪放大记录脑自身微弱的生物电以诊断疾病。

二、适应证

（1）中枢神经系统疾病，特别是发作性疾病。

（2）癫痫手术治疗的术前定位。

（3）围生期异常的新生儿监测。

（4）脑外伤及大脑手术后监测。

（5）危重患者监测。

（6）睡眠障碍。

（7）脑死亡的辅助检查。

三、禁忌证

（1）头皮外伤严重、广泛或开放性颅脑外伤及颅脑手术后切口未愈合时，无法安放电极或可能因检查造成感染者。

（2）不宜搬动的病情危重患者，而脑电图机又非便携式不能移至床旁检查。

（3）极度躁动不安，当时无法使其镇静而配合检查者。

四、操作前准备

（1）脑电图检查前清洗头发，前1天停用镇静催眠药。检查前向患者解释：脑电图检查无痛苦，检查时应保持心情平静，尽量保持身体各部位的静止不动，如何做好"睁闭眼"试验、过度换气及闪光刺激等。

（2）头皮电极以盘状电极效果最好。电极位置：国际通用10～20系统19个记录电极及2个参考电极。应用皮尺测量基线长度后按比例安置电极才能称之为10～20系统，否则只能称为近似10～20系统。

五、操作步骤

1. 电极放置　先用皮尺测量两条基线，一基线为鼻额缝至枕外粗隆的前后连线，另一为双耳前窝的左右连线。两者在头顶的交点为Cz（中央中线）电极的位置。从鼻额缝向后10%为Fpz（额极中线）电极，从Fpz向后20%为Fz（额中线），以后依次每20%为一个电极位置，从Fz向后依次为Cz（中央中线），Pz（顶中线）及Oz（枕中线），Oz与枕外粗隆间的距离应为10%。双耳前窝连线从左向右距左耳前窝10%为T3（左中颞）电极，以后向右每20%放置一个电极，依次为C3（左中央）、Cz、C4（右中央）、T4（右中颞），T4应距右耳前窝10%。从Fpz通过T3至Oz连线为左颞平面，距Fpz向左10%为Fp1（右额极），从Fp1每向后20%放置电极1个，依次为F7（左前颞）、T3（左中颞）、T5（左后颞）及O1（左枕），其中T3为此线与双耳前窝连线的交点,O1距Oz为10%。右侧与此相对应,从前到后为Fp2(右额极)、F8(右前颞)、T4(右中颞)、O2(右枕)。从Fp1至O1及Fp2至O2各做一连线,为矢状旁平面,从Fp1向后各20%分别放置电极1个,左侧为F3(左额),C3(左中央)及P3(左顶)。右侧与此相对应,电极为F4(右额)、C4(右中央)及P4(右顶)。双侧参考电极置于左右耳垂(A1,A2),新生儿和婴儿可置于双侧乳突(M1,M2)。

2. 测量 测量时应用标志笔在头皮上点出电极位置。测量后用70%乙醇或丙酮充分去脂后用导电胶将盘状电极一一粘于正确位置上。长期监测脑电图除用导电胶外,应加用火胶固定电极。电极安放完毕测头皮电极间阻抗,应<5 kΩ,而且各电极阻抗应基本匹配。

3. 特殊电极 必要时可以加特殊电极,如蝶骨电极用于癫痫或疑为癫痫的患者,硬膜外电极及深部植入电极用于癫痫患者手术前或手术中定位。

4. 导联 每一个放大器有两个输入端,有两种基本导联。

(1) 参考导联:记录电极进入输入1,参考电极进入输入2。在16导脑电图仪具体安置如下:Fp1 - A1, Fp2 - A2, F3 - A1, F4 - A2, C3 - A1, C4 - A2, P3 - A1, P4 - A2, O1 - A1, O2 - A2, F7 - A1, F8 - A2, T3 - A1, T4 - A2, T5 - A1, T6 - A2。

(2) 双极导联:一对记录电极分别进入放大器的输入1和输入2,常规应用两种导联。纵向双极导联:Fp1 - F3, Fp2 - F4, F3 - C3, F4 - C4, C3 - P3, C4 - P4, P3 - O1, P4 - O2, Fp1 - F7, Fp2 - F8, F7 - T3, F8 - T4, T3 - T5, T4 - T6, T5 - O1, T6 - O2。横向双极导联:Fp1 - Fp2, F7 - F3, F3 - Fz, Fz - F4, F4 - F8, A1 - T3, T3 - C3, C3 - Cz, Cz - C4, C4 - T4, T4 - A2, T5 - P3, P3 - Pz, Pz - P4, P4 - T6, O1 - O2。此外可根据临床需要增添顺时针环状导联、逆时针环状导联、横向三角导联、小三角导联等。

5. 记录速度 用记录纸的脑电图仪纸速应为30 mm/s。用荧光屏扫描显示的脑电图仪,在具备自动测量频率条件下扫描速度可变,仍以30 mm/s为宜。

6. 检查程序 常规脑电图记录时间不应少于30 min,睡眠监测至少应包括一个完整的睡眠周期,录像脑电图监测最好监测到与过去发作完全相同的1次发作。在描记中患者任何动作均应及时记录于记录纸上,尤其出现发作时更应详细记录。

(1) 应包括参考导联、纵向双极导联及横向双极导联。

(2) 应在参考导联中进行生理反应及诱发试验。

(3) 睁闭眼:在参考导联,基线平稳时做3次睁闭眼,每次3 s,间隔10 s。

(4) 过度换气:在参考导联做过度换气3 min,每分钟呼吸15～20次。儿童不能合作者可令其吹置于嘴前的羽毛或纸片。过度换气后至少描记3 min,如有异常应描记到异常消失。

(5) 闪光刺激:将10万烛光的白炽闪光灯置于患者眼睛前20～30 cm,患者闭目。用不同频率闪光刺激,每个频率刺激10 s,间隔10 s。常用频率为1 Hz, 3 Hz, 9 Hz, 12 Hz, 15 Hz, 18 Hz, 20 Hz, 25 Hz, 30 Hz, 40 Hz及50 Hz。

(6) 每次描记前应做10 s仪器校准,各放大器输入50 μV电压,观察其阻尼及敏感性以及生物校准,各道均将O1进入输入1、A1进入输入2,描记10 s,观察频率响应。仪器校准及生物校准各道完全一致,才能进行患者描记,否则应先进行仪器调试。患者描记完毕再做10 s仪器标准。

六、检查后处理

应采用描写式报告。

(1) α(alpha)节律:应描写存在部位、频率范围、波幅及两侧对称性;是否在全部安静描记中为主要频率。

(2) β(beta)波:应描写存在部位、频率范围、波幅及两侧对称性,单个散在还是成节律,并应估计在全部描记中所占的比例。

（3）θ(theta)及δ(delta)波：应分别描写存在部位、频率范围、波幅及两侧对称性，单个散在还是成节律，并应估计在全部描记中所占的比例。

（4）睁闭眼：描写睁眼后脑电图的变化、是否出现异常波及其部位以及闭目后恢复情况。

（5）过度换气：描写过度换气后脑电图的变化及其出现时间、持续时间。过度换气后恢复至过度换气前背景的时间。如出现异常波应描写波形及部位以及出现方式，即单个散在还是成节律。

（6）闪光刺激：描写闪光中及闪光后脑电图变化。如有节律同化应注明出现部位及刺激频率。如有异常波应描写波形，部位及出现方式。

（7）睡眠：除描写背景活动外，应描写睡眠现象（顶尖波、睡眠纺锤、K复合波）的出现部位，两侧是否对称。还应叙述睡眠纺锤的频率、波幅以及每次出现的持续时间，还应对睡眠分期作描述。如睡眠中出现异常波，应描写出现于哪一期、出现部位及出现方式。

七、注意事项及常见问题

与患者沟通，告知患者：

（1）检查时精神不要紧张，头皮上安放接收电极，不是通电。

（2）全身肌肉放松以免肌电受干扰。

（3）按医生要求睁眼、闭目或过度呼吸。

（4）检查前一天用肥皂水洗头。

（5）检查前应停服镇静剂、安眠剂及抗癫痫药物1～3天。

（6）检查前应进食，不宜空腹，如不能进食或呕吐者应给予葡萄糖静脉注射。

（7）如有颅内压增高而需要帮助定位者，应在检查前1 h左右用脱水剂降低颅压，如静脉快速滴注或推注甘露醇。

（8）勿穿尼龙衣，避免静电干扰。避免紧张、眨眼、咬牙、吞咽、摇头或全身活动，有汗应拭去，以避免伪差影响结果。患者在检查时应遵嘱做闭目、睁眼或做深呼吸等动作。

（9）对无法配合的小儿及精神异常者可用镇静剂、安眠药后做睡眠图检查。

测　试　题

1. 癫痫患者做脑电图检查可以
   A. 发现病原
   B. 找出最佳治疗方案
   C. 支持临床诊断，但不能否定临床诊断
   D. 判断有无智力低下
   E. 估计下次发作何时到来

2. 目前常用的脑电图检查方法不包括
   A. 常规脑电图
   B. 动态脑电图（脑电图长时程监测）
   C. 脑电地形图
   D. 诱发电位
   E. 视频脑电图

3. 脑电图检查的重要性在于可
   A. 查出血管阻塞部位
   B. 确定有无脑梗死
   C. 确定有无脑萎缩
   D. 确定有无癫痫可能
   E. 确定是否为血管性头痛

4. 脑电图检查对 CJD 的诊断具有特征性意义，表现为
   A. 周期性发放的高波幅三相或双相尖波，间隔为 0.5～2 s
   B. 阵发性发放的高波幅三相或双相尖波，

间隔为 1~2 s

C. 周期性发放的低波幅三相或双相尖波，间隔为 2~5 s

D. 阵发性发放的高波幅三相或双相锐慢波，间隔为 4~8 s

E. 周期性发放的高波幅三相或双相尖波，间隔为 1~2 s

5. 在进行小儿癫痫患者的脑电图检查时，不正确的是
   A. 尽量避免使用镇静剂
   B. 停用抗癫痫药
   C. 发作间脑电图应包括睡眠及清醒记录
   D. 记录时间不小于 20 min
   E. 必要时作 24 h 脑电图

6. 肝性脑病脑电图明显异常属于
   A. 前驱期
   B. 昏迷前期
   C. 昏睡期
   D. 浅昏迷
   E. 深昏迷

7. 脑电图主要反映的是
   A. 皮质神经元突触前活动
   B. 皮质神经元突触后活动
   C. 神经冲动最活跃部分抽象处理
   D. 皮质胶质细胞电活动

E. 以上都不对

8. 失神发作典型的脑电图改变为
   A. 弥漫性慢波
   B. 3 Hz 棘慢波
   C. 1.5~2.5 Hz 棘慢波
   D. 局限性棘慢波
   E. 高峰节律紊乱

9. 婴儿痉挛症典型的脑电图改变为
   A. 弥漫性慢波
   B. 3 Hz 棘慢波
   C. 1.5~2.5 Hz 棘慢波
   D. 局限性棘慢波
   E. 高峰节律紊乱

10. 下列不是脑电图基本波形的是
    A. α 波
    B. β 波
    C. γ 波
    D. δ 波
    E. θ 波

参考答案

1. C **2.** D **3.** D **4.** A **5.** B **6.** E **7.** B
8. B **9.** E **10.** C

第五十六章

肌 电 图 检 查

一、目的

应用电子学仪器记录肌肉静止或收缩时的电活动,及应用电刺激检查神经、肌肉兴奋及传导功能。

二、适应证

脊髓疾病,周围神经系统疾病,神经根压迫症,肌原性疾病,神经肌肉接头疾病,锥体系及锥体外系疾病等。

三、禁忌证

菌血症,血友病,乙肝,严重出血性、感染性疾病,严重器质性心脏病,装有心脏起搏器等。

四、检查前准备

肌电图仪包括放大器、示波器、扬声器、刺激器、记录器、平均器几个部分。此外,肌电图仪还备有电子记忆系统。肌电检查可应用多种电极,最常用的是同轴单心或双心针电极(插入肌腹用以检测运动单位电位)、表面电极(置于皮肤表面用以记录整块肌肉的电活动,因此可用来记录神经传导速度,脊髓的反射、肌肉的不自主运动等)及复式电极(用以测量运动单位的

范围的大小)。

五、操作步骤

(1) 检查时将电极插入肌肉,通过放大系统将肌肉在静息和收缩状态的生物电流放大,再由阴极射线示波器显示出来。

(2) 观察针极插入时的电活动:观察放松时的情况,而后令受检者使肌肉轻收缩和用力收缩,观察运动单位电位的改变,包括时限、波幅以及数目的多少。在观察肌电图形改变的同时,监听伴随的声音的改变。一般每块肌肉测20个点,以取得运动单位电位波幅和时限的平均值。除常规肌电检查外可根据需要作神经传导速度的测定,包括运动传导速度及感觉传导速度。可使用同心针电极或皮肤表面电极记录。

(3) 运动传导速度(MCV)的测定:一般用电方波在神经干的远近两端进行超强刺激,在所支配的肌肉上分别记录这两次刺激所产生的反应,测定两点上的潜伏期(从开始刺激到开始产生反应之间所需要的时间)、两个刺激点之间的距离,以及远端刺激点到记录点的距离,计算运动神经传导速度。正常人的运动神经传导速度大约为 50 m/s 左右。

(4) 感觉神经传导速度(SCV):用顺行法及逆行法记录,前者比较常用(在神经的远端刺激,近端记录)。多用表面电极,亦可用感觉针

极置于非常接近神经干的部位进行记录。根据刺激点到记录点的距离和记录点神经电位的潜伏期,可计算传导速度。感觉神经传导速度检查比运动神经传导速度检查敏感,常在病变的早期,甚至在患者尚无异常症状和体征时感觉传导速度就可以出现异常。神经传导速度检查所获得的结果,反映整个神经干(包括快纤维及慢纤维)传导冲动的能力。诱发的电位代表神经纤维兴奋的总和。潜伏期代表最快纤维的传导时间,诱发电位的波幅反映参与传导的纤维的数目,以及这些纤维活动的同步的程度。诱发电位持续的时间代表最快纤维与最慢纤维传导性能的差异。如果参与传导的各种纤维不同比例地减少,诱发电位持续时间延长,波幅下降,位相增多。

和模拟分析。数量分析需测量 EMG 波形和波幅等,获得表示肌电活动特征性质的某些参数,如平均电压、放电次数、放电期时间、咀嚼周期、静息期时间等,可在不同食品或不同受试者之间进行 EMG 参数比较。此种分析方法的优点是较为准确,但测量计算过程较为复杂。模拟分析是直接观察比较不同受试者或不同食品间的 EMG,从中发现某些 EMG 性质上的改变,可以进行经验性推断。此法比较简单易行,但是需要反复试验进行验证。

六、检查后处理

肌电图分析方法通常有两种,即数量分析

七、注意事项和常见问题

检查前不宜空腹;检查前做好全身皮肤清洁工作,穿宽松衣服;携带以往的肌电图报告;重症肌无力的患者检查前 24 h 停用抗胆碱酯酶药物应避免对刚做过肌电图的肌肉进行肌肉活检和肌酶谱测定。

测 试 题

1. 临床肌电图检查需要分析
   A. 针电极插入时引起的插入电位及诱发的电活动
   B. 肌肉松弛时的静息电活动
   C. 轻用力和最大收缩时运动单位电位
   D. 被动牵张时出现的运动单位电位
   E. 上述 4 项

2. 肌电图检查的意义包括
   A. 确定是否存在神经损伤
   B. 确定神经损伤的严重程度
   C. 鉴别神经源性或肌源性损害
   D. 了解神经损伤的部位
   E. 以上均正确

3. 下列常规肌电图检查的步骤不包括

   A. 肌肉静息状态
   B. 插入活动
   C. 最小肌肉收缩活动
   D. 最大肌肉收缩活动
   E. 被动活动后检查

4. 肌电图检查的特征性改变是
   A. 运动单位时限缩短
   B. 运动单位时限延长
   C. 多相波
   D. 束颤电位
   E. 肌强直电位

5. 肌电图或诱发电位,主要是检查
   A. 肌肉损伤
   B. 肌腱损伤

C. 骨关节损伤

D. 炎症

E. 周围神经损伤

6. 受外伤后,最早何时进行肌电图检查能帮助明确诊断?

A. 外伤后立即检查

B. 外伤 3 天后

C. 外伤 1 周后

D. 外伤 2 周后

E. 外伤 1 个月后

7. 肌电图检查仪主要组成部分不包括

A. 照相机

B. 扬声器

C. 放大器

D. 显示器

E. 记录器

8. 皮肌炎做肌电图时,应选取何处检查?

A. 疼痛和压痛最明显肌肉

B. 正常肌肉

C. 肌力中等减弱肌肉

D. 肿胀肌肉

E. 四肢肌肉

9. 肌电图检查静息时自发电位包括

A. 正锐波

B. 纤颤电位

C. 束颤电位

D. 插入电位

E. 终板电位

10. 肌电图检查的叙述不正确的是

A. 在电极停止移动时,电活动应立即消失

B. 在电极停止移动时,电活动应逐渐消失

C. 针极插入肌肉时,可诱发出一阵短促的电活动

D. 嘱患者以最大力量收缩受检肌肉,为干扰型肌电图

E. 让患者开始收缩肌肉,兴奋阈值最低的运动单位被激活

参考答案

1. E **2.** E **3.** E **4.** E **5.** E **6.** E **7.** A
8. A **9.** D **10.** B

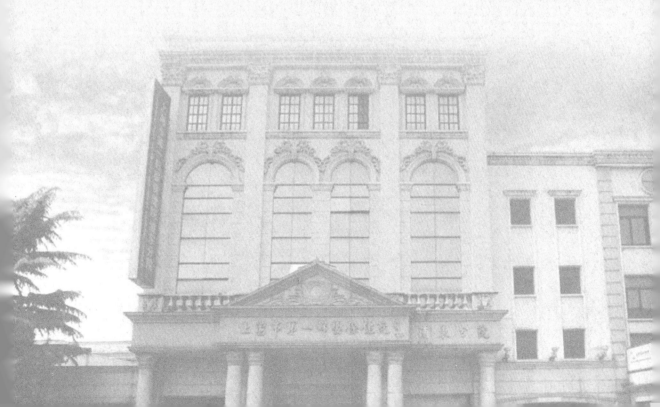

骨关节与运动系统

第五十七章

脊柱损伤的搬运

一、目的

初步评估病情,尽快将患者转运至有条件的医疗机构进行详细检查,能够避免二次损伤,为后续治疗提供方便。

二、适应证

创伤后可疑脊柱损伤需要进一步专业评估和处理的患者。

三、禁忌证

(1)无绝对禁忌证。

(2)相对禁忌证包括病情危重,生命体征不稳定,合并心搏骤停、休克、大出血、窒息等危及生命的情况,应先进行急救,待生命体征平稳后再行转运。

四、术前准备

1. 物品准备

(1)脊柱板及相应配套的头部固定器、固定带及颈托。

(2)骨折包扎固定物品,如绷带、三角巾、夹板、纱布、棉垫及棉纸。

(3)其他设备。如呼吸皮囊、除颤仪、心电监护仪、急救药物及输液器等。

2. 患者准备

(1)向患者及其家属解释操作的目的及必要性,告知转运目的地、可能的风险和需配合的事项,安慰患者,消除紧张情绪。

(2)如存在危及生命的病情,如呼吸道梗阻、心搏骤停、复杂骨折及大出血等,可在现场做紧急气管插管、气管切开、骨折的固定及止血包扎等。

3. 操作者准备

(1)根据病情准备转运器材。

(2)协助患者摆放体位:以仰卧位为主,应在初步评估病情后再行必要的移动。

五、操作步骤

(1)滚动法:将硬质担架或木板放在患者的一侧,在另一侧由 3 人或 4 人抱扶伤员的头部、肩背部、腰臀部及两下肢,将患者滚动至担架或木板上。

(2)平托法:由 3 人或 4 人于同侧托起伤员的头部、肩背部、腰臀部及两下肢,将患者平放于硬质担架或硬板上。

(3)对颈椎损伤的患者,要有专人扶托下颌和枕部,沿纵轴略加牵引力,使颈部保持中立位,患者置木板后用沙袋或折好的衣物放在头颈的两侧,防止头部转动。

六、术后处理

应调整患者体位至卧位,清除患者口鼻分泌物,必要时吸痰、安放人工气道或行心肺复苏等。

七、注意事项及常见问题

(1) 搬运过程中注意不要使躯干扭转、屈曲。禁止搂抱或一人抬头、一人抬足的方法,因这种方法将增加脊柱的弯曲,加重椎骨和脊髓的损伤。

(2) 对颈椎损伤的伤员,要由专人扶住头部,沿纵轴向上略加牵引,其余人协调一致用力将伤员平直地抬到木板或硬担架上,用沙袋或者折好的衣物放在颈两侧加以固定。

测 试 题

1. 引起急性尿潴留的病因中,属于动力性梗阻的是
   A. 膀胱结石
   B. 膀胱肿瘤
   C. 尿道狭窄
   D. 外伤性脊柱损伤

2. 某矿工,男,43岁,因塌方事故时被泥土、矿石压埋致伤。当时不能站立,腰部疼痛无力,双下肢不能自主活动,双腹股沟以下感觉消失,急送医院。下列搬运方法正确的是
   A. 一人背
   B. 一人抬上肢,一人抬下肢
   C. 两人搀扶
   D. 三人平直托起

3. 假设X线片显示椎体单纯压缩性骨折,压缩不到1/3,其首选的治疗措施是
   A. 两桌法过牵复位
   B. 手术内固定
   C. 石膏背心外固定
   D. 仰卧于木板床上
   E. 手术脊椎融合

4. 若显示T12压缩性骨折超过1/5,并有骨块进入椎管,应采取的治疗措施是
   A. 早期背伸锻炼
   B. 双桌法过伸复位
   C. 及早手术解除脊髓压迫
   D. 牵引
   E. 仰卧硬板床,背部垫高

5. 男性,25岁,高空坠地,查体:患者清醒,$T_{10\sim11}$压痛,剑突以下感觉运动障碍。最恰当的急救搬运是
   A. 一人搂抱
   B. 一人抬头,一人抬足
   C. 一人背运
   D. 二人扶架而走
   E. 患者平卧木板搬运

6. 脊柱骨折患者在搬运过程中,最正确的体位是
   A. 侧卧位
   B. 仰卧屈曲位
   C. 仰卧过伸位
   D. 俯卧过伸位
   E. 半坐卧位

7. 患者男,38岁。井下作业时发生塌方砸伤背部,当即倒于地上,下肢无力不能行走,立即来诊。检查见胸腰段后凸畸形并压痛,双下肢不全瘫,感觉异常平面位于双侧

腹股沟水平。正确的搬运方法是

A. 一手抱颈,另一手抱腿放于担架上

B. 一人抬头,另一人抬足放于木板上

C. 两人架其上肢助其走上担架车

D. 三人分别抬其头和两腿放于担架上

E. 两人将其躯干成一体滚动至木板上

8. 判断脊柱骨折脱位是否并发脊髓损伤,最重要的检查是

A. X 线

B. CT

C. MRI

D. 神经系统检查

E. 腰椎穿刺术

9. 患者颅脑外伤伴昏迷、呕吐,转运途中的正确体位是

A. 俯卧位

B. 仰卧位

C. 侧卧位

D. 坐位

E. 自主体位

10. 在伤员转运过程中,以下操作不正确的是

A. 转运过程中,医护人员需始终守护在伤者上身靠近头端位置便于观察及操作

B. 一旦在途中发生紧急情况,如呼吸停止,应停止搬运,立即进行急救处理

C. 应包裹头面部以免失温

D. 随时观察患者的病情变化,重点观察神志、生命体征、出血等情况

参考答案

1. D **2.** D **3.** A **4.** C **5.** E **6.** C **7.** E
8. D **9.** C **10.** C

第五十八章

四肢骨折复位固定

一、目的

四肢骨折后，为了恢复肢体良好的运动及承重功能，必须进行复位，固定和进行后续功能锻炼。

二、适应证

骨折的患者。

三、禁忌证

（1）体温超过 37.5℃。
（2）术区皮肤感染破损。
（3）严重心脏病。

四、术前准备

1. **患者准备**　清洁身体，如果手术部位有毛发，刮掉毛发。
2. **物品准备**　准备消毒钳、持针器、镊子、缝合线、三角针、剪刀、外用生理盐水、75％乙醇、过氧化氢、消毒纱布、棉垫、三角巾、止血带、无菌敷料、绷带、骨锯等。

五、操作步骤

临床中常见的复位方式分两种：传统手法

复位和手术方法复位。固定方式分为外固定与内固定。内固定多为西医学手术疗法，外固定多为传统医学的夹板外固定以及现代石膏外固定法。

1. **小夹板外固定**

通常是用 4 mm 厚的柳木板，经蒸煮后制成适合肢体不同部位的小夹板，分别根据需要，加以各型毛纸压垫。

（1）小夹板固定包扎法：骨折复位后，将患肢穿上绒线套或外置纱布衬垫，用以保护皮肤，然后安放夹板固定。应首先安置对骨折起主要固定作用的两块小夹板，以绷带缠绕固定后，再安置其他小夹板。最后在小夹板外侧，用 3～4 条布带或尼龙丝锁扣带捆扎固定。

（2）小夹板固定后处理：①抬高患肢，促进静脉回流，以利肢体肿胀消退；②密切观察患肢末梢血液循环情况，特别是在固定后 3 天内，应注意肢端动脉搏动、皮色、温度、感觉、肿胀程度和手指或足趾活动情况等。如发现任何异常情况，应及时调整松紧或重新包扎，进行必要的处理，否则可造成不良后果；③应经常检查和调整小夹板的松紧度，特别是在伤后 2 周内。通常能不费力地用手将固定带结头上下移动 1 cm，则为松紧适度；④定期拍 X 线片复查，了解骨折稳定情况。

2. **活叶石膏夹外固定**

固定及动静结合的原则，结合西医用石膏绷带能塑型的特点，设计出一种"活叶石膏夹"。

它不同于西医惯用的石膏托或石膏夹,其特点是由两叶、三叶或四叶石膏板组成,每叶石膏板的纵轴中份厚,向横径的边缘逐渐变薄,其横断面呈新月形。每叶石膏板相互重叠1～2 cm,这样可按肢体形状和粗细塑型,不仅与体形相符,压力平均,又可随时调整松紧。这种方法简易、经济和实用。活叶石膏夹的优点:①活叶石膏夹与肢体形状相符,克服了一般平直小夹板压力不均的缺点,经千余例的临床应用,无1例并发皮肤压伤或缺血性挛缩;②可缩短骨折愈合时间,达到小夹板治疗骨折同样的疗效;③由于活叶石膏夹塑型好,与各种体形完全相符,不仅不易滑脱,又可随时调整松紧,以后调整松紧的次数也不太多;④由于石膏干固后,具有微孔的透气性,有利于皮肤的代谢和蒸发,故患者感到舒适和卫生;⑤各级医疗单位一般都备有石膏绷带,多不备有全套各种规格的特制小夹板,故适用于各级医疗单位;⑥较管型石膏固定节约绷带。以下将展开举例分析。

（一）锁骨骨折

（1）儿童青枝骨折或移位不多的骨折,可用三角巾悬吊患肢2～4周即可。

（2）有移位的骨折,可行手法复位后"8"字绷带固定,或双圈固定或备用的锁骨固定带固定,4周左右。整复时令患者坐位,双手叉腰,挺胸,双肩尽量上提后伸,术者于患者背后,用屈曲的膝部顶在患者两肩胛骨间,同时用双手分别握住患者的两肩,用力向后、上、外方牵拉,即可使骨折复位,自固定后即开始练习握拳,伸屈肘关节和双手叉腰式两肩后伸等功能活动。卧床时应取仰卧,在肩胛间区垫一小枕,使双肩保持后伸位。

（3）切开复位内固定。在开放性锁骨骨折或合并血管、神经损伤者,以及骨折不愈合的患者,可行切开复位克氏针内固定术、钢板固定或克氏针和钢丝张力带固定。

（二）肩胛骨骨折

由于肩胛骨受骨膜及周围肌肉的保护和固定作用,以及良好的血液供应,骨折多能很快自行愈合。故通常仅用三角巾悬吊患肢2～3周,以后早期开始活动即可,一般预后良好。

（三）肱骨近端骨折

1. 非手术疗法

（1）无移位骨折:如肱骨头裂纹骨折、无明显移位的大结节或小结节骨折,无移位的解剖颈骨折,外科颈裂纹骨折及各类嵌入性骨折,均可用三角巾将伤肢悬吊于胸前,保持其稳定即可。3周后去掉三角巾,早期开始肩关节功能锻炼,包括画圈练习,主动活动应坚持到获得肩关节最大的活动范围为止。

（2）有移位的骨折:应根据骨折的类型,在充分局麻下,行不同的手法复位。对复位后相当稳定者,可按上述无移位骨折三角巾固定法治疗。对复位后不稳定者,用肩人字石膏或外展支架固定4～6周,去石膏后练习肩、肘、腕关节活动。并鼓励患者早期功能锻炼。

2. 手术疗法

（1）手术治疗适应证:①非手术疗法失败者;②骨折3～4周后未经复位者;③骨折脱位（腋窝与喙突下）;④50岁以下肱骨头粉碎性骨折的患者;⑤肱骨头下横断骨折,两断端分离移位;⑥大结节撕脱骨折移位并与肩峰下抵触;⑦不能复位的肱骨骺分离。

（2）手术方法:取肩前内侧切口,可用克氏针或T型钢板固定,或用松质骨螺钉固定,也可用不锈钢丝行张力带固定。术中避免不正确的旋转与内收,以防复位不良。对肱骨的压缩骨折应撬起复位。在重建肱骨头时,由于嵌入丢失的松质骨过多,有时需用皮质-松质骨植骨来充填骨缺损。对严重肱骨近端粉碎性骨折,确实无法内固定者,特别是老年患者可考虑肱骨头切除术,或人工肱骨头置换术。

（四）肱骨干骨折

1. 非手术疗法　为治疗肱骨干骨折的主要方法。即使有轻度成角或短缩,对以后功能影响不大。

（1）手法复位:局部麻醉后,患者取仰卧位。用宽布带绕过伤侧腋下,经对侧肩部向上牵引。沿上臂纵轴行拔伸牵引,可矫正短缩和成角移位。骨折对线后再行端提、捺正手法,矫正侧方移位或旋转移位。复位时手法应轻柔,注意防止桡神经损伤。

(2)外固定法:对横断、短斜或粉碎型肱骨干骨折,可用夹板固定或活叶石膏夹固定。肱骨干螺旋形或斜形骨折,也可采用悬垂石膏固定,通过石膏重力牵引使骨折端保持对位。悬垂石膏与长臂管型石膏相类似,其上缘要求高于骨折线2.5 cm;下至腕关节。对肱骨干上段骨折,复位后可用伤臂贴胸石膏固定。外固定时间:成人约6～8周,少儿约4～6周。固定期内注意作功能锻炼。

2.手术治疗

手术适应证:①开放性肱骨骨折;②双侧肱骨干骨折;③合并神经血管损伤者;④需要监护治疗的多发性骨折;⑤闭合骨折手法复位失败者;⑥骨折不愈合或畸形愈合者。

(五)肱骨远端骨折

1.非手术治疗　对无移位或手法复位满意的关节外骨折(A型),或部分关节内骨折(B型),可在肘屈90°位用长臂石膏托固定。也可用上臂超肘小夹板周定3～4周后去外固定,练习活动。

2.手术疗法　凡手法复位失败者、粉碎性关节内骨折、合并神经或血管损伤者或开放性肱骨远端骨折,均应早期行手术治疗,否则将不可避免地发生迟延愈合、畸形愈合及关节僵直等并发症。

(1)对上髁撕脱骨折,通过内侧或外侧的小切口,用拉力螺钉进行内固定,螺钉一定要抓住对侧骨皮质。

(2)肱骨远端关节外斜行骨折型,可用动力加压钢板螺钉固定,其中应有一拉力螺钉经骨折线插入固定。肱骨远端关节内粉碎性骨折:应首先尽可能将骨折远端碎块对位固定成大块,将大块再对位固定成一骨折远端的整体;最后再将已重建的骨折远端,与近折端固定牢靠。如有骨缺损时,可取自体髂骨行相应的骨块移植。

(六)尺、桡骨近端骨折

1.非手术疗法　对尺、桡骨近端关节外骨折,关节内单一骨折中无明显移位者,或闭合复位满意者,或骨折仅限于桡骨头1/3者,均可用长臂石膏托固定。3～4周后去石膏,开始主动功能锻炼。

2.手术疗法　对闭合复位失败者、分离移位较大的关节内单一骨折、关节内双骨骨折或关节内粉碎性骨折,均应行手术内固定治疗。如鹰嘴骨折,可用克氏针和张力带"8"字钢丝联合固定;对鹰嘴粉碎性骨折,也可用张力带固定法,但应首先将骨块复以拉力螺钉固定,或用钢板固定;对桡骨头楔形骨折,可用松质骨螺钉固定;对尺骨冠状突骨折合并桡骨头粉碎性骨折者,可将冠状突复位用拉力螺钉固定,于肱二头肌止点上方将桡骨头颈部切除;对严重粉碎性关节内双骨骨折(C型),可考虑行人工肘关节置换术。

(七)尺、桡骨干骨折

1.非手术疗法　对无移位或闭合复位满意的尺、桡骨干骨折,可用小夹板或活叶石膏夹外固定。复位时要求在充分麻醉下,以便使前臂肌肉放轻。一般可采用臂丛麻醉。单一尺骨或桡骨骨折,闭合复位易成功。而尺、桡骨双骨折,复位困难,因为必须将重叠、旋转、成角或侧方移位4种畸形整复,恢复两骨等长和固有的生理弧度,才能恢复前臂的伸屈和旋转功能。复位手法应以牵引和分骨为主,在牵引下由掌背部两侧进行分骨,通过骨间膜的张力,使上下骨段各自分开,部分骨折段可自动旋转复位。在上1/3时,有时可采用顶折手法,复位后,以分骨垫和局部夹板外固定。

2.手术疗法　闭合复位失败的双骨折,或闭合复位失败的孟氏骨折和盖氏骨折,可用切开复位内固定。对桡骨螺旋骨折可用拉力螺钉与钢板固定。对一骨单纯性骨折,而另一骨粉碎性骨折者,可用动力加压钢板,必要时植骨;对尺骨多段骨折,可用克氏针串联固定;对双骨粉碎性骨折,也可选用骨穿针外固定,尤其是在开放性复杂双骨折的清创手术后,更为适应。

(八)尺、桡骨远端骨折

1.非手术疗法　对最常见的桡骨远端骨

折(即 Colles 骨折),先在牵引下清除嵌入的断端,再矫正骨折远端的桡、背侧移位,至骨折部位平滑,腕掌侧的正常弧度恢复为止,此时桡骨茎突应低于尺骨茎突 1～2 cm。复位后以夹板或石膏固定。用活叶石膏夹固定时,需要妥善塑型,以维持腕关节的掌屈尺偏位。2～3 周后,可将石膏夹腕下部剪除,开始腕关节活动。一般上述外固定为 4～6 周。

2. **手术疗法** 对手法复位失败的病例,有移位的关节内骨折,应施行切开复位内固定。

(九)股骨近端骨折

1. **非手术疗法** 对股骨转子部骨折(A型)、股骨颈外展型骨折(B 型)、股骨头单纯塌陷型骨折(C 型),均以非手法疗法为主。一般以 Russell 合力牵引法最为适用,可行胫骨结节骨牵引或皮牵引。床尾抬高,患肢置于充分外展位。悬垂重量约相当于所需牵引力的一半,即 3～5 kg,患者较舒适,且便于活动和护理。牵引时间 8～10 周,至骨折愈合后,可离体床练习活动。

2. **手术疗法** 对老年人的不稳定型骨折,又不能耐受长期卧床牵引治疗者,或迫切需要早日康复者,均可考虑手术治疗。如股骨颈骨折,首先应将股骨头整复到外翻与轻度前倾位嵌入,即将内收型骨折转变为稳定的外展型骨折,使剪性应力成为单纯压缩力,随后再用内固定来维持这种稳定的嵌入复位的位置。

(十)股骨干骨折

首先应根据患者有无休克及合并全身其他部位的严重损伤,优先给予急救处理。在现场最简单的固定方法,是用带子或三角巾将整个患肢与健肢绑在一起,或用 Thomas 架或长木板将患肢固定。

1. **非手术疗法**

(1)牵引疗法。①垂直悬吊皮牵引法(Bryant 法):适用于 3 岁以下的儿童。患儿取仰卧,双髋屈曲 90°,将两下肢垂直向上行皮牵引,重量以患儿臀部将离开床面为度,一般 3～4 周后即可去掉牵引。②Russell 套引:适用于 4 岁以上的儿童,或成人股骨干上段骨折。

③Thomas 架平衡悬吊滑动牵引:适用于大多数成人股骨干骨折。将患肢置于带 Pearson 附架的 Thomas 架上,行胫骨结节牵引。牵引重量约为体重的 1/7,通过牵引多能自行复位,有时需附加手法复位。一般牵引需 10 周左右。牵引期间坚持做脚趾及踝关节活动,股四头肌自主性收缩锻炼。

(2)牵引兼小夹板外固定法:对股骨干横形骨折,可在全麻下行手法复位,随后用牵引装置维持复位。大腿周围加以衬垫,加用四块夹板固定。牵引和夹板固定后即拍大腿正、侧位 X 线片,核实骨折对位及稳定情况;以后每天检查牵引的方向,对比肢体的长度、木板的位置、结扎布带的松紧、肢体肿胀和足趾末梢循环情况,以及锻炼与全身康复情况,并定期行 X 线片检查。锻炼:开始先进行脚趾伸屈、踝关节背伸活动及股四头肌收缩练习。2～3 周后开始用双手握吊环及健足踏床的合力,练习后背与臀部的离开床面活动。根据 X 线片上骨折愈合情况,6 周左右可解除牵引,8 周左右可用拐离床练习步行,10 周左右可去拐步行。达到临床愈合标准时,即可解除外固定的夹板。

(3)石膏支架:这是一种固定股骨骨折并能早期活动的外固定法。早期仍先用牵引治疗,待疼痛减轻和消肿后,改用石膏支具固定,即在包裹大腿和小腿的管型石膏之间,于膝部以一多中心的铰链相连,供膝关节得以活动。其要点是必须使石膏管型与肢体完全贴附,石膏端应达大腿根部,并在该处塑形出一四边形座。骨折处由于被压挤的大腿肌肉的流体动力学作用而被稳定住。这种方法适用于股骨干中 1/3 及以下部位的骨折,以粉碎形骨折(C 型)更为适宜。其主要优点是可以早期离床活动,膝关节功能恢复快。

2. **手术疗法** 经手法或牵引复位失败者、新鲜的开放性股骨骨折、合并主要神经或血管损伤者或为了便于护理和早期康复的多发性骨折,均可考虑内固定手术。

(1)髓内钉固定:适用于股骨干上 1/3 单纯性骨折(A 型),多段形骨折(C 型)。对粉碎性骨折,需借助撑开器将骨折复位,插入髓内钉后再将蝶形骨片分别用拉力螺钉固定动力加压钢板,适用于股骨中下段骨折。对斜形骨折或蝶形骨折,应结合应用拉力螺钉经骨折线固定。

(2)普通双钢板内固定:对老年人股骨干骨折,特别是有骨质疏松的患者,用普通双钢板内固定更为理想。取外侧或前外侧切口,骨折复位后,在股骨前侧及前外侧各置一枚6～8孔普通钢板,两钢板上下相互错开一个板孔,免于螺钉互相顶触。每个钢板各置5～6个螺钉,并要求两排螺钉互相交叉呈90°角,术后2～3周即可用拐离床活动。

(十一)髌骨骨折

1. 非手术疗法

(1)对无移位的髌骨骨折,穿刺吸出膝关节积血后,于伸膝位包以衬垫管型石膏固定,3～4周后解除石膏,开始逐步练习膝关节伸屈活动。

(2)对有移位者经手法可复位的髌骨骨折,可用抱膝环套在髌骨周围,结合长腿石膏托固定,也可用髌骨钳行骨外固定术。3～4周后解除外固定,开始练习活动。

2. 手术疗法

髌骨横断骨折:可行张力带钢丝和克氏针固定法。将骨折精确复位后,与骨折线垂直的穿入两枚平行的克氏针,再用张力带钢丝环绕克氏针固定,前面安置张力带钢丝将分离力变为压缩力,平行插入的克氏针,最大限度地增加张力带钢丝的稳定。

(十二)胫骨干骨折

胫骨干骨折常同时发生腓骨骨折,即胫、腓骨干骨折。小腿是以胫骨承重,而腓骨仅为肌肉和韧带的支柱。治疗的主要目的是恢复小腿的承重功能,故治疗时应着重胫骨的复位和固定。必须注意保持胫骨近、远端的承重关节面与胫骨干轴线垂直,胫骨干任何成角或旋转均可使关节面倾斜,承重不均,日后易继发创伤性骨关节炎。不适应上述各法或用上述各法失败者,可行切开复位内固定。

1. 非手术疗法

(1)夹板或石膏外固定:无移位骨折或手

法可复位的稳定性骨折(A型),手法复位后用小夹板固定,或于屈膝30°位以有垫长腿管型石膏固定。1周后摄X线片复查,如有成角畸形时可用楔形切开石膏矫正,3周内患肢消肿后应更换无垫管型石膏,或改用活叶石膏夹固定。

(2)活叶石膏夹固定:对上类骨折疗效也很满意。它的特点是每叶石膏夹上宽下窄,长轴中份较厚,向边缘逐渐变薄,其横断面为新月形。每叶石膏夹的边缘呈瓦状相互重叠,这样可按伤肢粗细变化及时调节松紧,既有中医小夹板局部固定的特点,又有石膏绷带可塑形、与体形相符和压力均匀的优点。

2. 手术疗法

(1)单纯大螺旋形骨折:借助整复钳夹持复位后,用3个拉力螺钉于不同方向固定。

(2)楔形骨折:应先将蝶形骨块用拉力螺钉固定在主要骨折上,然后用6孔钢板固定。

(3)多段骨折:可用髓内针固定或用拉力螺钉结合动力加压钢板固定。

(4)斜形或横断骨折:复位后用动力加压钢板固定。

(十三)踝关节骨折

1. 非手术疗法　应争取早期复位,即在肿胀与骨折水泡发生之前(伤后8 h以内)进行。不同类型骨折运用不同的整复和固定方法。原则上是按照产生骨折相反的机制进行整复。复位成功后,可用U型石膏或小夹板固定。固定的位置也应与其发生损伤机制的方位相反。如判断不准,宁可固定于中立位。复位固定后,患肢抬高,鼓励立即开始做足趾伸屈活动。密切观察末梢循环情况,及时调整外固定的松紧。

2. 手术疗法　AO派学者认为:对大多数踝部骨折来说,即使闭合复位对合较好,也很难恢复一个紧张弹性的踝穴。因此主张对这些患者,只要全身或局部无禁忌证,应争取在6～8 h内早期用手术的方法,使踝穴完全重建。这样,才能使患者术后早期进行主动、无痛的活动,促进骨和软组织早期愈合及踝关节功能的恢复。

(1)A型踝部骨折:有外侧副韧带破裂者,应连同断裂的关节囊一层缝合。较大的外踝撕脱骨折块,用一斜插的螺钉将联合韧带上方骨皮质抓牢固定。小的外踝撕脱骨块,可用克氏针加钢丝张力带固定法。大的内踝剪力骨折,用两枚拉力螺钉固定。对后内侧骨折块,用小的松质螺钉固定。

(2) B型踝部骨折:首先显露外踝,经小心的外旋,距骨顶部可显露。如有薄片骨折,予以摘除。对踝部侧副韧带损伤,必须注意缝合。根据不同类型的骨折,应用不同的外踝固定方法。内踝骨折也可用克氏针加张力带或拉力螺钉固定。对B型踝部骨折的胫骨后侧大骨块,精确的复位后,用松质骨螺钉由前后方向插入固定。

(3) C型踝部骨折:手术应由显露腓骨骨折开始,用拉力螺钉与钢板固定。其次显露前联合韧带,如果有胫骨前结节撕脱或后结节撕脱,将其复位后用螺钉固定。如合并有前联合韧带撕裂,应施行缝合。对断裂的三角韧带仔细地缝合,而内踝骨折可用拉力螺钉固定。对代表后骨间韧带撕脱的大后外侧骨折块,经小心精确复位后,用大的松质骨螺钉固定,这样可恢复踝穴的稳定性。

六、术后处理

复位后,嘱咐定期复查,观察复位是否良好;若是手术后,除了定期复查外,应嘱咐其注意锻炼恢复肌肉、组织功能,切忌过早进行剧烈体力活动,以防二次骨折。

七、注意事项及其常见问题

(1) 术前仔细排除是否有内脏损伤。
(2) 术中注意复位是否良好,固定是否牢固,并防止大量出血。

(3) 术后注意多种并发症。早期并发症:①休克。骨折引起大出血或重要器官损伤所致。②脂肪栓塞综合征。发生于成人,是由于骨折处髓腔内血肿张力过大破坏,脂肪滴进入破裂的静脉窦内,可引起肺、脑脂肪栓塞。③重要内脏器官损伤。④重要周围组织损伤。⑤骨筋膜室综合征。即由骨、骨间膜、肌间隔和深筋膜形成的骨筋膜室内肌肉和神经因急性缺血而产生的一系列早期症候群,最多见于前臂掌侧和小腿,常由损伤骨折的血肿和组织水肿使其室内内容物体积增加或外包扎过紧,局部压迫使骨筋膜室容积减小而导致骨筋膜室内压力增高所致。晚期并发症:①坠积性肺炎。多发生于因骨折长期卧床不起,特别是年老体弱和伴有慢性病的患者,有时可因此而危及患者生命。应鼓励患者及早下床活动。②压疮。严重骨折后患者长期卧床不起,身体骨突起处受压,局部血液循环障碍,易形成压疮,常见部位有臀部、足跟部等。③下肢深静脉血栓形成。多见于骨盆骨折或下肢骨折,下肢长时间制动,静脉血回流缓慢,加之损伤所致血液高凝状态,易致栓形成。应加强活动锻炼,预防其发生。④感染。开放性骨折特别是污染较重或伴有较严重的软组织损伤者,若清创不彻底、坏死组织残留或软组织覆盖不佳,可能发生感染,处理不当可致化脓性骨髓炎。⑤急性骨萎缩。即损伤所致关节附近的病理性骨质疏松,亦称反射性交感神经性骨营养不良,好发于手、足骨折后,典型症状是疼痛和血管舒缩紊乱。⑥缺血性骨坏死。骨折使某一骨折段的血液供应被破坏,而发生该骨折段缺血性坏死,常见的有腕舟状骨骨折后近侧骨折段缺血性坏死。

测 试 题

1. 患者男,35岁。右手腕部被机器绞伤,皮肤脱套,异常活动,创口流血。正确的处理方法是
   A. 简单包扎,消炎治疗
   B. 清洗后缝合即可
   C. 清创后有骨折和脱位者,必须复位固定
   D. 对重要血管损伤留待二期处理

2. 患者男,24岁。因车祸致开放性胫腓骨骨折,4 h后入院。急症手术,手术的重点在于
   A. 胫骨骨折的复位和内固定
   B. 腓骨骨折的复位和内固定
   C. 骨牵引,待伤口二期愈合
   D. 彻底清创,确保伤口一期愈合

3. 男性,20岁。左小腿外伤19 h就诊。查体:左小腿畸形,假关节活动,骨摩擦感,胫前伤口3 cm,骨端外露。X线检查显示:左胫骨中段粉碎性骨折。临床诊断:左胫骨中段开放性、粉碎性骨折。正确的急诊治疗是
   A. 急诊手术,钢板螺钉内固定
   B. 外固定架固定
   C. 伤口包扎,石膏固定
   D. 伤口包扎,小夹板固定

4. 5岁女孩,肘关节半屈位跌倒,手掌着地,致肱骨髁上伸直型骨折,远侧骨折断端向后上方与桡侧移位,手法复位时,下列操作错误的是
   A. 仰卧,屈肘50°,前臂置于中立位
   B. 拔伸牵引,充分矫正缩短移位与成角移位
   C. 充分矫正旋转移位
   D. 充分矫正远侧段的向后移位

   E. 必须完全矫正桡侧方移位

5. 骨折急救时主要应进行
   A. 抗感染治疗
   B. 脱水治疗
   C. 妥善固定
   D. 通报家属
   E. 开放骨折复位

6. 肱骨髁上骨折,有尺侧侧方移位,未能矫正时,最常见的后遗症是
   A. 肘关节后脱位
   B. 尺神经损伤
   C. 肘内翻畸形
   D. 肘关节前脱位
   E. 前臂缺血性肌挛缩

7. 男性,30岁。车祸2 h后来院,一般情况尚好,右小腿中上段皮裂伤14 cm,软组织挫伤较重,胫骨折端有外露,出血不多。在进行X线片检查前,应该进行的处理是
   A. 行简单的外固定及局部包扎
   B. 行气压止血带止血
   C. 急送手术室
   D. 石膏固定
   E. 跟骨结节牵引

8. (接上题)此时最佳的处理方法是
   A. 清创术,骨折复位,外固定支架固定
   B. 清创术,骨折复位,钢板内固定
   C. 清创术,骨折复位,髓针内固定
   D. 清创术,夹板固定
   E. 清创术,石膏管型固定

9. 以下骨折要求解剖复位的是

A. 股骨干骨折
B. 肱骨干骨折
C. 掌骨骨折
D. 腓骨骨折
E. 踝关节骨折

10. 骨折的治疗原则是
A. 创口包扎
B. 迅速运输

C. 积极手术
D. 观察
E. 复位、固定、功能锻炼

参考答案

1. C **2.** D **3.** B **4.** E **5.** C **6.** C **7.** A
8. A **9.** E **10.** E

女性生殖系统

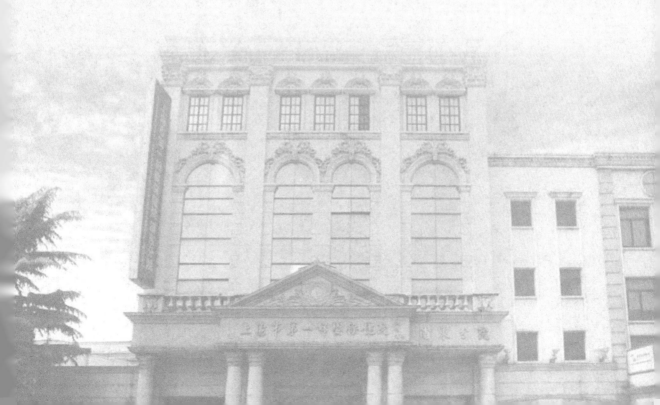

第五十九章

双合诊、三合诊

一、目的

妇科双合诊、三合诊,是盆腔检查中最重要的一项检查,是妇科检查中最常见的一种检查方式,目的在于检查阴道、宫颈、宫体、输卵管、卵巢、宫旁结缔组织以及骨盆腔有无异常。

二、适应证

非月经期女性。

三、禁忌证

月经期女性。

四、术前准备

清洁手套、阴道窥器、鼠齿钳、长镊、子宫探针、宫颈刮板、玻片、棉拭子、消毒液、液状石蜡或肥皂水、生理盐水等。

五、操作方法

(1) 检查阴道:检查者一手戴无菌手套,以示、中二指沾无菌肥皂液少许后放入阴道内,触摸阴道的弹性、通畅度,有无触痛、畸形、肿物、后穹隆结节及饱满感。

(2) 检查子宫及附件:用阴道内手指将子

宫颈推向后上方,使子宫体向前移位,同时另一手的四指放耻骨联合上方向盆腔内按压,将子宫夹在两手之间,来回移动,可查清子宫的位置、大小、形状、软硬度、活动度及有无压痛。然后将阴道内二指移向侧穹隆,在下腹部的手也移向盆腔的一侧,在内外两手之间检查宫旁组织、卵巢、输卵管。正常输卵管难以扪清,卵巢有时可触及,压之有酸胀感。注意附件有无增厚、压痛或肿块。如有肿块,应进一步查清肿物的大小、形状、软硬度、活动度、有无压痛以及与子宫的关系。

六、术后处理

嘱患者注意休息。每检查一人,应更换臀下的垫单或纸单,以防交叉感染。

七、注意事项及常见问题

(1) 检查者应关心、体贴被检查者,做到态度严肃,语言亲切,检查仔细,动作轻柔。

(2) 检查前应排空膀胱。大便充盈者应在排便或灌肠后检查。

(3) 取膀胱截石位。患者臀部置于台缘,头部略抬高,两手平放,以使腹肌松弛。检查者面向患者,立在患者两腿之间。危重患者不宜搬动时可在病床上检查。

(4) 应尽量避免月经期盆腔检查。但若为异常出血必须检查时应先消毒外阴,并使用无菌手套及器械。

(5) 对未婚患者一般仅限于直肠-腹部检查,禁作双合诊和阴道窥器检查。如确需阴道检查时,应向患者及家属说明并经同意后方可

检查。男性医师对未婚者进行检查时,需有一名女性医护人员在场。

(6) 对疑有盆腔内病变,但腹壁肥厚、高度紧张不合作等原因使盆腔检查不满意时,可肌内注射镇静剂后进行。

测 试 题

1. 普查宫颈癌时最有实用价值的检查方法是
　A. 白带涂片检查
　B. 妇科三合诊检查
　C. 阴道镜检查
　D. 宫颈刮片细胞学检查
　E. 宫颈活组织检查

2. 关于正常妊娠,于 12 周末时手测宫底高度是
　A. 双合诊才能够触及
　B. 下腹部不能触及
　C. 脐耻之间
　D. 耻骨联合上 2~3 横指
　E. 耻骨联合上刚能触及

3. 下列不是中期妊娠的表现的是
　A. 听诊胎儿心音清晰可闻
　B. 黑加征
　C. 扣诊有胎头浮球感
　D. 多普勒胎心听诊仪听到胎心
　E. B超检查胎儿骨骼影

4. 下列关于子宫峡部形态学特征的描述,正确的是
　A. 属于宫颈的一部分
　B. 峡部下端为解剖学内口
　C. 非孕时子宫峡部长度约为 1 cm
　D. 妊娠期峡部变软不明显
　E. 临产后形成子宫下段达平脐

5. 已婚妇女,26 岁,月经规律,停经 40 天,今晨出现一侧下腹痛伴肛门坠胀感,血压 90/60 mmHg,该患者此时有诊断价值的体征是
　A. 子宫稍大变软
　B. 腹肌紧张
　C. 宫颈举痛,后穹隆饱满
　D. 双合诊黑加征(+)
　E. 腹部移动性浊音(-)

6. 妊娠 6~8 周出现的黑加征是指子宫
　A. 增大变软
　B. 双合诊呈前屈或后曲位
　C. 前后径变宽,略饱满呈球形
　D. 峡部极软,感觉宫颈和宫体似不相连
　E. 双合诊感觉子宫半侧较另半侧隆起

7. 双合诊、三合诊不能检查的部位是
　A. 检查阴道
　B. 宫颈、宫体
　C. 输卵管、卵巢
　D. 小肠

8. 妇科双合诊盆腔检查器械不包括
　A. 清洁手套、阴道窥器
　B. 鼠齿钳、长镊
　C. 子宫探针、宫颈刮板
　D. 碘剂

9. 下列属双合诊禁忌证的是

A. 月经期女性阴道
B. 宫颈、宫体有异常者
C. 输卵管、卵巢有异常者
D. 骨盆腔有异常者

10. 下列说法错误的是
A. 患者取斜卧位
B. 每检查一人,应更换臀下的垫单或纸单,以防交叉感染

C. 对未婚患者,应限于直肠-腹部检查
D. 对疑有盆腔内病变,但腹壁肥厚、高度紧张不合作等原因使盆腔检查不满意时,可肌内注射镇静剂后进行

参考答案

1. D　**2.** D　**3.** B　**4.** C　**5.** C　**6.** D　**7.** D
8. D　**9.** A　**10.** A

第六十章

腹部四步触诊检查

一、目的

腹部四步触诊检查是孕中、晚期产科腹部检查方法,可了解子宫大小、胎产式、胎先露、胎方位及胎先露与骨盆的关系,是否衔接等。

二、适应证

孕中、晚期孕妇(通常在 24 周后)。

三、禁忌证

无绝对的禁忌证,但对子宫敏感、晚期先兆流产或先兆早产者检查时务必轻柔,并且需避开宫缩时间,尽量减少检查的时间和次数,对足月已经有宫缩者,应在宫缩间歇期检查。

四、术前准备工作

1. 孕妇准备　排空膀胱。
2. 物品准备　皮尺、洗手液、一次性臀巾。
3. 操作者准备
(1) 向孕妇说明操作的目的、过程及需要配合的事项。
(2) 了解孕妇产检情况、现病史及既往史,注意保护患者隐私。
(3) 戴帽子、口罩,七步洗手法洗手。

五、操作步骤

1. 孕妇体位　取仰卧位,头稍垫高,露出腹部,双腿略屈曲稍分开,使腹部放松。
2. 操作者位置　站在孕妇右侧进行检查,做前三部手法时,面向孕妇;做第四部手法时,面向孕妇足端。
3. 手法
(1) 第一步:操作者两手置于子宫底,测得宫底高度,估计胎儿大小与孕周是否相符。然后两手指腹相对交替轻推,判断在宫底部的胎儿部分。若为胎头则硬而圆且有浮球感,若为胎臀则软而宽且形状不规则。
(2) 第二步:操作者两手分别置于腹部左右侧,一手固定,另一手轻轻深按检查,两手交替从上到下进行。触到平坦饱满部分为胎背,并确定胎背向前、向侧方或向后。触到可变形的高低不平部分为胎儿肢体。有时可感到胎儿肢体在动。
(3) 第三步:操作者右手拇指与其余 4 指分开,置于耻骨联合上方握住胎儿先露部,进一步查清是胎头或胎臀,然后左右推动判断是否衔接。若胎先露仍可以左右移动,表示尚未衔接入盆。若已衔接,则胎先露不能被推动。
(4) 第四步:操作者左右手分别置于胎先露的两侧,沿骨盆入口向下深按,进一步核对胎先露的判断是否正确,并确定胎先露的入盆程度。先露为胎头时,一手能顺利进入骨盆入口,另一手则被胎头的隆突部阻挡,该隆突部称胎头隆突。枕先露时,胎头隆突为额骨,与胎儿肢体同侧;面先露时,胎头隆突为枕骨,与胎背同侧。

六、术后处理

为患者整理衣物,嘱患者注意休息。

七、注意事项及常见问题

(1) 如为男医师检查,需要有一名女性医务人员在场。

(2) 测量器使用前校准避免误差。

(3) 当孕妇为高危妊娠或紧急情况时,需立即抢救,该操作可延后进行。

(4) 如经过腹部四步触诊法未查清胎产式、胎先露、胎方位,可行超声检查进行辅助检查确定。

测 试 题

1. 有关检查胎位时四步触诊法,下述错误的是
   A. 用以了解子宫大小,胎先露、胎方位
   B. 第一步是双手置于子宫底部了解宫底高度,并判断是抬头还是胎臀
   C. 第二步是双手分别置于腹部两侧,辨别胎背方向
   D. 第三步是双手置于耻骨联合上方,弄清楚胎先露部是头还是臀

2. 腹部四步触诊不能了解到的是
   A. 子宫大小
   B. 胎方位
   C. 胎先露与骨盆是否衔接
   D. 卵巢是否有肌瘤

3. 腹部四步触诊的适应证不包括
   A. 怀孕两周孕妇
   B. 孕中期孕妇
   C. 孕晚期孕妇
   D. 怀孕 25 周

4. 下列术前准备工作错误的是
   A. 孕妇排空膀胱
   B. 准备皮尺、洗手液、一次性臀巾
   C. 向孕妇说明操作的目的、过程及需要配合的事项
   D. 术中无需戴帽子、口罩

5. 孕妇检查时体位应取
   A. 仰卧位
   B. 俯卧位
   C. 侧卧位
   D. 截石位

6. 关于操作过程中,两手指腹相对交替轻推,以判断在宫底部的胎儿部分时,下列说法正确的是
   A. 若为胎头则硬而圆且有浮球感
   B. 若为胎臀则硬而圆且形状不规则
   C. 若为胎头软而宽且形状不规则
   D. 若为胎臀则硬而圆且有浮球感

7. 当两手分别置于腹部左右侧,一手固定,另一手轻轻深按检查,两手交替从上到下进行时,下列说法正确的是
   A. 触到平坦饱满部分为胎背
   B. 触到不可变形的高低不平部分为胎儿

　　肢体

　　C. 硬而圆且有浮球感为胎头

　　D. 硬而圆且形状不规则为胎臀

8. 关于四步触诊错误的是

　　A. 前三步检查者均面向孕妇足部

　　B. 第四步面向孕妇足部

　　C. 第二步触诊主要查胎背四肢各在何侧

　　D. 第三步主要检查先露大小

9. 腹部四步触诊不能了解

　　A. 胎方位

　　B. 子宫大小

　　C. 胎产式

　　D. 先露是否固定

　　E. 胎心音

10. 腹部四步触诊,胎臀在耻骨联合上方,胎背朝向母腹左前方,其胎方位是

　　A. 枕左前

　　B. 枕右前

　　C. 骶左前

　　D. 骶右前

参考答案

1. D　**2.** D　**3.** A　**4.** D　**5.** A　**6.** A　**7.** A

8. A　**9.** D　**10.** C

第六十一章

女性骨盆外测量

一、目的

骨盆外测量可以间接判断真骨盆大小及形状，为产前检查常规，首次产检即可进行。

二、适应证

孕产期妇女产检者或者未妊娠但骨盆有损伤，需做检查的女性患者。

三、禁忌证

女性患者曾有过骨盆骨折者。

四、术前准备

1. 孕妇准备　排空膀胱。
2. 物品准备　一次性检查手套、臀垫、骨盆外测量器、骨盆出口测量器。
3. 操作者准备
（1）向孕妇说明操作的目的、过程，需要配合的事项。
（2）了解孕妇产检情况、现病史及既往史，注意保护患者隐私。
（3）戴帽子、口罩，七步洗手法洗手。

五、操作步骤

1. 髂棘间径　孕妇伸腿仰卧位，测量两侧髂前上棘外缘的距离。正常值为 23～26 cm，此径线可间接推测骨盆入口横径长度。
2. 髂嵴间径　孕妇伸腿仰卧位，测量两侧髂嵴最宽点外缘距离，正常值 25～28 cm。此径线可间接推测骨盆入口横径长度。
3. 骶耻外径　孕妇左侧卧位，右腿伸直，左腿屈曲，测量耻骨联合上缘中点到第 5 腰椎棘突下缘的距离（第 5 腰椎棘突下缘位置：髂嵴后连线中点下 1.5 cm，相当于米氏菱形窝上角），正常值为 18～20 cm。此径线可间接推测骨盆入口前后径长度，是骨盆外测量中最重要的径线。
4. 坐骨结节间径或称出口横径　孕妇仰卧位，双腿向腹部弯曲，双手紧抱双膝，并向两侧外上方充分展开，测量两坐骨结节内侧缘的距离，正常值为 8.5～9.5 cm。
5. 出口后矢状径　为坐骨结节间径中点至骶骨尖端的长度，检查者戴指套的右手示指伸入孕妇肛门向骶骨方向。拇指置于孕妇体外骶尾部，两指共同找到骶骨尖端。用尺放于坐骨结节经线上，用骨盆外测量器一端放于坐骨结节间径中点，另一端放于骶骨尖端处，即可测得出口后矢状径，正常值为 8～9 cm。此值与坐骨结节间径之和＞15 cm 时表明骨盆出口狭窄不明显。

6. 耻骨弓角度　两拇指指尖对拢放置在耻骨联合下缘,拇指分别放在耻骨降支上面,测量两拇指间所形成的角度,正常值为90°。

六、术后处理

嘱患者注意休息并注意复查。

七、注意事项

(1) 如为男医师检查,需要有一名女性医务人员在场。

(2) 测量器使用前校准避免误差。

(3) 高危妊娠或紧急情况时,需立即抢救,骨盆外测量可延后进行。

测 试 题

1. 关于骨盆狭窄的诊断,错误的是
A. 入口前后径长<10 cm 为骨盆入口狭窄
B. 骨盆各径线比正常值小 1 cm 为均小骨盆
C. 坐骨棘间径 9 cm 为中骨盆狭窄
D. 耻骨弓<80°可能为骨盆出口狭窄

2. 坐骨棘间径平均是
A. 9 cm
B. 10 cm
C. 11 cm
D. 12 cm
E. 13 cm

3. 后矢状径是
A. 9 cm
B. 10 cm
C. 11 cm
D. 12 cm
E. 13 cm

4. 自骶岬上缘中点到耻骨联合下缘的距离是
A. 骨盆入口前后径
B. 产科结合径
C. 真结合径
D. 对角径(骶耻内径)

5. 关于骨盆径线,下述错误的是
A. 髂棘间径是两髂前上棘外缘的距离
B. 骶耻外径<18 cm 时有可能骨盆入口狭窄
C. 坐骨结节间径<8 cm,表示骨盆出口狭窄
D. 对角径长度减去 1.5~2 cm,即为骨盆入口前后径长度

6. 骨盆测量,属于狭窄的径线是
A. 骶耻外径 19 cm
B. 髂嵴间径 24 cm
C. 骨盆入口前后径 10 cm
D. 坐骨棘间径 10 cm
E. 坐骨结节间径 7.5 cm,出口后矢状径 8 cm

7. 胎头跨耻征阳性,骨盆测量径线最有价值的是
A. 髂嵴间径
B. 髂嵴间径
C. 骶耻外径
D. 坐骨棘间径
E. 对角径

8. 初产妇,29 岁。妊娠 41 周,枕右前位,骨盆测量正常,宫口开全 1 h,胎心 88 次/分,胎

头 S^{+3}，在吸氧同时，最恰当的处理措施是
   A. 应用前列腺素加强宫缩
   B. 等待自然分娩
   C. 立即行剖宫产术
   D. 产钳助产术
   E. 静脉滴注缩宫素

9. 下列哪项为骨盆测量的正常值?
   A. 对角径 10~11 cm
   B. 坐骨棘间径 9 cm
   C. 坐骨切迹 <2 指
   D. 耻骨弓角度 90°

   E. 骨盆倾斜度 80°

10. 下列关于骨盆测量的说法正确的是
   A. 中骨盆及出口平面径线小于正常值
   B. 骨棘间径大于 3 cm
   C. 耻骨弓角度大于 90°
   D. 双侧盆壁向内倾斜

参考答案

1. B　**2.** B　**3.** A　**4.** D　**5.** C　**6.** C　**7.** C
8. D　**9.** D　**10.** D

第六十二章

电子胎心监护技术

一、目的

电子胎心监护(EFM)又称为胎心宫缩描记图(CTG),是应用胎心率电子监护仪将胎心率曲线和宫缩压力波形记下来生成供临床分析的图形,是正确评估胎儿宫内的状况、预测胎儿宫内储备能力的主要检测手段。

二、适应证

怀孕 36 周以后的妊娠期女性,尤其是具有以下症状的孕妇:

(1) 有糖尿病,并且在进行胰岛素治疗。

(2) 胎儿比较小,或者发育不正常。

(3) 胎儿比平时胎动减少。

(4) 羊水过多或羊水过少。

(5) 胎儿外倒转术纠正胎位,或孕晚期羊水穿刺后,确定胎儿状况良好。

(6) 已过预产期,确定胎儿状况。

(7) 曾经在孕晚期出现过胎死宫内,或者造成上次流产的问题在这次怀孕中有再次出现的可能。

(8) 高危妊娠产妇分娩时。

(9) 产程中出现高危情况时,应使用持续的 EFM。

三、禁忌证

无特殊禁忌证,若孕妇处于饥饿状态则不宜监测。

四、术前准备

1. 物品准备　电源、胎心监护仪、耦合剂、绑带、记录纸。

2. 人员准备　孕妇在正餐后卧床或坐位。

五、操作步骤

(1) 连接电源线,将胎心监护探头、宫缩压力探头、胎动标记按钮接到监护仪器面板上的插孔内,打开开关。

(2) 孕妇取半卧位,祖露腹部。

(3) 将胎心监护探头涂上超声合剂,置于孕妇腹部胎心听诊区,用绑带固定;宫缩压力探头置于宫底部,用绑带固定;产妇手持胎动按钮,手按记录胎动。

(4) 将胎心音量调到合适程度,宫缩压力调零。

(5) 打印监护曲线,关掉电源,清洁探头并保存好。

六、分析胎心监护图

1. 基本图形 当解读胎心监护图时,要考虑到四个关于胎心率的要点:胎心率基线、胎心率变异、胎心率加速和减速。正常情况下,胎心率基线为120～160次/分,变异范围在6～25次/分,宫缩或胎动时可以有或没有加速,没有减速。

(1) 胎心率基线(baseline of fetal heart rates,BFHR):指在无胎动、无宫缩影响时记录的胎心率,必须持续观察10 min以上。胎心率基线描述了由自主神经系统控制的胎心率。交感神经的活动使心率加速,而副交感神经主要是迷走神经的活动使心率减速。胎心率基线也受主动脉弓化学感受器和压力感受器的控制。

① 正常胎心率基线:正常的胎心率基线是110～160次/分。

② 胎儿心动过速:胎心率持续大于160次/分,历时10 min为心动过速,大于180次/分为明显心动过速。常见的原因有:母亲有压力或者焦虑时,体内儿茶酚胺类物质增加,刺激交感神经系统,母亲心率增快的同时胎心率增快;母亲存在感染情况;妊娠32周或不到32周的胎儿,由于迷走神经不成熟会表现为心动过速;胎儿存在慢性低氧血症时,使交感神经活动增加,胎心率增快;存在胎儿感染情况,因为感染时对氧的需要量增加,为了增加全身的氧气运送量,胎心率会增快。

③ 胎儿心动过缓:胎心率小于110次/分,历时10 min为心动过缓,小于100次/分为明显心动过缓。很多心动过缓没有明确的原因,要考虑以下几个可能的因素:妊娠超过40周,有些过熟儿迷走神经张力显著增加,可以使胎心率基线下降至90～110次/分;在急性低钠血症和脐带受压的情况下,会出现胎儿心动过缓;先天性心脏畸形;某些药物的影响,如镇静剂、麻醉剂等。

(2) 胎心率的变异:又称基线摆动,即在胎心率基线基础上的上下周期性波动,可以被描述为正常、增加和减少。正常胎心率基线的变异在6～25次/分。在胎儿急性缺氧时,由于刺激了副交感神经系统,胎心变异最初可表现为一过性增加。而当胎儿严重缺氧、妊娠周数小于28～30周、产妇使用镇静剂或胎儿处于睡眠状态时,可出现胎心率变异减少。胎心基线变异按振幅可分为静止型、狭窄型、波浪型、突变型。

静止型(0型) 0～5次/分;

狭窄型(Ⅰ型) 6～10次/分;

波浪型(Ⅱ型) 11～25次/分;

突变型(Ⅲ型) >25次/分。

2. 周期性变化 主要类型有早期加速、早期减速、变异减速、晚期减速。

(1) 早期加速:发生在胎动或宫缩后,脐静脉和胎儿躯干受压,胎心率增加≥15次/分,持续时间>15 s。当发生加速时,称为有反应。

(2) 早期减速:早期减速形状比较一致,由宫缩时胎头受压引起。胎心率的减速与宫缩同时开始,宫缩结束后胎心率回到原水平,减速的幅度小于50次/分,胎心率不低于100次/分,时间短,恢复快。

(3) 变异减速:是由宫缩时脐带短暂受压所致。减速的出现和消失与宫缩无固定关系,减速的程度、时间、幅度不等,但出现后下降迅速,下降幅度大(>70次/分),持续长短不一,恢复也迅速。

(4) 晚期减速:晚期减速往往在形状、深度上较一致,是由宫缩时子宫血流量减少、胎盘到胎儿氧气传输减少。减速始于宫缩开始30 s以后,减速低谷平均比宫缩顶峰延后30～60 s。宫缩结束后,胎心率才恢复到基线水平,胎心率下降及回升缓慢,减速持续时间长,下降幅度多少于50次/分。

七、术后处理

若发现异常及时采取相关急救措施。

八、注意事项及常见问题

(1) 使用前掌握监护仪的结构与性能。

(2) 孕妇姿势要自然舒适,绑带松紧度适宜,并注意保暖。

(3) 监护过程认真负责,加强巡视。

(4) 仪器使用过程中不要随意关机,各种操作完成后再关电源。

测 试 题

1. 诊断为胎儿生长受限继续妊娠的指征有
   A. 孕妇妊娠合并症、并发症在妊娠期控制良好,未超过预产期
   B. 有胎儿宫内缺氧表现,电子胎心监护反应差
   C. 在治疗过程中发现妊娠合并症、并发症病情加重
   D. 经治疗后胎儿生长受限毫无改善,胎儿停止生长 3 周以上

2. 初孕妇,28 岁,妊娠 38 周。因突发剧烈腹痛持续 1 h,伴阴道少量流血入院。查体:贫血貌,血压 135/85 mmHg,脉搏 125 次/分,子宫硬如板状,有压痛,胎位摸不清,胎心率 100 次/分,宫口未开。最可能的诊断是
   A. 完全性前置胎盘
   B. 子痫前期轻型
   C. 急腹症
   D. 不协调性子宫收缩乏力
   E. 重型胎盘早剥

3. 关于电子胎心监护,以下各项中提示胎儿缺氧的是
   A. 加速
   B. NST 反应型
   C. 早期减速
   D. 变异减速
   E. 晚期减速

4. 胎心监护时出现变异减速,多提示为
   A. 胎儿畸形

   B. 羊水异常
   C. 胎头受压所致
   D. 脐带方面的异常
   E. 胎儿慢性宫内缺氧

5. 孕妇,24 岁,G_1P_0,孕 40 周,下腹阵痛 6 h 入院,胎方位 LOA 位,肛门检查,宫口开大 2 cm,行胎心监护。此时进行的胎心监护类型是
   A. NST
   B. OCT
   C. CST
   D. OCT 和 CST

6. 电子胎心监护胎心率变化与子宫收缩完全无关的是
   A. 加速
   B. 早期减速
   C. 中期减速
   D. 变异减速

7. 胎心监护发现子宫收缩后胎心率增加,这种情况表明
   A. 胎儿情况良好
   B. 胎儿宫内缺氧、酸中毒
   C. 胎头受压
   D. 脐带受压

8. 35 岁孕妇,第一胎,宫内妊娠 33 周发现胎儿生长受限,胎心监护为有反应型,宫颈评分 7 分,以下治疗不恰当的是

A. 卧床休息

B. 口服复合氨基酸

C. 人工破膜引产

D. 吸氧

9. 36岁孕妇,第一胎,停经38周,孕期经过顺利,近1周突觉头晕、眼花、视物模糊,如行胎心监护为有反应型,应选择的处理方案是

A. 立即剖宫产

B. 积极治疗1周,考虑终止妊娠

C. 积极治疗24~48 h,考虑终止妊娠。

D. 积极治疗,等待自然分娩

10. 胎心监护显示20 min内有4次胎动伴胎心率加速大于10次/分,该结果为

A. 早发性胎心减速

B. 晚期减速

C. 变异减速

D. NST无反应

参考答案

1. A　**2.** E　**3.** E　**4.** D　**5.** C　**6.** D　**7.** A
8. D　**9.** C　**10.** D

第六十三章

阴道窥器检查方法

一、目的

外阴检查结束后,使用阴道窥器对阴道壁和宫颈进行进一步检查,可以观察宫颈、阴道壁境况,还可观察是否有炎症、溃疡、囊肿、息肉、肌瘤以及恶变的黑色素瘤等可以直接用肉眼观察的异常变化。

二、适应证

需要进行进一步检查明确病情的女性患者:

(1) 常规妇科检查。

(2) 进行宫颈炎治疗或手术。

(3) 宫颈刮片行细胞学检查。

三、禁忌证

无性生活者禁止阴道窥器检查。阴道流血及经期应避免检查,如必须进行检查时,应严格消毒外阴、阴道,以防术后感染。

四、术前准备

1. 术者准备 着装整齐,洗手,戴口罩,态度和蔼。

2. 用物准备 一次性垫单、无菌手套、阴道窥器、消毒液、润滑剂、棉签、试管,必要时备宫颈刮片板、玻片等。

3. 环境准备 清洁、安静,温度、相对湿度适宜,关闭门窗,照明充分。

五、操作步骤

(1) 向患者说明检查的必要性,说明操作过程中有可能产生不适,争取患者的配合。

(2) 患者排空膀胱,仰卧于检查床上,头略抬高,脱一条裤腿,取膀胱截石位,臀部置于台缘,臀下垫垫单,暴露外阴。

(3) 检查者面向患者,立于两腿间,戴一次性手套,将阴道窥器两叶合拢,旋紧中间螺丝,放松侧部螺丝,用液状石蜡或生理盐水涂擦两叶前端。

(4) 左手拇指和示指分开两侧小阴唇,暴露阴道口,右手持阴道窥器斜行插入阴道,沿阴道后壁缓慢插入阴道内,边旋转边向上向后推进,并将两叶转平并张开,直至完全暴露宫颈,旋转窥器,充分暴露阴道各壁及穹隆部。

(5) 治疗或检查完毕,取出阴道窥器时应先旋松侧部螺丝,使两叶合拢后退出。

六、术后处理

(1) 协助患者下检查床,穿好裤子,撤去臀部垫单,洗手。

(2) 金属阴道窥器浸泡消毒、清洗后,高压蒸气灭菌。一次性阴道窥器弃置。

（3）如采取标本，及时送检。记录检查情况。

胞学检查，不应用润滑剂，以免影响检查结果，可用生理盐水。

（3）窥器检查内容包括宫颈、阴道。应注意阴道分泌物情况。无论放入或取出，均应注意必须旋紧中部螺丝，以免小阴唇和阴道壁黏膜被夹入两叶侧壁间而引起患者剧痛或不适。

七、注意事项及常见问题

（1）每检查一人更换垫单。

（2）如拟做宫颈刮片或阴道分泌物涂片细

（4）防止交叉感染。

测 试 题

1. 30 岁女性，放置 V 型宫内节育环 3 年，来院常规检查。平时月经正常，末次月经 10 天前，阴道窥器检查未见尾丝。应考虑以下哪种可能性？
   A. 环脱落
   B. 尾丝断裂
   C. 尾丝卷入子宫内
   D. 环异位
   E. 上述可能都存在

2. （接上题）下述检查措施最简便又可靠的是
   A. X 线摄片
   B. B 超
   C. 宫腔镜
   D. 腹腔镜

3. 妇科检查时，阴道窥器应以什么角度沿阴道侧后壁轻轻插入？
   A. 15°
   B. 30°
   C. 45°
   D. 水平线

4. 不属于阴道窥器检查内容的是
   A. 宫颈情况
   B. 引导分泌的量及性状
   C. 阴道壁黏膜情况
   D. 子宫情况

5. 阴道窥器检查能了解
   A. 阴道壁黏膜有无充血
   B. 子宫大小
   C. 阴道壁软硬度
   D. 宫颈软硬度

6. 关于阴道窥器检查，下列说法错误的是
   A. 阴道流血及经期应避免检查
   B. 应注意保护患者隐私
   C. 每检查一人应更换垫单
   D. 无性生活者也可进行该检查

7. 阴道窥器检查
   A. 适合未婚妇女体检
   B. 盆腔检查最常用
   C. 可弥补双合诊的不足
   D. 可观察是否有宫颈糜烂

8. 阴道镜检查的适应证为
   A. 宫颈脱落细胞检查巴氏Ⅲ级
   B. 子宫异常出血
   C. 卵囊肿
   D. 子宫内膜异位症

9. 阴道检查的结果不包括
   A. 胎儿成熟情况
   B. 宫颈软硬程度

C. 骨盆腔大小

D. 先露高低

10. 关于阴道镜检查,下列叙述正确的是
    A. 检查前 24 h 可做妇科检查
    B. 检查 24 h 前可以有性生活
    C. 检查时宫颈组织遇碘呈棕褐色

D. 一般术后 1 周复诊,2 周内禁止性生活

参考答案

1. E **2.** B **3.** C **4.** D **5.** A **6.** D **7.** D

8. A **9.** A **10.** D

第六十四章

阴道后穹隆穿刺术

一、目的

后穹隆穿刺是经阴道后穹隆向腹腔最低部位作穿刺,对抽出液进行肉眼观察、化验检查或病理检查,是一种常用的辅助诊断方法。

二、适应证

适用于疑有腹腔内出血患者,多用于宫外孕诊断有困难时,亦可用于辨明子宫直肠陷凹有无积液,了解积液的性质或抽取积液。

三、禁忌证

有下列情况者禁行后穹隆穿刺:

(1)盆腔肿瘤,特别是疑有恶性肿瘤者,以免人为地引起肿瘤穿破、腹腔脏器粘连或恶性肿瘤扩散。

(2)肠梗阻。肠梗阻时,盆腔内常有充气扩张的肠襻,有刺伤肠管的危险,导致肠穿孔,弥漫性腹膜炎或形成阴道后穹隆部的肠瘘。

(3)结核性包裹性积液继发感染。常在妇科检查时,触及后穹隆处有似脓肿样物的下界,其周围常有肠襻粘连,易损伤肠管。

四、术前准备

穿刺前,患者自行排尿,取膀胱截石位,常规行妇科检查,以免术中误刺宫壁或误伤脏器。

五、操作步骤

(1)排空膀胱,取膀胱截石位,外阴、阴道常规消毒,铺巾。

(2)阴道检查了解子宫、附件情况,注意后穹隆是否膨隆。

(3)窥阴器暴露子宫颈及阴道后穹隆,再次消毒。用宫颈钳夹持宫颈后唇,向前提拉,充分暴露后穹隆。

(4)用 22 号长针头接 5～10 ml 注射器,取与宫颈平行方向,由后穹隆正中刺入后陷凹,深约 2 cm,然后抽吸。如抽不出液体,可边抽吸边拔注射器。

(5)将吸出的液体置弯盘中观察。针管、针头拔出后,穿刺点如有出血,可用棉球压迫片刻。

六、术后处理

注意护理并预防后续术后感染。

七、注意事项及常见问题

(1)疑有肠管与子宫后壁粘连者,禁止行后穹隆穿刺术,以免损伤肠管。

(2)穿刺针头不宜过深,亦不可过分向前

或向后,以免针头进入直肠或刺入子宫体。

（3）如有阴道出血,避免冲洗阴道。

测 试 题

1. 已婚女性,26岁,停经6周,少量阴道流血2天,突感下腹坠痛及肛门坠胀感,伴头晕呕吐半天。查体：面色苍白,血压90/60 mmHg,右下腹压痛、反跳痛、腹肌紧张。妇科检查：阴道少量血性物,宫颈举痛（＋）,后穹隆饱满,子宫稍大,附件区触诊不满意。为明确诊断,首选辅助检查是
   A. 血常规及出凝血时间
   B. 后穹隆穿刺
   C. 尿妊娠试验
   D. 诊断性刮宫
   E. B型超声检查

2. 女,28岁。停经43天,1 h前突感下腹部疼痛,伴肛门坠胀感。体格检查：皮肤苍白,腹肌略紧张,下腹压痛,阴道后穹隆饱满,有压痛。本例最有可能诊断是
   A. 输卵管妊娠
   B. 急性输卵管炎
   C. 急性肠炎
   D. 肠结核
   E. 急性阑尾炎

3. 首选辅助检查是
   A. 血常规
   B. 粪常规
   C. 阴道后穹隆穿刺
   D. B型超声
   E. 尿妊娠试验

4. 有关后穹隆穿刺正确的是
   A. 仰卧位,用4号针头
   B. 膀胱截石位,使用22号长针头
   C. 随意卧位,针头型号不限

   D. 坐卧位,用5号针头

5. 女,26岁,已婚。突发腹痛、阴道流血1天。血压60/40 mmHg,体检发现一侧下腹部持续剧烈疼痛,阴道后穹隆穿刺抽出不凝血。最有价值的体征是
   A. 一侧下腹部持续性剧烈疼痛
   B. 阴道后穹隆穿刺抽出不凝血
   C. 突发腹痛
   D. 阴道流血1天

6. 女性,28岁,已婚。末次月经为2009年12月20日,于2010年2月11日出现下腹痛,并逐渐加重,伴肛门坠胀。查体：阴道后穹隆有触痛,宫颈举痛。首选的处理应为
   A. 检测血常规
   B. 阴道后穹隆穿刺
   C. 宫腔镜检查
   D. 腹腔镜检查
   E. 剖腹探查

7. 阴道后穹隆穿刺宜用采用（ ）号长针头接5～10 ml注射器,取与宫颈平行方向,由后穹隆正中刺入后陷凹,深约2 cm,进行抽吸。
   A. 4号
   B. 5号
   C. 7号
   D. 22号

8. 女,26岁,停经7周,突觉右下腹剧痛伴休克,面色苍白。为确诊进行的最简便、有效的辅助检查是
   A. 阴道后穹隆穿刺
   B. 腹腔镜检查

C. 宫腔镜检查

D. 阴道镜检查

9. 下列哪项不是阴道后穹隆穿刺的禁忌证?

A. 盆腔肿瘤

B. 肠梗阻

C. 结核性包裹性积液继发感染

D. 感冒

10. 33 岁已婚女性,月经规律,结婚 4 年,未避孕未曾妊娠,末次月经 50 天前,阴道少量出血 5 天,尿妊娠检查(一)。突发右下腹疼痛,面色苍白,恶心,出汗,体温不高。下列描述错误的是

A. 子宫颈举痛,后穹隆饱满,右附件区饱满、压痛明显

B. B 超检查提示右附件囊性包块 3~4 cm

C. 血压下降,脉搏增快

D. 血人绒毛膜促性腺激素(HCG)可能升高

E. 后穹隆穿刺抽出脓性液体

参考答案

1. B　**2.** A　**3.** C　**4.** B　**5.** B　**6.** B　**7.** D

8. A　**9.** D　**10.** E

参 考 文 献

[1] 宋国华,孟凡勇.临床实践技能[M].2版.北京:人民军医出版社,2014.

[2] 赵海平,刘艳阳,赵拴枝.临床医学实践技能操作规范[M].北京:北京大学医学出版社,2016.

[3] 姜跃龙,金志甲,顿宝生.中西医结合临床医师必备[M].西安:世界图书出版公司,2002.

[4] 向清平,李小峰,赵玉萍,等.临床护理操作管理模式及实践指导[M].武汉:华中科技大学出版社,2012.

[5] 《实践技能考试应试指南》专家编写组.执业中医·中西医结合医师资格实践技能考试应试指南[M].北京:中国医药科技出版社,2001.

[6] 张绍金,蒋云生.执业医师技能考试应试指导(上册 西医)[M].北京:科学技术文献出版社,2007.

附录

《住院医师规范化培训结业理论考核大纲》部分学科临床技能要求

内　科

大纲一级	大纲二级	大纲三级	大纲四级	掌握程度
基本技能	本专业基本技能	心血管系统	1. 心肺复苏术（基础生命支持）	掌握
			2. 电除颤	
			3. 心电图操作及常见心电图判读（心室肥厚、心房肥大、束支传导阻滞、心肌梗死、低血钾、高血钾、窦性心律失常、预激综合征、逸搏心律、房室传导阻滞、期前收缩、阵发性室上性心动过速、心房颤动、心房扑动、室性心动过速、心室颤动）	
			4. 常见心脏病超声心动图、运动心电图、动态心电图及动态血压检查结果判读	
			5. 常见心血管系统 X 线片检查结果判读（心房和/或心室扩大、心包积液、肺水肿、肺动脉高压）	
			6. 心包穿刺术、电复律术、心脏起搏术、冠脉造影及 PCI 术、射频消融术	了解
		呼吸系统	1. 胸部常见疾病 X 线片和 CT 检查判读：肺实变、气胸、胸腔积液、肺不张、肺气肿	掌握
			2. 动脉血气分析标本采集及结果判读	
			3. 常见肺通气功能障碍判读：阻塞性通气功能障碍、限制性通气功能障碍、混合性通气功能障碍	

（续表）

大纲一级	大纲二级	大纲三级	大纲四级	掌握程度
基本技能	本专业基本技能	呼吸系统	4. 胸腔穿刺术及胸腔积液检查结果判读	
			5. 氧疗	掌握
			6. 吸入疗法	
			7. 支气管镜检查(适应证、支气管肺泡灌洗液检查、支气管黏膜及肺活检)、支气管镜介入治疗、胸膜固定术、辅助机械通气技术	了解
		消化系统	1. 消化系统常见疾病 X 线及 CT 检查结果判读	掌握
			2. 腹腔穿刺术及腹腔积液检查结果判读	
			3. 三腔两囊管操作	
			4. 胃镜检查、结肠镜检查、内镜下逆行胰胆管造影术(ERCP)、肝穿刺活检	了解
		血液系统	1. 血涂片,及正常血涂片和常见外周血涂片异常阅片	掌握
			2. 骨髓穿刺术、制片及正常骨髓象	
			3. 输血及输血反应处理	
			4. 常见血液疾病骨髓涂片阅片、流式细胞术、骨髓活检术	了解
		泌尿系统	1. 尿常规及常用肾功能检查结果判读	掌握
			2. 酸碱失衡及电解质紊乱的判读	
			3. 肾穿刺术及肾脏病理报告、肾图结果判读	了解
		内分泌系统	1. 口服糖耐量试验	掌握
			2. 激素测定[甲状腺功能、肾素-血管紧张素-醛固酮系统(RAAS)、ACTH-皮质醇节律及地塞米松抑制试验]结果判读	
			3. 禁水加压素试验、糖尿病营养食谱处方	了解
		风湿免疫病	1. 关节基本检查法	掌握
			2. 掌握各种风湿性疾病相关抗体检测的结果判断及临床意义	
			3. 关节穿刺术及滑液检查结果判读	了解

（续表）

大纲一级	大纲二级	大纲三级	大纲四级	掌握程度
基本技能	本专业基本技能	感染性疾病	1. 穿脱隔离衣、手卫生	掌握
			2. 腹腔穿刺、腰椎穿刺术及检查结果判读	
			3. 体液（血液、痰液、脑脊液、浆膜腔积液）的病原微生物检查	了解
			4. 肝脏穿刺术	
		重症医学	1. 心肺复苏术（除颤）	掌握
			2. 气管插管	
			3. 呼吸机临床应用基础（无创通气）	
			4. 高级生命支持（ACLS）、中心静脉插管、动脉穿刺术、无创通气的临床应用、机械通气的临床应用、气管切开	了解

外科通用部分

大纲一级	大纲二级	大纲三级	大纲四级	掌握程度
基本技能	1. 基本急救技能	外科重症监护室	心肺复苏术（人工呼吸、胸外心脏按压、电除颤）	掌握
			气管插管、动脉穿刺和深静脉穿刺技术；呼吸机的操作和使用；脊柱损伤病人搬运	掌握
	2. 本专业基本技能	外科技能	1. 无菌术	掌握
			2. 外科查体	掌握
			3. 外科手术基本技能操作（切开、缝合、打结）	掌握
			4. 体表肿物切除术等	掌握
			5. 心包穿刺	掌握
			6. 胸腔闭式引流	掌握
			7. 腔镜基本操作	掌握
			8. 膀胱穿刺造瘘	掌握
			9. 夹板、石膏和骨牵引、固定	掌握
			10. 关节腔穿刺封闭技术	掌握
			11. 开放性伤口处理	掌握

(续表)

大纲一级	大纲二级	大纲三级	大纲四级	掌握程度
普外	基本技能操作	1. 无菌术	消毒、铺巾,换药等	掌握
		2. 外科查体	甲状腺、乳腺检查内容及意义、腋窝淋巴结分组、乳头溢液的检查、常用的乳房特殊检查方法;腹股沟直疝和斜疝的鉴别;直肠指诊的方法和意义	掌握
		3. 外科基本技能操作	切开、缝合、结扎、止血、拆线等以及诊断性腹穿、深静脉穿刺等	掌握
		4. 体表肿物切除术等	体表肿物切除与活检、脓肿切开引流等	掌握
骨科	基本急救技能	骨科	骨科伤员固定搬动方法,四肢骨折与骨盆骨折的止血、包扎、固定,骨筋膜室综合征急救处理	掌握
泌尿外科	专业基本技能	1. 常见泌尿外科症状、体征识别、检查方法及操作	泌尿外部常见症状体征的鉴别与临床意义;病史采集、体格检查	掌握
		2. 泌尿外科治疗操作与常见手术操作	①特殊查体:直肠指诊;②导尿(男性和女性);③手术:包皮环切术、腹腔镜囊肿去顶术、腹腔镜精索静脉高位结扎术、睾丸鞘膜翻转术、睾丸切除术、膀胱造瘘、体外冲击波碎石术;④其余常见腹腔镜及内镜下手术	掌握
胸心外科	专业基本技能	1. 胸腔穿刺术	适应证、禁忌证、常见并发症及处理、操作要点	掌握
		2. 胸腔闭式引流术	适应证、禁忌证、常见并发症及处理、操作要点	掌握
		3. 心脏外科治疗操作与常见手术操作	①常见治疗操作;②应用各型插管与技术建立体外循环;③掌握常见先天性心脏病的外科治疗,包括动脉导管未闭、房间隔缺损、室间隔缺损	掌握
神经外科	专业基本技能	神经外科常用操作	神经系统查体、腰椎穿刺	掌握

外科专科部分

神经外科

大纲一级	大纲二级	大纲三级	大纲四级	掌握程度
基本技能	1. 基本急救技能	1. 气管插管		掌握
		2. 心肺复苏		掌握
	2. 神经外科专业基本技能	1. 神经外科常用操作	神经系统查体、腰椎穿刺、脑室外引流、神经外科伤口换药、气管切开	掌握
		2. 神经外科常见手术入路知识要点	常见神经外科体表标识、手术入路的体位、切口设计及开颅注意事项(翼点入路、冠切单额入路、枕下乙状窦后入路、后正中入路、幕上窦/镰旁病变入路、Poppen 入路)	掌握

胸心外科

大纲一级	大纲二级	大纲三级	大纲四级	掌握程度
基本技能	1. 基本急救技能	1. 心肺复苏		了解
		2. 血气胸急救	血气胸的急救原则	了解
	2. 本专业基本技能	1. 胸腔穿刺术	适应证、禁忌证、常见并发症及处理、操作要点	了解
		2. 胸腔闭式引流术	适应证、禁忌证、常见并发症及处理、操作要点	了解
		3. 开关胸术	操作要点	了解
		4. 心包穿刺术	适应证、禁忌证、常见并发症及处理、操作要点	了解

泌尿外科

大纲一级	大纲二级	大纲三级	大纲四级	掌握程度
基本技能	1. 基本急救技能	心肺脑复苏		掌握
	2. 泌尿外科专业基本技能	1. 常见泌尿外科症状体征识别、检查方法及操作	泌尿外科常见症状体征的鉴别与临床意义;病史采集、体格检查	掌握
		2. 泌尿外科治疗操作与常见手术操作	①特殊查体:直肠指诊;②导尿(男性和女性);③手术:包皮环切术腹腔镜囊肿去顶术、精索静脉高位结扎术、睾丸鞘膜翻转术、睾丸切除术、膀胱造瘘术;④膀胱镜检查	掌握

骨科

大纲一级	大纲二级	大纲三级	大纲四级	掌握程度
基本技能	1. 基本急救技能	心肺脑复苏		掌握
	2. 泌尿外科专业基本技能	1. 常见泌尿外科症状体征识别、检查方法及操作	泌尿外科常见症状体征的鉴别与临床意义;病史采集、体格检查	掌握
		2. 泌尿外科治疗操作与常见手术操作	①特殊查体: 直肠指诊;②导尿(男性和女性);③手术:包皮环切术腹腔镜囊肿去顶术、精索静脉高位结扎术、睾丸鞘膜翻转术、睾丸切除术、膀胱造瘘术;④膀胱镜检查	掌握

妇 产 科

大纲一级	大纲二级	大纲三级	大纲四级	掌握程度
基本技能	1. 基本急救技能	1. 成人心肺复苏技术		掌握
		2. 新生儿复苏技术		掌握
	2. 本专业基本技能	1. 妇产科病史采集、查体、病历书写及各种医疗文件书写填报	妇产科病史采集	掌握
			妇科检查、双合诊及三合诊	掌握
			产科检查:四步触诊、骨盆测量及阴道检查	掌握
		2. 妇科常见手术治疗的手术适应证、手术适应证、输血原则、术前准备、术后处理原则、并发症预防与识别	外阴阴道手术	掌握
			宫颈部分切除术,宫颈锥切术	掌握
			附件手术	掌握
			子宫肌瘤剔除术	掌握
			子宫次全切除术、子宫全切术	掌握
			广泛性子宫切除术	掌握
			卵巢癌、输卵管癌分期术	掌握
			卵巢癌、输卵管癌肿瘤细胞减灭术	掌握
			子宫内膜癌分期手术	掌握
			盆腹腔淋巴结切除术	掌握
		3. 宫腔镜、腹腔镜手术的适应证、适应证、术前准备与术后处理		掌握

（续表）

大纲一级	大纲二级	大纲三级	大纲四级	掌握程度
基本技能	2. 本专业基本技能	4. 盆底功能障碍性疾病重建手术的适应证、适应证、术前准备与术后处理		了解
		5. 正常分娩接生		掌握
		6. 新生儿查体及处理	正常新生儿查体及处理	掌握
			早产儿查体及处理	了解
		7. 产科常用操作及手术的适应证、适应证、手术步骤和手术前后处理、并发症防治	人工破膜术	掌握
			产程图的绘制与应用	了解
			缩宫素点滴引产术	掌握
			会阴裂伤缝合术	掌握
			会阴侧切缝合术	掌握
			胎头吸引、产钳助产术	了解
			手取胎盘术	掌握
			臀位助产	了解
			剖宫产	掌握
		8. 胎儿宫内安危监测方法	电子胎心监护技术与图形判读	掌握
			胎盘功能及羊水成熟度检查方法	了解
		9. 分娩镇痛技术		了解
		10. 常见胎儿畸形的诊断与上报		了解
		11. 超声在产科中的应用		了解
		12. 产前诊断的内容与方法	羊膜腔穿刺、绒毛活检、脐穿	了解
		13. 计划生育手术操作适应证、适应证、手术步骤、术前准备、术后处理及注意事项、常见并发症识别及处理	负压吸引术	掌握
			药物流产	掌握
			宫内节育器放置及取出术	掌握
			输卵管绝育术	掌握
			输卵管复通术	了解
			依沙吖啶（利凡诺）羊膜腔穿刺引产术	掌握
			钳刮术	了解
			宫腔镜、腹腔镜技术在计划生育手术中的应用	了解

儿　　科

大纲一级	大纲二级	大纲三级	大纲四级	掌握程度
基本技能	基本急救技能	1. 心肺复苏		掌握
		2. 气管插管		了解
	本专业基本技能	1. 病史采集、病历书写规范体格检查规范；各种专科查体（如新生儿、神经等）专科体格检查		掌握
		2. 生长发育指标的测量（体重、身高、头围、胸围、上臂围、皮下脂肪等）		掌握
		3. 传染病隔离措施（洗手、穿脱隔离衣、污染物处理）		掌握
		4. 各种临床常用穿刺（腰椎穿刺、骨髓穿刺、胸腔穿刺、腹腔穿刺）		掌握
		5. 心电图操作及分析、影像阅片、血及骨髓涂片分析、血气报告分析、血、尿、便常规的判读		掌握
		6. 导尿		了解
		7. 尿培养留取		了解
		8. 硬膜下穿刺		了解
		9. 胃管插管术、洗胃、抽取胃液		了解

儿　外　科

大纲一级	大纲二级	大纲三级	大纲四级	掌握程度
临床基本技能	1. 基本急救技能	基本急救技能	①心肺复苏；②各种休克识别与救治；③骨折固定；④开放伤口止血与急诊处理；⑤新生儿重症感染；⑥新生儿巨结肠危象；⑦颅内高压	掌握

（续表）

大纲一级	大纲二级	大纲三级	大纲四级	掌握程度
临床基本技能	2. 儿外科专业基本技能	儿外科专业基本技能	①导尿；②肛门指检；③拆线与换药；④静脉穿刺；⑤静脉切开；⑥脓肿穿刺与切开引流；⑦胃肠、减压；⑧灌肠与洗肠；⑨腹腔穿、刺；⑩胸腔穿刺；⑪骨折固定；⑫膀胱穿刺；⑬气灌肠或水灌、肠肠套叠复位；⑭扩肛治疗	掌握

急 诊 科

大纲一级	大纲二级	大纲三级	大纲四级	掌握程度
基本技能	1. 基本急救技能	1. 心肺复苏		掌握
		2. 球囊面罩通气		掌握
		3. 电除颤		掌握
	2. 本专业基本技能	1. 胸腔穿刺术		掌握
		2. 腹腔穿刺术		掌握
		3. 腰椎穿刺术		掌握
		4. 骨髓穿刺术		掌握
		5. 气管插管术		掌握
		6. 机械通气		掌握
		7. 电复律		掌握
		8. 中心静脉穿刺术		掌握
		9. 动脉穿刺术		掌握
		10. 静脉溶栓术		掌握
		11. 洗胃术		掌握
		12. 三腔二囊管压迫止血		掌握
		13. 止血包扎术		掌握
		14. 骨折固定术		掌握
		15. 搬运术		掌握
		16. 环甲膜穿刺术		掌握
		17. 心包穿刺术		了解
		18. 胸腔闭式引流术		了解
		19. CRRT 技术		了解
		20. PICCO 监测技术		了解

（续表）

大纲 一级	大纲二级	大纲三级	大纲四级	掌握 程度
基本 技能	2. 本专业基 本技能	21. 急诊超声技术		了解
		22. 主动脉内球囊反搏		了解
		23. ECMO		了解

神 经 内 科

大纲 一级	大纲二级	大纲三级	大纲四级	掌握 程度
基本 技能	1. 基本急救 技能	心肺复苏	心肺复苏的正确操作步骤；心脏电除颤的适应证和正确操作步骤；呼吸机的正确使用方法	掌握
	2. 本专业基 本技能	1. 神经系统体格检查	神经系统的体格检查与定位	掌握
		2. 腰椎穿刺	腰椎穿刺的适应证、禁忌证及正确操作步骤；常见疾病的脑脊液改变	掌握
		3. 神经电生理检查	常见疾病的脑电图、肌电图、诱发电位表现及其临床意义	掌握
		4. 神经影像结果阅读	头部和脊柱的 CT、MRI 阅片；CTA、DSA、TCD 和彩色超声阅片；神经系统常见疾病的 CT、MRI 等表现	掌握

精 神 科

大纲 一级	大纲二级	大纲三级	大纲四级	掌握 程度
基本 技能 知识	1. 本专业基 本技能	1. 临床常用物理治疗技术	电抽搐治疗适应证和禁忌证	掌握
			电抽搐临床应用	掌握
			其他物理治疗技术	了解
		2. 心理治疗基本技术	心理治疗基础理论	了解
			临床运用	掌握
		3. 精神检查与病史采集	步骤、内容、注意事项	掌握
		4. 病历书写	内容、注意事项	掌握
		5. 临床沟通	基本理论与知识	掌握
			沟通的临床运用	掌握

(续表)

大纲 一级	大纲二级	大纲三级	大纲四级	掌握 程度
基本 技能 知识	2. 本专业相 关技能	1. 心肺复苏	表现、诊断、操作技术	掌握
		2. 噎食、暴力攻击	表现、诊断、处理	掌握

全 科 医 学 科

大纲 一级	大纲二级	大纲三级	大纲四级	掌握 程度
基本 技能	1. 基本急救 技能	1. 急救理论	突发事件卫生的判断与处置;常用急救药 物的应用;生命体征的观察及临床意义; 院前急救流程;病人的转运与准备	掌握
		2. 急救技能	徒手心肺复苏技术;洗胃术;创伤的止血、 包扎、固定	掌握
	2. 本专业基 本技能	1. 本专业相关临床基本技能	物理诊断技能;临床常用检验结果解读; 影像诊断技能;临床操作技能(详见《细 则》此处略)	掌握
		2. 全科医疗服务技能	全科医疗接诊技能;全科医疗病历书写技 能;个体化病人教育技能;随访和家访技 能;社区调查和评估技能;社区常见疾病 处理和管理技能	掌握

麻 醉 科

大纲 一级	大纲二级	大纲三级	大纲四级	掌握 程度
基本 技能	临床技能应 用基础	CPR	①识别和启动应急系统;②胸外按压; ③人工呼吸;④除颤方法;⑤复苏药物应 用;⑥小儿心肺复苏(CPR)	掌握
		气道管理	①面罩通气;②气管插管;③喉罩通气; ④困难气道	掌握
		椎管内麻醉	①硬膜外麻醉;②腰麻;③腰硬联合麻醉	掌握
		神经阻滞	①上肢神经阻滞;②下肢神经阻滞	掌握
			①躯干神经阻滞;②超声、神经刺激仪引 导神经阻滞	了解
		动脉穿刺置管	①桡动脉穿刺;②股动脉穿刺;③足背动 脉穿刺	掌握

（续表）

大纲一级	大纲二级	大纲三级	大纲四级	掌握程度
基本技能	临床技能应用基础	中心静脉穿刺置管	①颈内静脉穿刺；②锁骨下静脉穿刺；③股静脉穿刺	掌握
		临床麻醉监测	无创血压、脉搏氧、体温、心电、尿量、动脉血气、麻醉深度（脑电）肌松、心输出量、脑氧饱和度	掌握

放 射 科

大纲一级	大纲二级	大纲三级	大纲四级	掌握程度
临床基本技能	1. 基本急救技能	1. 心肺复苏		掌握
		2. 对比剂不良反应的处置		掌握
	2. 本专业基本技能	1. Seldinger 技术		了解
		2. 胃肠双重对比造影		掌握
		3. CT 各种重建技术		掌握

超 声 医 学 科

大纲一级	大纲二级	大纲三级	大纲四级	掌握程度
基本技能知识	1. 基本急救技能	1. 心肺复苏	心肺复苏的操作	掌握
		2. 休克抢救措施	过敏性休克、心源性休克	掌握
		3. 临床危急病症	常见危急病症的诊查和处理	掌握
	2. 本专业基本技能	仪器的使用及调节	超声探头的种类与临床应用	掌握
			超声诊断设备的使用及调节	掌握
			彩色多普勒的调节	掌握
			频谱多普勒的调节	掌握
			超声设备的维护	了解

核 医 学 科

大纲一级	大纲二级	大纲三级	大纲四级	掌握程度
基本技能	1. 基本急救技能	1. 心肺复苏		掌握
		2. 常见不良反应的处置		掌握

（续表）

大纲 一级	大纲二级	大纲三级	大纲四级	掌握 程度
基本 技能	2. 本专业基 本技能	1. 高活性室基本技能操作		掌握
		2. SPECT 各种显像采集和 处理		掌握
		3. PET/CT 各种显像采集和 处理		掌握